맹 라

맹 라盲癩

김형민

유한문화사

한약재 사진 : 경희대학교 한의과대학 본초학교실 최호영 교수 제공
(산삼 사진은 동의대학교 한의과대학 방제학교실
신순식 교수 제공)

한약재 정리 : 경희대학교 한의과대학 약리학교실 문필동 박사

표지 디자인 : 경희대학교 예술·디자인대학 시각정보 디자인전공
학부생 정재훈, 임헌혁 교수

한의학 자료 : 경희대학교 한의학역사박물관 제공

자료사진 : 경희대학교 한의과대학 박사과정 서재욱 선생

차 례

제1부 알레르기, 어쩌나

제 2 부 암, 나를 위한 한방

제3부 골·관절 질환, 참 희한한 일

제 4 부 중풍 · 치매 한방 치료, 매혹적

제 5 부 염증 · 통증, 전통의약이 제격

제 1 부

알레르기, 어쩌나

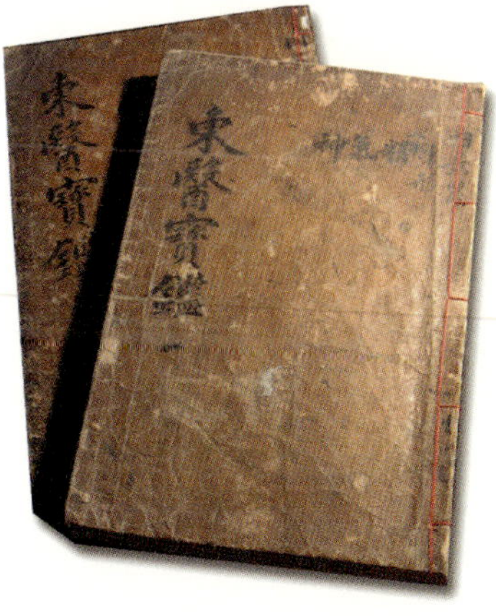

동의보감

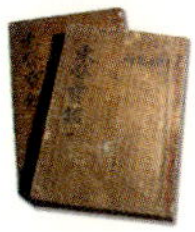

제1부　알레르기, 어쩌나

1. 미숙탱자

1983년 봄. 약국을 개업하여 제법 수익성 있는 경영을 했다. 그러다가 돌연 학문의 길로 들어섰다. 아내는 물론이고 나를 아껴주는 이들은 의아해했다.

1985년 봄. 어느 날 밤 11시경, 이웃 약사가 다짜고짜 나의 약국 조제실에 들어와 "당신 혼자만 살 거야?" 하면서 나의 목을 사정없이 죄며 협박했다. 때마침 단골손님이 방문해 주지 않았다면 어찌됐을까. 순식간이었다. 그 인간은 내가 약을 저렴하게 팔면서 고객을 회유한다고 했다. 일부 대형약국들의 약값 난매亂賣를 깊이 회의懷疑하던 나였다.

아버지의 월사금 은혜를 입은 사람의 감동적인 홍보 덕분 등으로 매출 올리는 재미에 푹 빠졌었다. 퍼져버린 자장면 버리기 일쑤였다. 입안에 든 음식 내뱉기 부지기수였다. 구내염이 다반사로 생겨 짜거나 매운 음식 먹을 땐 참 고통스러웠다. 고용량의 비타민 제제製劑를 대놓고 섭취해도, 입안에 바르는 액상제제液狀製劑를 아무리 자주 발라도 따갑기만 할 뿐 무효였다. 바보였다.

어렵던 시절 방앗간 주인의 돈뭉치 세는 모습을 멋들어지게 재현했다. 약국 시작한 지 1년여 만에 개업 자금 상환은 물론 그림 같은 집도 마련했다. 종근당 재직시절 구로동 월세 단칸방에서 보너스 도둑맞고 애두럽게 생각한 지 3년여 만이다.

휴일이면 현란한 주황색 코란도를 몰았다.

호사다마인가! 넥타이 조임 사건 외에 또 하나의 사건을 잊을 수 없다. 나의 조제약을 복용한 중년 여성이 사망한 것이다. 건장한 형사 둘이 시신 사진을 보여주며 협박했다. 곧 나의 조제약 때문이 아니었음이 밝혀졌다. 평소에 앓고 있는 지병 때문이었다.

결정적으로 학문의 길을 걷게 한 또 다른 긍정적 계기가 있다. 당시 약국 매출의 상당 부분은 한 달 분씩이나 약을 조제해 가는 알레르기 환자들이 채워 주었다. 아토피 피부염이나 알레르기 비염으로 고통을 받으며 현대의 약으로 완치되지 않아 지속적으로 또는 증상이 나타날 때마다 나의 조제약을 복용하는 힘겨운 사람들이다.

매출은 늘지만 환자들과 친숙해지면서 장기 투여에 의한 어쩔 수 없는 부작용이 염려됐다. 마음속으로 '제발 이제 그만 방문했으면…' 했다.

때마침 단골 고객이 한동안 약을 조제해 가지 않아 그 사연을 들어본 바, 탱자의 미숙과실인 지실只實을 탕약湯藥[1]으로 하여 먹고 바르니 가려운 증상이 없어지면서 말끔하게 나았다고 했다. 귀가 번쩍 뜨였다. 곧바로 최고 품질의 미숙탱자를 구입해 유사한 증상의 환자에 적용해 보았다. 연탄불

1) 한약에 적당량의 물을 넣고 달인 다음 짜서 먹는 약.

위에서 미숙탱자 엑스(extract)를 만들면 온 동네에 쓴맛이 진동했다.

미숙탱자는 알레르기 환자 중 10~20%는 극적으로 호전시킨다. 치료율을 올리는 것이 관건이었다. 우연의 일치로 완치되는 것은 분명 아니다. 환자별 알레르기 상태가 다를 터이고, 한약재, 진단, 제형, 투약방식 등의 표준화가 이뤄지지 않은 까닭은 있다. 왜일까? 호기심 그득.

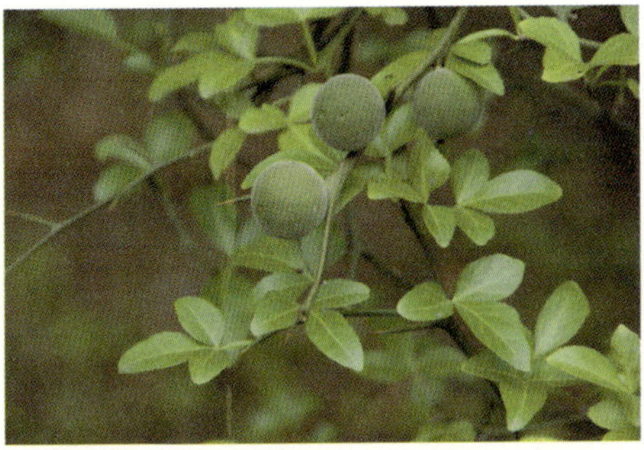

사진 1 **탱자나무** (한약재명: 지실, 약용부위: 미성숙 과실)

2. 알레르기가 아니 일어나는 동물

일본에 유학한 지 1년 여 만에 그렇게도 갈망했던 국제학술지에 내 이름을 처음으로 올렸다[1]. 알레르기를 일으키는 원인세포인 비만세포(肥滿細胞, mast cell)[2]가 없으며, 눈만 검고 피부색이 하얀 쥐(white spotting, *Ws*)의 유전적 특성을 규명해 발표한 것이다. 제대로 공부를 시작한 지 5년

2) 1879년 독일의 폴 에르리크가 의과대학 재학 중 실험실습 시간에 염증 부위에 영양분을 많이 함유한 비만한 세포를 관찰하여 붙인 이름으로, 그는 후에 노벨상을 받음.

여 만에 얻은 첫 성과물이다. 충족함 그득.

일본 오사카대학교 의과대학 병리학교실의 키타무라 교수는 비만세포의 수가 늘어나는 증식 원리와 세포가 성숙하는 원리를 밝히는 분화分化 기전機轉을 연구하였다. 원래는 눈동자를 포함한 털이 모두 검은색 생쥐인데, *W*(white)유전자의 변이變異[3]에 의해 이형접합체異形接合體[4] 생쥐의 경우 여러 모양의 흰점박이 생쥐를 낳게 된다. 생쥐가 아닌 *Ws* 쥐 동형접합체의 경우는 비만세포가 거의 없고(정상 쥐의 0.3% 이하), 눈만 검은색으로 남아 있으며, 모든 털이 흰색이다.

이런 변이 쥐들을 치열한 경쟁관계에 있는 연구실에 분양해 줄 리 없다. 이런 쥐들을 소유한 것 자체가 기막힌 발견을 할 수 있는 커다란 경쟁력이기 때문이다. 평소 친밀하게 지내는 하버드대학교나 스탠퍼드대학교 의과대학 교수들이 공동연구를 제안했을 때도 충분한 개체 수가 부족하다는 등의 이유로 차일피일 미루면서 자체 능력으로 수행할 수 있는 연구를 모두 완수한 후에 제공하는 모습을 지켜보았다.

이런 경쟁력은 하루아침에 이뤄진 것이 아니다. 키타무라 교수가 의과대학을 졸업한 뒤 임상개업의가 되지 않고 곧바로 연구를 시작한 동기가 바로 검은 생쥐 중에서 흰점박이(자연적 블리치 현상) 생쥐가 탄생되는 의문 때문이었다. 1979년에 키타무라 교수팀은 이 생쥐가 적혈구와 비만세포가

---

3) DNA의 염기가 다른 염기로 변화하는 것.

4) 특정한 유전자에 대하여 질·양·배열순서 등이 다른 배우자의 접합에 의하여 생긴 개체로, 자유로이 교배되는 개체권에서 어떤 대립유전자 A, a에 대하여 Aa가 이형접합체임. 우성 동형접합체는 AA, 열성 호모접합체는 aa임.

결손缺損되어 있음을 발견하여 『네이처』에 발표했기 때문에 1970년대 초부터 차근차근 축적된 연구 결과임을 예상할 수 있다. 무엇보다 기이한 자연현상에 대한 호기심을 해명하고 싶은 순수 열정의 산생물이라고 생각한다.

이 연구에서는 *Ws* 쥐의 경우, *W* 유전자좌와 같은 *c-kit* 수용체 유전자의 변이 유무를 관찰한 바, 정상 쥐와 다르게 비만세포 내에 있는 분자인 타이로신 카이네이스(tyrosine kinase) 영역에서 12개의 DNA 염기가 없어져 있음을 발견했다[1]. 요즈음 유행하는 유전자 조작이 아닌 자연적으로 중요한 부위에 있는 DNA가 변하여, 원래의 검정색으로 완성되지 못하고 알레르기를 일으키는 원인세포인 비만세포가 없는 등의 표현형을 나타내고 있음을 암시하는 중요한 결과물을 얻은 것이다.

이 쥐는 비만세포가 거의 없기 때문에 비만세포 매개성 알레르기 반응은 당연히 일어날 수 없는 동물이지만, 다른 경로에 의해 일어나는 보상성 알레르기 반응 등에 대해서는 연구 검토해 볼 필요가 있다고 생각한다. 이 실험은 여러 일본 친구들과 공동으로 수행했다. 쯔지무라 박사는 미국에서 박사 후 과정을 마치고 막 복귀하여 실험실의 핵심 멤버로 맹활약했다. 실험과 관련된 사항 이외에는 그와 사적인 대화를 거의 하지 않았지만, 언젠가 종군위안부 문제에 관한 그의 잘못된 역사인식을 내가 지적한 적이 있는데 그 후로 그렇게 된 것 같다. 유전자 염기배열 분석실험을 마친 뒤 자판기에서 음료수 2병을 사서 나눠 마셨는데, 기필코 자기 호주머니에서 100엔짜리 동전을 꺼내주어 다시 돌려주었다. 서먹함 그득.

공저자인 야마자키는 "야마짱"이라고 불렀는데, 임상병리학적인 지식 등은 수준급이었으나 실험에 대한 논리가 좀 부족했다. 특히 안정적인 결과를 얻지 못해 세미나 시간 때 지도교수에게 질타를 많이 받았다. 교실원이 공동으로 만들어 사용하는 기본 세포배양 배지가 오염되어 전 배양실의 세포까지 오염됐을 때, 조교 신분의 오노우에는 부동자세 상태인 '야마짱'의 복부를 사정없이 강타했다. 사무라이들 같았다.

정상 쥐와 비교했을 때 *Ws* 쥐의 피부에서 미성숙 비만세포가 현저하게 결핍되어 있는 것을 발견한 논문[2]은 *Ws* 쥐의 더욱 상세한 특성을 규명하여 보고한 것이다. 즉 *Ws* 쥐의 피부에서는 장차 성숙하여 생리적인 기능을 수행할 수 있는 단계로 발전할 어린 비만세포가 거의 관찰되지 않았고, 비만세포에서 분비되는 히스타민(histamine)[5]의 양도 정상 쥐에 비해 각 조직들(뇌, 위·장관, 비장, 간, 폐, 심장, 피부, 복강세포 등)에서 현저히 적었고, 비만세포 표면에 있는 중요한 단백질들의 발현량도 줄어들어 있음을 확인한 것이다.

3. 미메시스(mimesis)

유학하여 약 1년간은 분자생물학적 기술을 이용한 순수 생명현상 연구에 치중했다. 그러나 유학을 결심한 본래의 목적 달성을 위해서는 알레르기

5) 사람의 조직이나 혈관 내에 널리 분포하는 화학물질. 단백질 분해산물인 히스티딘에서 생성되며, 여러 원인에 의하여 활성 상태로 되어 혈관을 확장시키고, 가려운 증상을 동반하는 알레르기 증상을 일으킴.

반응 조절 기전을 이해할 수 있는 비만세포 생물학 지식이 필수적이었다. 용기를 내서 지도교수를 찾아가 상의한 바, 지체 없이 조교인 지포 박사를 불러 나를 지도할 수 있게 배려했다.

지포 선생은 나에게 깊은 인상을 심어준 여성 과학자이다. 비만세포의 배양, 염색, 표현형의 발현 등 기초적인 비만세포 생물학에 관한 전반적인 내용을 거의 모두 전수傳受받았다. 결코 서두르지 않는 부드러운 자세와 빈틈없는 계획으로 철저하게 지도했다. 실험에 들어가기 전에 자기 책상으로 불러 이론 교육을 포함한 실험계획을 기록해 가며 설명하고, 그 기록지를 들고 실험실로 가서 함께 실험하면서 교육했다. 실험실에는 실험 진행에 필요한 준비를 완벽하게 해 놓고 있었으며, 실험 후에도 반드시 실험한 내용을 정리해 줬다. 그리고 다음 실험에 필요한 준비사항도 기록으로 주지시켰다. 이러한 교육은 나에게 매우 큰 도움이 됐음은 말할 것도 없다. 그녀의 아이디어와 기술을 모방하여 매력적인 논문들을 발표할 수 있었음을 숨길 수 없다. 모방은 필요악일 수도 있지만.

한편 교실원들 사이에서는 지포 선생이 항상 많은 시약을 확보하고 있었기 때문에 이기적이라고 수군거리기도 했다. 하지만 정작 필요한 시약 등이 없을 땐 지포 선생한테 신세를 지는 경우가 다반사였다. 교수의 의중을 잘 파악해 매끄럽게 연구를 진행하여 교실원들의 질시와 부러움의 대상이 되곤 했는데, 그 비결은 교수와 같은 버스로 일찍 출근해서 자연스런 대화를 이끈 것이 효험이 있었던 것으로 생각된다. 자택이 오사카 시내로 나와 같은 방향이어서 지하철을 같이 이용할 때가 종종 있었는데 무협지나 두꺼운 만화책을 즐겨 읽곤 했다.

토교농공대학교의 마츄다 교수가 꾸준히 연구해 오던 비만세포의 주요 성장인자인 조혈(hematopoiesis) 줄기세포 인자(stem cell factor)가 아닌 신경을 증식시키는 인자인 신경성장인자(nerve growth factor)의 역할 규명을 위해 비만세포 결손 생쥐인 *mi* 생쥐 배양비만세포에서 신경성장인자 p75 발현에 있어 특이 전사인자(MITF)의 관련성[3] 논문을 비롯한 비만세포 특이적 단백질 분해효소인 프로테아제(protease)[6]의 발현[4], 미/미(*mi/mi*) 생쥐의 배양 비만세포에서 비만세포 프로테아제 5 유전자의 비정상적 발현[5], 미소환경변화에 의한 비만세포 프로테아제의 발현 변화[6], MITF 변종별 비만세포 표현형의 변화[7], *mi/mi* 생쥐에서 비만세포 프로테아제 4의 전사 결손[8] 논문들을 대학 후배들의 노력과 지포 선생 덕분으로 함께 발표했다.

지포 선생과 함께 미국학회에 참석하여, 우리 가족과 아웃백 레스토랑에서 커다란 갈빗살 잘라 먹으면서 즐거운 시간을 가졌던 추억이 생각난다. 마츄다 교수실에서 파견돼 한동안 같이 실험했던 우시오 선생의 근황이 궁금하다. 언제나 화장을 하지 않은 풋풋한 맨얼굴이었다. 처녀는 세수만 해도 향기롭다. 청초함 그득.

지포 선생한테 배운 지식을 바탕으로 활성화된 섬유아세포(纖維芽細胞, fibroblast)에 의한 비만세포의 증식 조절 논문[9]과 섬유아세포에서 분비

6) 단백질과 펩티드 결합을 가수분해하는 효소로, 분해양식에 의하여 크게 엑소펩티데이스(exopeptidase)와 엔도펩티데이스(endopeptidase)로 나뉨.

되는 일산화질소(nitric oxide, NO)가 배양 비만세포의 증식억제제로 작용한다는 논문[10]을 완성할 수 있었다. 일본에서 시작했던 실험을 귀국하여 마무리했다. 동물의 섬유성 결합조직의 주요 세포로 콜라겐(collagen)을 생성하는 세포인 섬유아세포와 비만세포를 함께 배양, 즉 공생 배양하면 계속 증식해야 할 비만세포가 증식이 정지된다. 그 흥미로운 이유를 규명해 보기 위해 다양한 가설을 세워 시도해 보곤 했는데, 공생 배양조건에서 섬유아세포가 활성화되어 분비되는 일산화질소가 결국 비만세포의 증식을 조절하는 사실을 최종 입증하였다. 여건이 허락됐다면 더욱 상세한 기전들을 규명하여 더욱 좋은 논문으로 발표할 수 있었다. 아쉬움 그득.

4. 가슴팍 손수건

알레르기란 과민한 면역반응이다. 남녀노소, 인종에 관계없이 적지 않은 지구촌 가족들이 알레르기 질환으로 고통 받고 있다. 그 이유는 분명하지 않다. 면역기능 불균형 등 생체 내부적 요인과 함께 대기오염, 새로운 화학물질들, 생활환경과 양식의 변화 등 여러 가지 요인들이 복합적으로 작용하여 일어난 현상일 것이다.

재채기, 콧물, 눈물, 가려움, 염증 혹은 비 세균성 복통 등이 일반적인 알레르기 질환의 증상이기는 하지만, 의학적 관점의 알레르기 반응은 우리 몸의 면역체계에서 일어나는 특수한 현상을 말한다. 기도와 피부 또는 위장관을 통해 공기나 음식물에 포함된 수많은 물질(항원, antigen)들이 우리 체내로 들어오는데, 대부분의 물질들은 정상 건강인의 체내에 노출되거나 흡수될 때 특이한 반응을 일으키지는 않는다.

무해한 물질 또는 일부 유해한 물질들이 특정인들의 체내에서 특수한 형태의 알레르기 면역반응을 일으키는 주요한 인자가 된다. 이러한 원인물질을 알레르겐(allergen)이라 하는데, 잘 알려진 알레르겐으로는 집 먼지 진드기, 꽃가루, 곰팡이, 가축의 비듬, 우유와 같은 단백질 식품 등이 있다. 하지만 실제적으로 알레르겐은 자기 자신(self)이 아닌 모든 이물질(non-self)을 포함한다. 이를테면 찬바람이나 스트레스가 알레르겐이 될 수 있다.

어린 시절에 특히 겨울철이면 알레르겐에 노출되어 주체할 수 없이 흘러내리는 콧물을 손등으로 닦으면 굳어져 시커먼 때가 됐다. 학교에서 때 검사를 했기에 검사 전날에는 반들반들한 자갈을 이용해 손등의 실핏줄이 터질 정도까지 문질러 말끔하게 한 후 동동 구리무(크림)를 바른 기억이 난다. 초등학교 입학식 때에는 흐르는 콧물을 닦을 수 있도록 가슴팍에 손수건을 부착시켰다. 하지만 이런 과정을 자연스럽게 거치면서 환경에 적응하는 안정된 면역체계를 갖추어 웬만한 알레르겐은 이겨낼 수 있게 할 가능성이 크다.

알레르기 성향이 있는 사람의 몸 안으로 알레르겐이 처음 들어오면 대식세포와 T세포를 거쳐 특정 알레르겐에 특이적인 면역글로불린 E(immunoglobulin E, IgE) 항체가 B세포가 분화한 형질세포로부터 생성된다. IgE 항체들은 비만세포로 이동하여 그 표면에 부착된다.

비만세포는 전신에 분포하며 성인(60 kg 기준)의 경우 약 10^{12}개(약 1 kg)나 되고, 특히 코·눈·폐, 그리고 특히 소화기에 많이 있다. 이후 알레르기 환자가 감작(感作, sensitization)[7]된 알레르겐과 접촉하면 IgE 항체와 반응한 결과로 비만세포가 자극되어 분비되는 화학적 매개물질들에 의해 코와 기관지 점막의 부종, 재채기, 콧물, 코 막힘, 기침, 복통 등과 같은 증상을 일으킨다.

또한 일련의 알레르기 염증 반응을 연속적으로 유도하여 부가적인 알레르기 염증반응을 일으키게 한다. 알레르기 비염, 기관지천식으로 대표되는 만성 알레르기 질환에서 나타나는 여러 증상들, 즉 부종, 과다 점액분비, 자극성 물질에 대한 과민반응이 지속되는 것은 반복적으로 알레르겐에 노출되어 조직의 염증반응이 계속되기 때문일 것이다.

왜 일부 물질이 알레르기 반응을 일으키지만 다른 물질은 유발시키지 않는지, 왜 모든 사람에게서 알레르기 반응이 일어나지 않는지를 상세하게 이해하기 위해서는 더욱 많은 연구가 필요하다. 가까운 혈연관계의 가족이 알레르기 질환을 앓는 것은 알레르기 질환 발병의 중요한 위험요소가 되며, 부모 중 한 사람이 알레르기 환자이면 자녀들이 발병할 확률이 높아지고, 부모가 모두 알레르기 환자라면 더욱 높아진다. 즉 알레르기 질환은 그 병 자체가 그대로 유전되는 것이라고 할 수는 없지만, 그 체질은 일부 유전되는 것이다.

이런 알레르기 질환에는 알레르기 비염, 기관지천식, 아토피 피부염, 알

---

7) 생체에 어떤 특정 항원(抗原)이 들어와 그 항원에 대하여 민감한 상태.

레르기 결막염, 급·만성 두드러기, 혈관부종, 아나필락시쇼크(anaphylactic shock),[8] 음식물 알레르기, 약물 알레르기, 벌레 알레르기 등이 있다. 최근에는 특히 소아에서 알레르기 삼출성 중이염이 많고, 일시적 증상 호전 후 재발률이 높아 부모의 마음을 대단히 아프게 한다.

복잡한 알레르기 질환을 단번에 근본적으로 치료하기는 쉽지 않은 일이다. 우리나라에서도 만성적인 알레르기 증상 때문에 고생하는 사람들이 많지만, 깨끗한 환경의 선진국일수록 알레르기 환자가 많고 증상도 더욱 심하다. 극심한 알레르기로 미국의 좋은 직장 뒤로하고 귀국한 유명 교수도 보았다. 모국에서는 평강하다고 한다.

비용종이나 편도선 비대 환자가 많아지는 이유가 무엇일까? 여러 원인이 있겠으나 감기 기운만 비치면 즉각 치료를 받는 현대인은 그 옛날처럼 흐르는 콧물 닦아가며 길러지는 자연 면역력을 키울 기회를 박탈한 대가代價를 치르는 것은 아닌가 한다.

실제로 사람 기생충에서 분비하는 물질이 알레르기 과민반응을 억제하는 사실을 입증한 논문도 네이처메디신 최근호에 보고됐다. 문제는 환경적·유전적 요인 등과 겹쳐 그 대가가 너무 가혹한 것인데, 전문인의 도움을 받아가며 정상적인 면역기능을 회복할 때까지 장기적인 계획을 수립하여 지혜롭게 다스려 가는 것이 최선의 방법이 아닐까 생각한다. 특히 소아 알레르기가 많은데 절대로 서둘지 말고 원인을 규명하고, 약물의 내성이나 부작용을 고려해 가면서 치료에 임할 것을 당부하고 싶다. 보습이 필요한

8) 급성 알레르기 반응에 의한 저혈압 쇼크.

계절성 피부알레르기의 경우 바셀린이 최고일 수 있다. 극심한 알레르기의 경우 도리어 알레르기를 일으키는 약재가 대단히 효과적일 수 있다.

5. 사랑과 고통의 공존(co-exist of love and torture)

비만세포는 뼈의 속을 채우고 있는 연한 조직인 골수(骨髓, the bone marrow)에 있는 다분화능 조혈 줄기세포에서 분화한 적혈구, 혈소판, 호중구好中球,[9] 호산구好酸球[10]와 호염기구好鹽基球[11] 등은 성숙한 다음 골수를 떠나 말초혈액 중에 들어가지만, 비만세포의 전구세포는 분화하지 않은 상태 그대로 골수를 떠나 말초혈액 중으로 이동한 다음 혈관을 빠져나와 결합조직이나 점막조직에 침입하여 형태학적으로 동정이 가능한 비만세포까지 분화한다. 그래서 결합조직에서 분화한 비만세포는 결합조직형이 되고, 점막조직에서 분화한 비만세포는 점막형이 된다. 비만세포의 수명도 비만세포가 분화한 조직에 의해서 결정된다. 생쥐의 경우 결합조직형 비만세포의 수명은 1개월 정도이고, 점막형 비만세포는 1주일 정도이다.

비만세포는 형태학적으로 볼 때 분화한 다음에도 증식력이 있음을 알 수 있다. 정상 상태에서는 결합조직형 비만세포의 분열이 확인되지 않지만, 적

---

9) 다형 핵 백혈구로서 운동성과 식세포 작용이 있고, 급성 염증반응을 일으키는 원인세포.
10) 거칠고 큰 과립을 많이 가진 세포로서 기생충 감염 때나 천식 등이 있을 때 그 수가 증가함.
11) 세포질 중에 염기성 색소에 잘 염색되는 과립을 가지며, 알레르기 반응에 관여하지만 비만세포와 다르게 혈액 중에만 있음.

당한 자극에 의해 대부분 분열된다. 즉각형 알레르기 반응이 일어나는 상황에서 비만세포는 탈과립脫顆粒하는데, 완전히 탈과립한 비만세포도 증식력이 있으며, 분열한 후에는 과립을 재합성하여 원래의 비만세포 형태로 수복된다. 분열하지 않고 탈과립한 비만세포도 과립을 재합성한다.

물론 분화한 비만세포가 무한으로 증식되는 것은 아닌 것 같다. 새로운 비만세포를 많이 만들 필요가 있을 때에는 골수 유래의 전구세포가 비만세포를 필요로 하는 조직에 말초혈액을 경유하여 공급한다.

사람에서 비만세포는 알레르기를 일으키는 원인세포로 알려졌지만, 출생할 때 그 수가 급격하게 증가하여 그 생리적 역할에 대한 관심이 증폭되며, 폐를 비롯하여 장 · 눈 · 코 점막 등의 상피 층과 결합하여 기생충 등에 대한 최초 방어선 역할도 담당한다.

비만세포가 있음으로써 생체가 받는 유익한 점을 검토한 연구 결과는 많지 않지만, 세균에 감염될 때 생체 방어 기능을 하고 진드기 등에 의한 피부질환을 예방하는 역할을 하는 것이 밝혀졌다. 또한 사람 피부에 있는 비만세포는 신경이나 혈관이 있는 곳에 존재하면서 혈관에 신호를 전달하여 혈류량을 제어할 것으로도 추측한다. 즉 조직 내에서 비만세포는 맥관脈管[12] 형성이나 혈관의 발육을 제어하고, 암의 증식 조절에도 관여할 것으로 예상되는 것이다.

사람의 피부에서 비만세포는 대부분이 진피층에 분포하고, 표피세포 사이에 침윤浸潤[13]하는 예는 거의 없다. 소화기계에서도 표피와 같이 중층 편

12) 생체 내에서 체액이 흐르는 관을 말하며, 혈관과 림프관을 이름.

평상피세포로 구성돼 있는 식도 점막에는 거의 없고 위·소장·대장의 점막 고유 층 근판, 점막 하 결합조직, 근층과 장막에 많다. 호흡기계에서는 점막 하 결합조직에 비만세포가 많으나, 기도 점막세포 사이에서도 생리적인 침윤을 볼 수 있다. 상피세포 내로 침윤되는 현상은 섬유화 현상을 기반으로 한 병소病巢에서 더욱 많이 관찰된다.

한편 섬유아세포가 없는 장기에서는 비만세포를 볼 수 없다. 즉 섬유아세포가 없는 골피질, 골수질의 조혈소, 연골, 중추신경질 등은 섬유아세포가 없는 특수한 세포로 되어 있기 때문에 비만세포의 존재나 침윤을 볼 수 없다. 중추신경계의 대뇌·소뇌·간뇌·척수 등에는 섬유아세포가 없으므로 이 부위에서는 전혀 비만세포를 볼 수 없다. 그러나 이 부위에서도 병적인 상태, 즉 전이성 종양이나 다발성 경화증 같은 섬유아세포의 출현을 수반하는 병변病變[14]이 되면 비만세포가 관찰된다.

또한 신경교神經膠세포가 없는 하수체·송과체·대뇌 척수를 기원으로 하는 말초신경 주위에는 섬유아세포와 유사한 결합조직 세포가 있어 비만세포가 확인된다. 이러한 사실은 비만세포의 출현이 섬유아세포의 존재를 배경으로 하고 있음을 시사한다. 그러나 호흡기계나 소화기계의 상피세포 사이에는 정상 상태에서도 비만세포의 침윤이 보이지만 섬유아세포는 관여하지 않는다. 비만세포를 유주遊走[15]시키는 인자의 개입이 추측될 뿐이

13) 염증이나 악성 종양 따위가 번지어 특정 세포 등이 인접한 조직이나 세포에 침입하는 일.
14) 병이 원인이 되어 일어나는 생체의 변화.
15) 화학적 자극물질을 향해서 이동해 가는 현상.

다. 오히려 기관이나 소화관 중의 항원 자극, 온도, 가용성 물질 또는 음식물 성분 등이 활성인자로 작용할지 모른다. 이와 같은 장기의 결합조직에 있는 비만세포는 과립이 치밀하여 탈과립이 일어나지 않는다.

현재까지의 연구 결과를 종합해 보면 비만세포는 알레르기를 일으켜 당장은 불편하게도 하지만, 그럼에도 인체의 정상적인 생리기능 유지에 꼭 필요한 기능을 수행하는 세포로 생각된다. 경이로움 그득.

6. '자반 한 마리와 밥 한 덩어리'

공생 배양계는 서로 다른 종류의 세포를 동시에 자라게 함(배양, culture)으로써 각 세포의 항상성은 유지되면서 세포 상호간의 긴밀한 작용에 의한 새로운 현상을 관찰할 때 유용한데, 생체 내 상황과 유사하게 비만세포를 섬유아세포와 함께 공생 배양시키면 시간이 흐를수록 알레르기 반응을 일으키는 중요한 화학적 매개체인 히스타민의 합성과 방출량이 증가한다. 이때 감초甘草의 주성분인 글리시르헤티닉산(glycyrrhetinic acid) 적정량을 부가하면 히스타민의 함량이 줄어드는 흥미로운 현상을 관찰했다[11, 12].

감초 성분에 대해서는 오래 전부터 실험 자료들을 축적한 것으로, 분자 수준의 상세한 약리藥理[16] 기전을 규명하지 못하고 완성한 아쉬움이 크다. 감초는 '약방의 감초'란 말이 있듯이 해독작용을 하고, 여러 가지 약을 조화시켜 준다. 품질 좋은 국내산 감초 생산을 위한 재배기술이 보급되면 좋

16) 생체에 적용된 의약품이 일으키는 생리적인 변화.

겠다.

감초의 성분으로 트리테르펜(triterpene)계 사포닌(saponin)인 글리시리진(glycyrrhizin) 등이 있는데, 글리시르헤티닉산은 글리시리진의 가수분해산물로 당糖이 없는 비당체이다. 글리시르헤티닉산은 다양한 염증반응 조절이 예상되고, 체내 흡수율 등을 고려할 때 임상적으로도 활용가치가 높을 것으로 판단하였다. 글리시르헤티닉산은 수용성이지만 고농도에서는 완전 용해되지 않아 코니칼 튜브(Conical tube)에 시료를 넣고 40℃ 정도의 수욕 상에서 수시간 흔들어 제조했다.

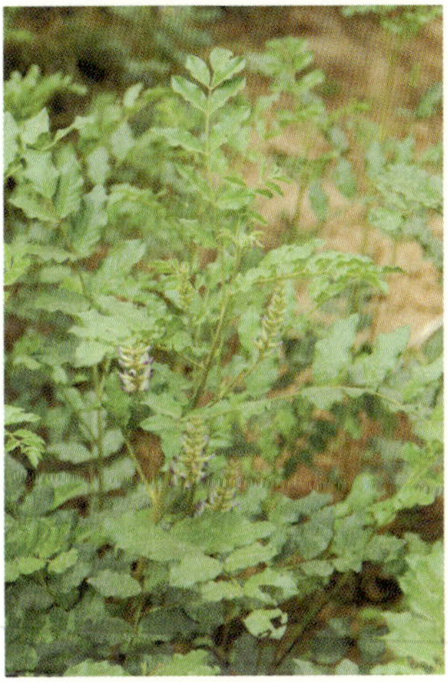

사진 2 감초(한약재명: 감초, 약용부위: 뿌리 및 뿌리줄기)

조혈 줄기세포 인자(stem cell factor, SCF)는 조직의 섬유아세포에서 분비되는 비만세포 증식, 그리고 분화인자로서 조직에 비만세포를 부착시키는 등에 관여하는 중요한 단백질이다. 조혈 줄기세포 인자에 의한 복강에 있는 비만세포의 형태 변화[13]와 비만세포에서 워트마닌(wortmannin)에 의한 조혈 줄기세포 인자, 그리고 신경성장 인자에 의한 형태 변화[14] 연구에서는 복강 비만세포를 분리·배양하면서 조혈 줄기세포 인자를 투여한 바, 원래 둥그런 모양의 비만세포가 마치 섬유아세포처럼 방추형으로 변화하는 것을 현미경으로 관찰하고, 워트마닌 같은 특이적 세포 내 신호전달 억제제를 이용하여 그 기전을 규명했다. 즉 조혈 줄기세포 인자에 의해 비만세포가 조직에 부착하기 좋은 형태로 변화하는 모습을 관찰한 것이다. 조혈 줄기세포 인자에 의한 비만세포의 형태 변화는 생리적 조건에서 비만세포가 조직에 부착하기 위한 중요한 단계임을 의미한다. 비만세포 증식인자로 알려진 신경성장 인자 역시 비만세포의 형태를 변화시켰으나, 조혈 줄기세포 인자보다 그 효과가 미약하였다.

실험 맛은 이런 미세한 변화를 발견했을 때 느낀다. 세포의 형태가 변화해 가는 모습을 보면서 행복감에 젖어든다. 어떠한 과정을 거쳐 왜 이런 현상이 일어나는가를 알아보고 싶은 욕구로 이런 저런 실험에 매달리다 보면 짧지 않은 기간이 훌쩍 지나간다. 이 실험은 3년여에 걸쳐 진행된 것으로, 결국 결정적인 분자 기전 연구는 다른 연구자에게 기회를 주는 것으로 위안삼고 마무리했다. 끈질긴 근성이 부족하고, 또 그럴 만한 능력이 없음을 자인한다. 서운함 그득.

허나 순수한 학문적 열정만으로는 실험 연구를 할 수 없다. 나름대로 세운 창의적 가설을 입증하기 위해서 절대적으로 중요한 것이 돈이다. 충분한 연구비가 있다면 필요한 시약 등 재료 구입비에 구애받지 않을 것은 당연하고, 특정 각 분야 우수 연구자도 충분한 보수를 지급하면서 합류시켜 훌륭한 성과를 얻어낼 수 있을 것이다. 연구비를 구하는 일이 연구하는 일보다 더욱 어렵기 때문에 치열한 싸움세계에서 동료 연구자들이 발표하기 직전의 적당한 시점에서 현실과 타협하여 공표하는 것이 옳다고 판단했다. 실험으로 증명해야 하는 생명과학분야의 경우 과거의 선비들처럼 '자반 한 마리와 밥 한 덩어리'로 학문을 할 순 없다.

7. 오컴의 면도날(Ockham's razor)

미숙탱자의 항 아나필락시 활성 논문[15, 16]은 처음으로 전통 한약 엑스의 효과를 규명하여 국제학술지에 발표한 논문이다. 미숙탱자는 탱자나무의 유과幼果로, 5~6월에 미성숙 과실을 채취하여 건조한 것이다. 외과피는 흑록색으로 주름이 있다. 우리나라의 중남부 지역에서 쉽게 볼 수 있고, 정유(精油, essential oil)와 플라보노이드 배당체, 비타민 C 등을 함유하고 있으며, 성질[性]은 차고[寒], 맛[味]은 쓰고[苦] 맵고[辛] 시다[酸].

이때는 전통 방식으로 추출한 탕제(탕약, 한약 엑스)를 이용한 실험 결과는 채취시기 등에 따른 한약재 자체의 다양성이나 여러 성분들이 함유되어 있는 등의 문제점이 있어 국제적으로 공인된 논문에는 발표할 수 없는 일로 여겼다. 몇 번의 수정과정을 거쳐 논문게재 승인서를 받았을 때 계속

탕제 논문을 쓸 수 있겠다는 자신감을 얻었다. 더욱 가슴 뿌듯했던 점은 개업시절 미숙탱자로 만성 알레르기 환자들을 근치根治시킨 경험 때문이었다. 허나 전혀 효과 없는 환자도 많이 있다. 과연 미숙탱자는 어떤 유형의 알레르기 환자에게 극적인 치료효과를 나타내는 것인가?

한약 엑스를 이용한 실험 디자인은 추출물 자체가 여러 성분으로 이뤄져 있고, 한의학적 효능 기전 또한 철학적이기 때문에 실험 가설을 가장 분명하고 단순하게 설정하여 사이비 과학(pseudoscience)이 되지 않도록 했다. 윌리엄 오컴이 정의한 것처럼 꼭 필요한 것만으로 제한했다. 초기에는 기본적인 실험장비도 갖춰지지 않았기에 동물을 이용하여 그 객관적 효과만을 검증해 보고자 시도했다. 알레르기 실험 중 가장 분명한 아나필락시 쇼크사를 관찰하는 것은 특별한 설비도 필요치 않고, 알레르기 실험에 대한 문외한이 보더라도 쉽게 그 효과를 파악할 수 있었기에 일차 실험 모델로 선정했다. 아나필락시 쇼크는 즉각형 알레르기 반응으로, 생체 내의 비만세포가 활성화되면 즉각 분비되는 히스타민에 의해 혈관이 확장되어 대체적으로 30분 이내에 저혈압으로 죽는다.

쥐의 복강에 적정량의 컴파운드(compound) 48/80이라는 비만세포막 파괴제를 투여하면 1시간까지 관찰했을 때 모두 죽는데, 적당량의 미숙탱자 추출물을 투여하면 미숙탱자가 비만세포막을 안정화시키는 등의 약리 기전으로 히스타민의 분비 등을 막아 쥐가 살아남는 것을 관찰한 것이다. 대단히 간단명료한 실험으로, 숙련되지 않은 학부 학생들도 얼마든지 객관적인 결과를 얻을 수 있었다.

미숙탱자의 면역글로불린 E 생성 억제효과[17] 논문에서는 미숙탱자가 인터루킨-4 및 IgE의 생성도 억제함을 밝혔다. 인터루킨-4는 IgE의 형성에, 그리고 활성화한 B림프구인 형질세포에서 과량 분비된 IgE는 비만세포 표면에 있는 IgE 수용체에 결합함으로써 히스타민과 같은 화학적 매개물질들과 염증 매개물질들을 분비하여 알레르기 반응을 일으키기 때문에 미숙탱자의 이러한 효과는 중요한 의미가 있다.

미숙탱자의 조혈 줄기세포 인자 유도성 비만세포 이동에 관한 효과 논문[18]에서는 미숙탱자가 알레르기 반응을 일으키는 비만세포의 이동을 억제하는 사실을 관찰했다. 알레르기 반응이 일어나는 조직에는 비만세포의 수가 증가됐기 때문에 미숙탱자에 의한 비만세포의 이동 억제효과 논문은 미숙탱자의 약리 기전을 이해할 수 있는 좋은 자료가 될 수 있다.

극히 제한적인 특수한 실험모델, 특히 동물 모델 중심으로 미숙탱자의 효과를 관찰했기 때문에 인체의 알레르기 반응에 미치는 종합적인 효과를 이해하기 위해서는 더욱더 많은 실험이 필요할 것이다. 설치류에서 나타난 좋은 결과가 원숭이를 이용한 실험이나 실제 환자를 대상으로 한 임상실험에서는 확인되지 않는 경우가 있기 때문에 이 정도의 실험 결과로 알레르기 반응 단계별 미숙탱자의 임상적 효능을 대비시키는 것은 무리다.

8. '섣불리 덤빌 수 없다'

즉각형 과민반응에서 침향沈香의 효과 논문[19]은 다른 실험실과 협동으로 연구하여 발표했는데, 침향은 대단히 우수한 약리작용을 나타냈다. 침향은 팥꽃나무과(Thymelaceae)로 잎은 긴 타원형이고 고무질이다. 높이 30m에 이르는 상록교목으로 수지가 함유된 목재로서 봉상 혹은 편상으로 외형은 불규칙하다. 수종의 침향 원료식물 중 본 실험에 사용된 향목은 *Aquilaria agallocha*이다. 성질[性]은 따뜻하고[溫], 맛[味]은 맵고[辛] 쓰다[苦]. 한방에서 천식 치료에, 그리고 속을 편안하고 따뜻하게 하는 한약재로 사용되기에 알레르기 반응 조절효과를 기대하고 실험했다. 알레르기 치료에 속(위와 장)을 다스리는 약을 사용하는 의미를 서양 의학자들은 이해하기 어려울 것이다.

양질의 침향나무는 물에 가라앉으므로 침향이라는 이름이 붙었다고 한다. 물에 반쯤 가라앉는 것은 차품次品이라고 한다. 침향의 신비한 약효와 미묘한 향기는 국가 간에 선사하는 최고급 선물이며, 부와 품격을 상징하는 물품이기도 했다. 향나무를 강이나 갯벌에 묻었다가 천여 년 후에 캐내어 사용하는 인공침향과 비바람에 쓰러진 향나무들이 자연적으로 갯벌에 묻혀 세월이 흘러 생성되는 자연산 침향이 있다.

유제놀의 항아나필락시 효과 논문[20]과 메칠유제놀에 의한 히스티딘 디카복시레이스 mRNA의 억제 논문[21]은 행정조교가 실험했다. 실험하길 좋아도 했지만 바늘방석에 앉아있을 겨를도 없었기 때문이다. '히스티딘 디카복시레이스'는 히스타민을 합성하는 효소로, 그 cDNA를 일본 교토대학교에서 다른 연구자한테는 분양하지 않는 조건으로 제공받아 실험에 사용했다. 유제놀(eugenol)과 메칠유제놀은 정향丁香의 주성분으로 유상油

狀·무색이며, 강한 정자향이 있는 미微수용성 액체로 물에 녹지 않지만 알코올·에테르·클로로포름·프로필렌글리콜 등에는 잘 녹는다. 주로 향료와 치과에서 방부·소독약용으로 쓰인다. 일반적으로 천연에 다량으로 유제놀을 함유한 정향유로부터 추출한다. 정향유에서 유제놀을 추출하려면 5%의 알칼리 수용액과 황산을 첨가한 후 감압 증류하면 얻을 수 있다고 한다.

유제놀과 메칠유제놀의 항알레르기 효과 논문은 본격적인 한약 연구 개시 초기에 발표한 것으로, 예비실험에서 정향엑스의 효과를 확인했기에 예상되는 주성분들의 효과를 검토한 것이다.

성분 연구는 다분히 서양 의약학적 관점에서 접근한 것으로, 실험결과 역시 더욱 명쾌하기에 당연히 지명도가 높은 학술지에 게재할 수 있는 이점이 있는 것이 사실이다. 성분 연구는 현실적으로 한의약의 표준화에 기여할 수 있고 서양 의학적 진단에 의한 치료에 응용할 수는 있겠지만 한의학 이론을 기초로 한 진정한 전통 한의학 연구의 발전에는 기여하지 못하고, 임상한의학의 발전에 오히려 역행하는 어리석음을 범할 수 있다는 생각이 들기 시작했다. 한방 생리·병리·약리 실험모델이 제대로 정립되지 않았고, 성분보다는 약성을 중시하는 본초학적 이론을 그대로 대입시키기도 쉽지 않은 것이 현실이다. 허나 분명히 정통 한방치료에 있어 성분은 참고사항에 불과할 따름이다. 위선적 학문僞學, 경계해야 한다.

전통방식이 아닌 알코올 같은 용매 추출물이나 분획 또는 특정 성분을 얻어 치료하는 것은 특정 효능을 보이는 만큼 독성이 염려되기에 대단히 위험한 발상이다. 안전성 시험 등을 거쳐 허가를 득하여야 한다. 발효 한약도 마찬가지이다.

편리성을 위한 한약의 제형 변화에도 신중한 접근이 필요할 것이다. 제형화에 필요한 부형제, 방부제, 착향료, 감미료, 안정화제 등을 고려하지 않을 수 없다. 처방에 따라 정성을 다해 그때그때 직접 다려먹는 탕약이 유효성, 안전성, 안정성 면에서 최고인 것은 자명하다. 우수 의약품제조를 위한 GMP(good manufacturing practice)처럼 우수 탕약제조 기준(good tang practice) 등 합당한 시스템을 마련하는 것이 현명하다.

진정한 한의학 발전을 위해서는 한의학적 원리를 바탕으로 동물 및 임상 실험모델을 정립하고, 그 효과 등을 검증한 후에 한의학적으로 재해석할 수 있는 연구가 수행되어야 함은 자명하다. 뿌리 깊은 고뇌 없이 수행하는 결과 지향형 연구는 한의학 발전에 해악을 끼칠 수 있다.

동양철학 · 기철학 등을 기반으로 한 한의학이기에 과학적 접근 자체가 어려운 것이 사실이다. 장님 코끼리 만지는 정도의 하찮은 관찰 결과를 얻을 수밖에 없더라도 스케치도 아닌 초벌 그림에 만족하는 자세로 한의학 원리를 바탕으로 한 연구에 매진해야 한다고 생각한다. 한의학을 과학적으로 접근하고 개발한답시고 우리 조상의 완벽한 과학기술 결정체로 원형의 손상 없이 1,000년 이상을 유지해 온 석굴암을 1913년 일제 때 신소재로 각광받던 시멘트로 콘크리트 돔을 설치하여 망가뜨려 놓듯 해서는 안 되기 때문이다. 경이로움 그득 신비로움 그득.

정향나무의 꽃이 피기 전 꽃봉오리를 8~9월에 수집하여 말린 것을 '정향' 또는 '정자丁字'라고 한다. 꽃봉오리의 형태가 못처럼 생기고 향기가 있으므로 정향이라고 하며, 영어 클로브(clove)는 프랑스어의 클루(clou: 못)에서 유래했다고 한다. 정향수(*Eugenia caryophyllata* Thunberg)는 도금낭과(Myrtaceae)에 속한 상록교목이며, 키가 큰 나무로 몰루카 섬이 원산지이다.

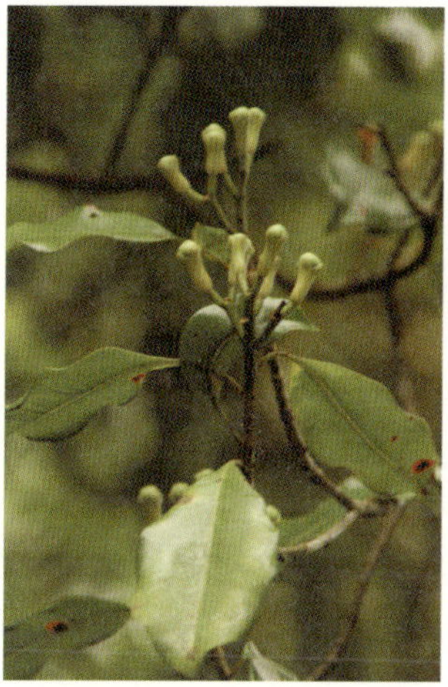

사진 3 정향나무(한약재명: 정향, 약용부위: 꽃봉오리)

매우 향기로우므로 그대로 또는 분말로 사용하고, 물이나 증기로 빼낸 정향유를 활용한다. 정향은 방향성 건위약 원료로 많이 쓴다. 즉각형 과민반응에서 정향의 효과[22]는 위장 보호약이 알레르기를 예방할 가능성이 크기 때문에 시작했고, 우석대학교 약학과 신태용 교수와 공동으로 규명했다.

신 교수는 대학 동기로 서로 협력이 가능한 실제적인 실험 기술 등을 공유하는 학문적 동지이다. 어느 잔인한 4월 끝자락, 반갑고 섧고 느꺼운 교감 같이 한 정의 두터운 벗이다. 그 부활 어찌 잊으리.

전북대학교 의과대학 김대기 교수 주도로, 신 교수 제자인 김상현 군(현재 경북대학교 의과대학 교수)과 함께 확립한 히스타민 정량법은 지금도 유용하게 활용되고 있다. 서울대학교, LG화학, 대전대학교, 동아대학교, 경상대학교, 가톨릭대학교, 한양대학교 등 여러 실험실에 그 기술을 전파했다.

9. 스피루리나

스피루리나의 항알레르기 효과 논문[23, 24]은 중국 내륙 호수에서 자라는 조류藻類인 스피루리나를 단순 산제(散劑, powders)로 가공한 제제를 이용하여 실험했다. 북경대학교 교수가 중국에서 여러 면역질환에 활용되는 스피루리나 캡셀을 선물로 주면서 실험적으로 입증해 보기를 원해서 곧바로 실험에 착수했다.

스피루리나는 필수아미노산, 각종 비타민, 미네랄 등이 함유된 자연 영양소이기에 인체에 유익한 효능들이 많이 보고되고 있다. 국내에서도 (주)이에스그룹에서 정제 형태로 스피루리나가 시판되고 있어, 서울대학교 호암생활관에서 실험 결과를 발표하기도 했다.

최근 우리 실험실에서는 스피루리나의 항우울(항스트레스) 효과를 확인하여 특허 출원했다. 그 효과는 스피루리나 식혜에서 더욱 확실했으며, 스피루리나 알코올발효나 초산발효 산물 등은 스피루리나 자체와 크게 다르지 않았다.

휴일을 골라 익산까지 내려오셔서 우리 연구결과에 지대한 관심을 보이시곤 했던 이동수 회장님은 효능이 인정되지만 인체에 조금이라도 해로울 수 있는 물질은 제품화하지 않는 대단히 존경할 만한 분이다.

스피루리나 같은 좋은 영양소가 나의 기氣와 신神을 강화한다. 칠백 편이 넘는 스피루리나 국제논문. 놀라움 그득.

사이토칼라신 D(cytochalasin D)[25]는 세포 골격형성 억제제인데, 즉각형 알레르기 반응 동물실험 모델에서 대조군으로 사용한 항알레르기 약물보다 훨씬 낮은 농도에서 우수한 효과를 나타냈다. 가능한 정통 한의약 연구에 집중했지만, 세미나 시간에 제안된 교실원들의 독창적 아이디어는 실험비 등의 여건이 허락되는 한 추진했다.

이때는 논문을 발표하는 데 온 힘을 집중한 시기로 밤낮없이 실험에 매진했고, 세미나도 하루에 두 번씩 했으며, 좋은 결과가 도출될 때마다 유쾌하게 술도 꽤나 많이 마셨다. 매일 아침 9시에 출근하면 밤 11시경까지 연구실에 있었다. 토요일과 일요일은 전화도 없고, 찾아오는 사람도 없어 논문 쓰기에 좋은 시간으로 활용했다. 원로 교수의 극진한 배려로 골프장에 한 번 간 적이 있다. 그 이후로는 없다. 밍밍함 그득.

사이토칼라신 D 논문은 신혜영 박사 아이디어로 수행됐다. 신 박사는 전북대학교 생물학과를 졸업하고 우리 팀과 합류하였는데, 지역 부동산 신문에 낸 연구원 모집광고를 보고 찾아온 친구 세 사람 중 혼자만 남아 박사학위까지 받았다. 일본유학준비 공백 기간 일 년은 뼈아프다. 사람이 귀했던 시절로 내 의중대로 따라 주었더라면 하는 아쉬움이 있다.

좋은 연구 성과를 내기 위해서는 연구에만 전념할 수 있는 분위기를 만들어 가는 것이 중요하다. 젊은 연구원들의 가장 큰 관심사인 이성문제에 부딪히면 실험 결과 따위는 안중에 없는 예를 여러 번 보았다. 우리 선조들의 지혜롭고 합리적인 조혼早婚 제도는 기막힌 장점이 있다.

우리 아카데믹 페밀리는 대부분 적령기에 결혼하여 행복함 그득하다. 참 다행이다.

10. 홈피스

털진득찰(*Siegesbeckia pubescens*)은 우리나라 전역에 자생하는 식물로 습열濕熱을 없애는 효능과 임상적으로 코 막힘을 완화하는 효능이 있는 것으로 알려졌다. 이 밖에도 습진 등의 피부질환에 이용됐다는 기록이 있어 알레르기 실험모델에서 그 효과를 확인했다. 이와 비슷하지만 식물체에 털이 적고, 꽃줄기에 선모가 있는 것을 '진득찰(*Siegesbeckia glabrescens*, 희렴 또는 희첨)'이라고 한다. 즉각형 과민반응에서 털진득찰의 효과[26], 희첨의 비만세포로부터 히스타민 방출 억제효과[27], 털진득찰에 의한 아나필락시 억제[28], 제주진득찰과 진득찰에 의한 면역글로불린 E 생성 억

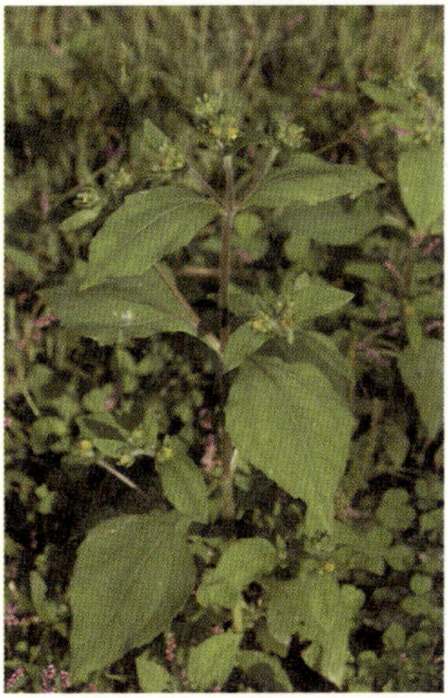

▌사진 4▌ 진득찰(한약재명: 희렴, 약용부위: 지상부 전초)

제효과[29, 30] 논문들은 교실원들이 직접 채취한 한약재를 다려서 다양한 알레르기 반응 실험모델에서 확인된 효과를 발표한 것이다.

배풍등(*Solanum lyratum*)은 쌍떡잎식물 가지과 여러해살이풀인데, 민간에서 전초全草는 신경통, 상처와 염증 완화 목적으로 쓰이고, 뿌리는 해열·급성치통·두통·옹종癰腫[17] 등에 쓰였다. 약의 성질은 평온하고[平], 맛은 쓰고[苦] 맵다[辛]. 탕으로 달이거나[湯煎] 술에 담가[酒劑] 복용한다. 피부에 바를[外用] 때는 짓이겨 환부에 붙이거나 또는 달여서 닦아낸다. 전라남도 지역에서 재배한 약재로 실험한 결과 아나필락시 반응, 그리고 히스타민 합성효소인 엘히스티딘디카복실레이스 mRNA 발현을 억제

17) 작은 종기

하는 효과를 확인했다[31, 32]. 유독식물이기 때문에 식품으로는 사용할 수 없다. 중국에서는 백모등白毛藤이라 한다.

배풍등을 암으로 투병하는 환자들이 애용한다고 해서 암세포에 끼치는 효과를 관찰한 바, 의미 있는 결과가 도출되어 실험 자료를 보관하며 추가 실험을 수행한 후에 발표하고자 했는데, 경희대학교로 이적하면서 원 자료를 모두 잃어버렸다. 지방에서는 큰 연구실을 사용했는데, 서울에서는 여의치 못해 정리하는 과정에서 많은 자료들이 손실되었다. 눈에 선한 배풍등에 의한 암세포 사멸 자료를 애끓는 마음으로 몇 번씩 찾아보았지만 허사였다.

극침棘針 쌩쌩 이는 한의학관. 먼저 내민 손 외면당하고 수인사修人事 거부하는 한풍, 진기한 경험, 소갈머리. 교실 동정同定 뒤틀려 발기한 객한客

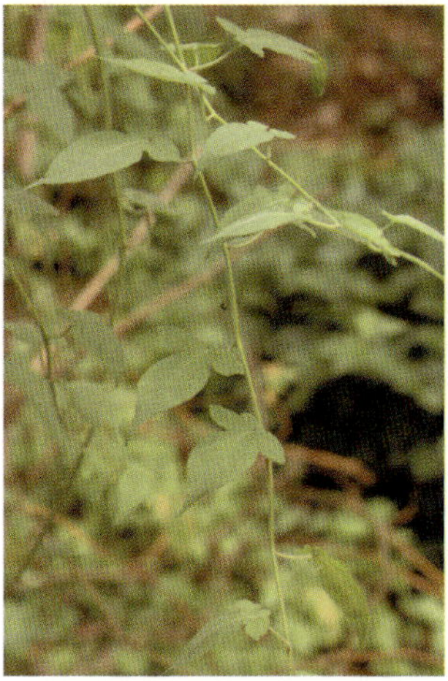

사진 5 배풍등(한약재명: 백영, 약용부위: 전초)

寒, 한 학기 훌쩍 넘고.

학장실 옆 회의실 연구자료 흥하니, 나만의 편리성 위주로 정한 거처, 그곳이 연구실. 느실거려도 5분 남짓, 독행했다. 안규석 · 신민규 학장께서는 '업적 내는 일이 보다 중요하다'며 격려하셨다. '홈피스' 에너지도 한 때.

평탄치 않은 삶의 굽이에서 나의 영혼을 따뜻하게 해주는, 일일이 열거할 수 없는 경희가족들한테 항상 감사한 마음이다. 다사함 그득.

11. 길은 뚫는 자가 흥한다.

유구한 역사를 가진 한의학은 서양의학과 다르게 사람을 대상으로 경험적 사고가 바탕이 되어 발전하였기 때문에 그 효능이나 안전성 등에 대한 근거를 이야기하는 것은 진부한 화두일 수 있다. 그럼에도 신뢰성 높은 객관적 연구 자료의 끊임없는 축적에 의해 일정 수준의 임상 결과를 획득할 수 있는 근거중심 한의학으로 탈바꿈된다고 생각한다. 임상에서의 주관적 경험이 지식이 될 수는 없다.

객관적 확실성이 있는 기막힌 결과물을 근거로 한 재해석을 통해 명쾌한 해답이 축적될 때 한의학의 융성시대를 맞이할 수 있다. 마음가짐이 중요하다(Pretty is as pretty does). 시대의 요구에 부응하는 한의학에 대한 진솔한 이야기들이 필요하다. 한의학 언어의 글로벌화가 필요하다.

일례로 동의보감은 아주 옛날의 참고문헌에 불과하다는 인식력이 필요하다. 한의학 어느 분야든, 연구결과는 세계인과 함께할 수 있을 때 그 가치가 배가된다. 한의학 정신을 바탕으로 한 매력적인 연구 성과물이 쏟아질 때만이 한의학의 가치가 우뚝 서게 되고, 한의 산업 경쟁력을 크게 드높일 수 있다. 한의학의 한의학에 의한 한의학을 위한 연구에 집중할 때 한방병원과 한의원이 문전성시를 이룬다. 그 선단에 교수가 있다. 교수는 논문으로 말해야 함은 당연지사이다. 주관적 궤변만 늘어놓는 한스러움이 그득한 한 한의학의 미래는 없다. 장애물이다. 변신하든가 묵언하든가. 돕든가.

차제에 비한의학자의 몹쓸 짓거리들도 사라지길. 상대 배려 없이 마땅할 수 없으니.

느릅나무는 산 속 물가나 계곡 근처에서 흔히 자라며, 잎은 긴 타원형으로 끝이 뾰족하고 가장자리에 톱니가 있으며, 꽃은 3월에 피어 4~5월에 열매를 맺는다. 잘 낫지 않는 곪은 상처에 느릅나무의 껍질을 벗겨 붙이고 달여서 먹으면 고름이 빠져나오고, 새살이 돋아 상처가 쉽게 아무는 것으로 알려졌다. 나무의 껍질인 유백피楡白皮는 봄이나 가을에 벗겨 그늘에서 말려 약으로 쓴다. 배고픈 시절, 껍질을 벗겨 먹고 그 잎은 쪄서 먹으며, 열매는 술이나 장을 담그기도 했다고 한다.

유백피를 『동의보감東醫寶鑑』에는 "그 성질이 화평하고[平] 독이 없으며, 부드러워 대소변을 잘 통하게 하고, 장염・부종・불면증 등에 효과적"이라고 기재했다. 또한 민간요법으로서 위염, 위・십이지장궤양, 대장궤양 등에 효험이 있는 것으로 널리 알려졌다. 염증질환이나 종양에 효과적인 한약재가 알레르기 반응 조절에도 효과적이곤 하는데, 유백피는 특히 위장질환 치료에 많이 쓰이기에 실험적으로 확인한 결과 즉각형 알레르기 과민반응

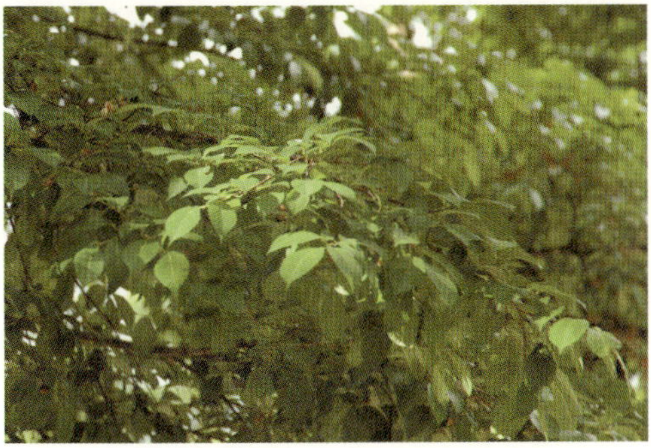

사진 6 느릅나무(한약재명: 유백피, 약용부위: 줄기껍질)

도 유의하게 억제하는 것으로 나타나 서둘러 발표했다[33].

소풍산(消風散, 형개·감초 각 3.75 g, 인삼·백복령·백강잠·천궁·방풍·곽향·선퇴·강활 각 1.87 g, 진피·후박 각 1.12 g, 다엽 0.5 g)은 풍습風濕으로 생긴 피부병이 혈맥으로 침투하여 가려움이 그치지 않거나, 풍열로 피부병이 심해서 몸의 한쪽에 반점이 나타났다가 없어졌다가 하는 증상에 효과적이다. 세균성 피부습진이나 피부 알레르기, 무좀 등의 피부질환이 생겨서 국소가 붓고, 가렵고, 진물이 날 때도 활용된다.

실험적으로 소풍산의 이러한 효과들을 구체적으로 입증한 자료는 많지 않은데, 비만세포 매개성 아나필락시 반응과 염증성 세포활성물질의 분비를 억제하는 효과를 관찰한 논문[34]을 발표했다. 소풍산의 구성 한약재인 형개·방풍·우방자와 지모는 항균작용을 하여 세균성 습진을 개선하고, 당귀와 고삼은 혈관을 확장하고, 지황과 호마는 항혈전작용을 하며, 방풍과 형개는 혈관운동능을 강화하여 피하에 정체된 노폐물을 피부로 배출하는

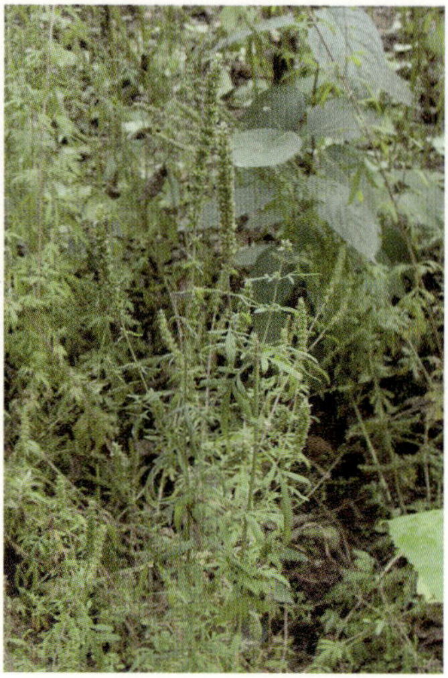

사진 7 형개(한약재명: 형개, 약용부위: 꽃대)

것으로 알려졌다. 당귀와 호마는 피부에 리놀레산(linoleic acid)을 공급하여 피부의 저항력을 강화하고, 목통·석고·창출은 피부의 부종을 수렴하며, 이뇨를 촉진하여 습성피부질환을 개선하는 것으로 알려졌다.

황련해독탕黃連解毒湯은 열성병熱性病으로 염증이 있고, 열과 충혈에 의한 정신불안에 출혈이 있으며, 오줌이 붉고 심하心下 부위에 저항이 있을 때 쓰는 처방으로 알려졌다. 또한 하혈·각혈·뇌일혈 등에도 쓰이는데, 처방은 황련·황금·황백·치자 각 4.5g으로 구성된다. 특히 교감신경이 흥분되고, 혈액의 점도가 높고, 혈소판응고 항진증과 혈관 울혈증으로 얼굴이 붉어지거나 코피 같은 출혈이 있고, 가슴이 두근거리고, 불안·초조 등 신경·정신증상이 있고, 고점도 혈증으로 산소공급이 저하될 때 활용된다. 임상적으로 각종 염증성 질환과 알레르기 질환에도 자주 이용되는 처방인데, 비만세포의 IgE 수용체를 매개로 한 면역학적 알레르기 반응을 억제하는 효과를 실험적으로 입증하였다[35].

구성 한약재인 황련은 중추신경을 억제하는 진정작용을 하며, 교감신경 흥분을 완화하여 뇌혈관의 긴장을 저하하고 교감신경 흥분으로 인한 신경 증상도 완화한다. 이 외에도 소화성 궤양 억제작용이 있고, 타액 · 위액 · 췌액의 분비를 촉진하며, 위장의 연동운동을 촉진시키고, 담즙분비를 촉진하여 간 기능을 강화하기도 한다.

황금은 췌액분비를 촉진하고, 소화관 연동운동능을 항진하여 소화 · 흡수를 촉진한다. 황백은 강한 항균 · 항염작용이 있고, 수렴작용이 강하며, 혈소판 응고를 억제한다.

치자는 담즙의 분비와 배설을 촉진하고, 황달 증상을 경감시킨다. 또 혈청 콜레스테롤치와 중성지방 수치를 저하시킨다. 이 밖에도 발열發熱 중추

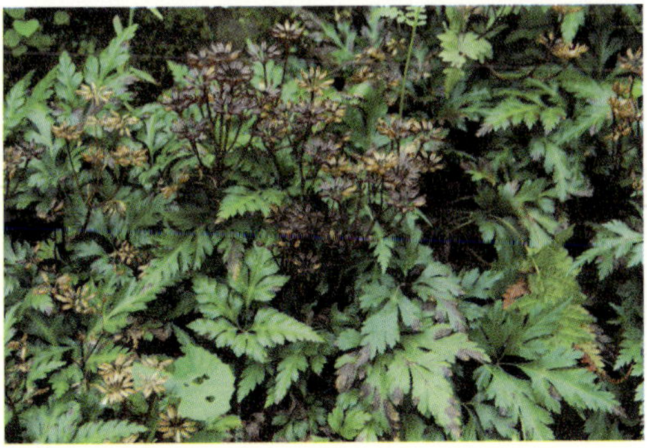

사진 8 황련(한약재명: 황련, 약용부위: 뿌리줄기)

를 억제하는 해열작용, 정신흥분으로 인한 불면과 심계 항진 등의 증상을 완화하는 진정작용, 혈관수축과 고점도 혈증으로 인하여 조직에 산소공급이 되지 않아서 발생하는 모든 염증과 알레르기 피부에서 선홍색 피부반점을 없애기 위해 사용된다.

과루근과 청대를 각각 주요 한약재로 한 금황산과 청대산[36-38]은 피부 알레르기 질환 치료에 많이 사용되는 한약재들로, 동물실험 모델에서 그 효과를 분명히 확인했다.

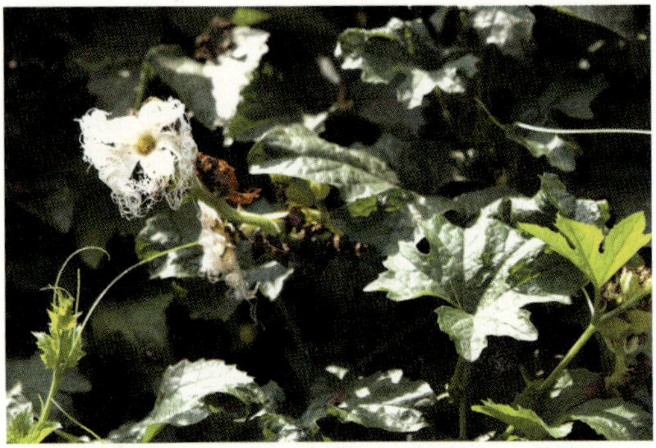

사진 9 하늘타리(한약재명: 과루근, 약용부위: 껍질을 벗긴 덩이뿌리)

지황의 항알레르기 효과[39]는 기업체와 공동으로 발표했다. 지황은 현삼과의 여러해살이풀로 중국이 원산지이고, 약용식물로 재배한다. 뿌리는 굵고 육질이며, 옆으로 뻗고 붉은빛이 도는 갈색이다. 뿌리의 생것을 '생지황', 건조시킨 것을 '건지황', 찌고 말리기를 아홉 번 거듭한 것을 '숙지황熟地黃' 또는 '숙변熟卞'이라고 한다.

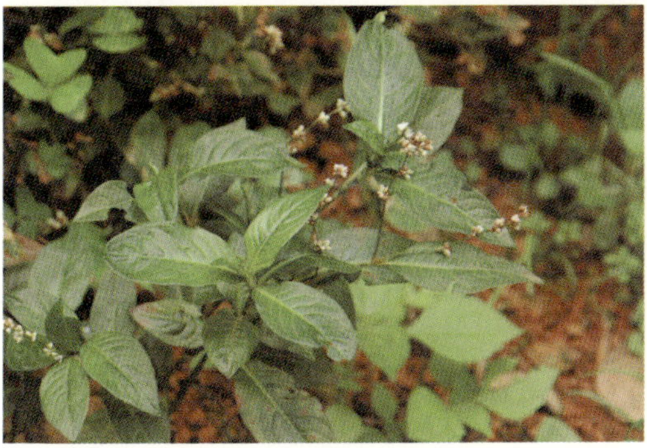

사진 10 쪽(한약재명: 청대, 약용부위: 잎을 가공하여 얻은 분말)

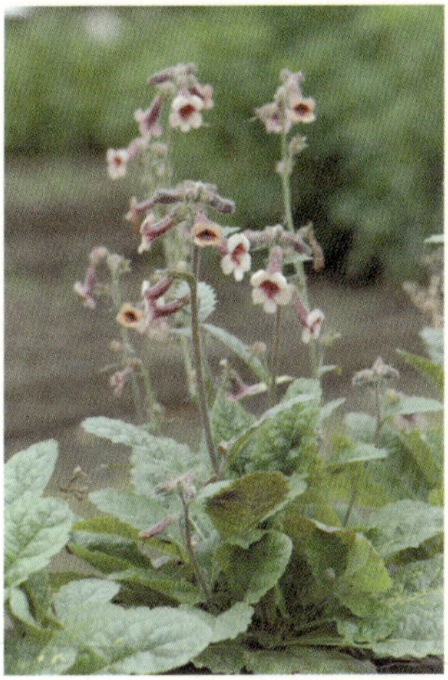

사진 11 지황(한약재명: 지황, 약용부위: 뿌리)

생지황은 적갈색으로 잘 부러지고, 건지황은 검은빛이 도는 회색으로 모두 약간의 쓴맛이 있다. 숙지황은 검정색을 띠고, 약간 단맛이 있으며, 끈끈하게 착 달라붙는 성질[粘着性]이 있다. 생지황은 지혈·이수제利水劑로 피를 맑게 하고, 조직 내의 어혈을 풀어주는 데 좋은 약이다. 건지황은 신장과 간장의 기능을 좋게 하고, 피를 맑게 해 준다. 숙지황은 보혈·강장·강정제로 허약한 사람에게 유효한 약이다.

기업의 짠물경영 이념으로 곤혹스러웠던 기억이 있다. 인색함과 검소함은 다르다. 후함은 낭비가 아니다. 후한 사람은 자신한테는 치열하다. 인색한 사람은 항상 배고프고 만족하지 못한다. '성을 쌓고 사는 자는 망하고, 길을 뚫는 자는 흥한다.' 모질음 그득.

12. 한방 항장요법

소시호탕(小柴胡湯: 시호 12g, 황금 8g, 인삼·반하 각 4g, 감초 2g, 생강 3쪽, 대추 2개)은 병증이 몸 중간 부위에 있어 답답한 느낌이 있거나, 열성병에서 한열이 왕래하는 증상, 식욕부진, 구토 등을 치료하는 처방이다. 여기에 황련 10g, 과루인 15g을 더하면 늑막염을 치료하는 시함탕柴陷湯이 된다. 소시호탕은 '인삼탕·삼금탕三禁湯'이라고도 부르며, 주로 간 질환 등에 이용되는데, 알레르기 반응 조절효과를 규명했다[40].

치커리(*Cichorium intybus*, 속명: 치코리)와 생열귀(*Rosa davurica*)의 항알레르기 효과도 확인했다[41, 42]. 치커리는 국화과 1~2년생 초본으로 중앙아시아·러시아·네팔 등지가 원산인 재배용 식물이다. 다육질多肉質의 긴 원뿌리를 가지며, 푸른색 혀 모양 꽃이 줄기 끝 또는 겨드랑이에 핀다. 채

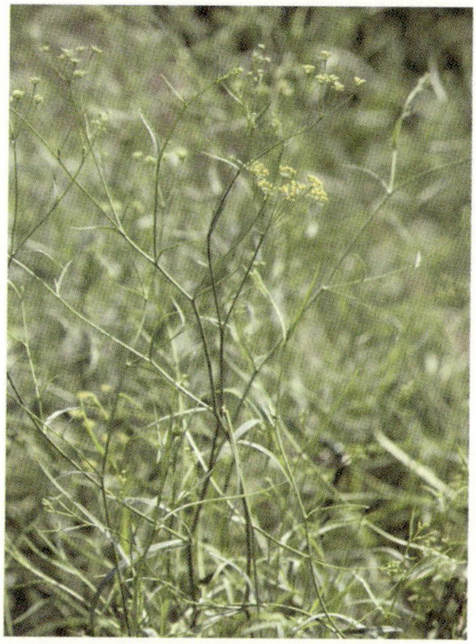

사진 12 시호(한약재명: 시호, 약용부위: 뿌리)

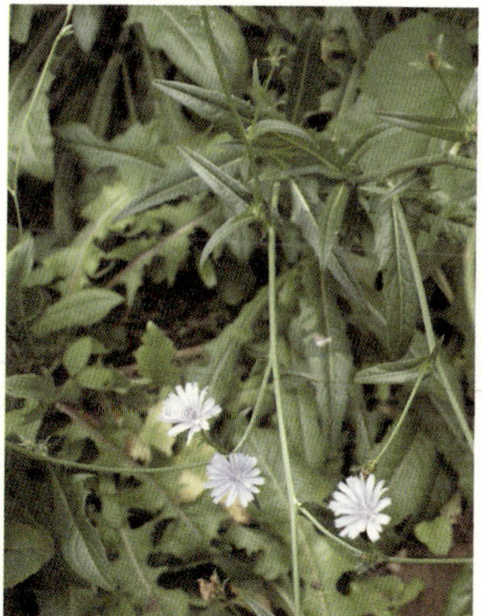

사진 13 치커리(약용부위: 전초)

소 또는 샐러드로 먹으며, 뿌리는 구운 뒤 갈아서 양념으로도 쓴다고 한다.

한편 생열귀는 일본·중국·시베리아와 우리나라의 해발 200~1,200 m 지역에 자생한다. 강원도 화천·정선지역에 대량으로 자생하지만, 전국 어디서나 재배할 수 있다고 한다. 이 실험에 사용한 생열귀는 강원도 정선에서 보내준 것을 사용했다. 생열귀나무는 꽃에 향기가 있어 향수 원료로도 이용되고, 특히 잎과 열매에 비타민 C가 풍부할 뿐만 아니라, 뿌리는 항암과 노화방지에도 효능이 있는 것으로 알려진 우수한 자원식물이라고 생각한다.

한방 항장투여 요법은 탕으로 달인[湯煎] 한약을 대장에 관입貫入하여 질병을 치료하는 것으로, 난치병과 만성병에 적용할 수 있는 우수한 치료법이다. 항장요법에 의한 소시호탕의 전신 또는 국소 아나필락시 효과 연구[43] 때 주사기로 소시호탕을 쥐의 항문에 투여하면 곧바로 배출해 버리곤 하여, 여러 방법을 모색해 보았지만 만족한 결과를 얻지 못해 결국 순간접착제로 해결한 추억이 있다. 항장요법은 구강투여가 어려운 환자나 더욱 빠르고 강력한 효과가 필요할 경우 매우 유용하게 활용할 수 있는 방법이다. 한방 항장요법이 적절한 제형개발과 함께 약물의 흡수·분포·대사·배설 등에 관한 약동력학적 연구가 병행되어 발전되기를 기대한다.

신이辛夷[44]는 백목련 또는 기타 동속 근연식물의 꽃봉오리로, 항알레르기 효과가 우수했다. 특히 방향성 한약재의 경우 실험용 한약은 초기에는 둥근 플라스크에 냉각기를 부착하여 추출한 적이 있는데, 지금은 가능한 전통 방식에 준해 추출하는 것이 합당할 것 같아 약탕기를 이용한다. 한

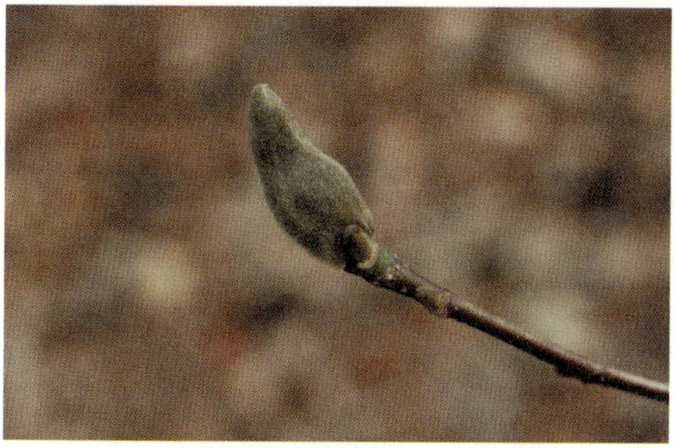

▌사진 14▌ 백목련의 꽃봉오리 (한약재명: 신이, 약용부위: 꽃봉오리)

약재도 단일 한약재 위주의 실험보다는 실제 임상에서 활용되는 처방 중심으로 전환했다.

신이 · 백지 · 승마 · 목통 · 방풍 · 천궁 · 세신 등 한약재로 구성된 신이산과 가미신이산의 항알레르기 효과 논문[45, 46]은 임상활용 처방으로, 임상적 효능과 실험적 효과를 비교 검토했다.

형개(꿀풀과, Labiatae)는 한해살이 초본으로 줄기의 기부基部는 약한 자색을 띠며, 건조한 전초를 한약재로 쓰는데, 항알레르기 효과가 우수했다[47]. 잎은 마주 나며, 꽃은 작고 담자색이다. 길가나 나무 주변에서 자라며, 우리나라에서 대부분 재배된다. 맛은 맵고 성질은 따뜻하다[溫]. 청열산한淸熱散寒, 해표解表의 효능이 있고 발열감모發熱感冒, 산후발열産後發熱, 두통 등의 치료에 응용한다. 방기[48]는 여러해살이 덩굴성 초본으로 전국의 산기슭, 숲 가장자리, 밭둑 등지에서 쉽게 볼 수 있다. 약성은 따뜻하며, 맛이 맵고 쓰며 독이 없다.

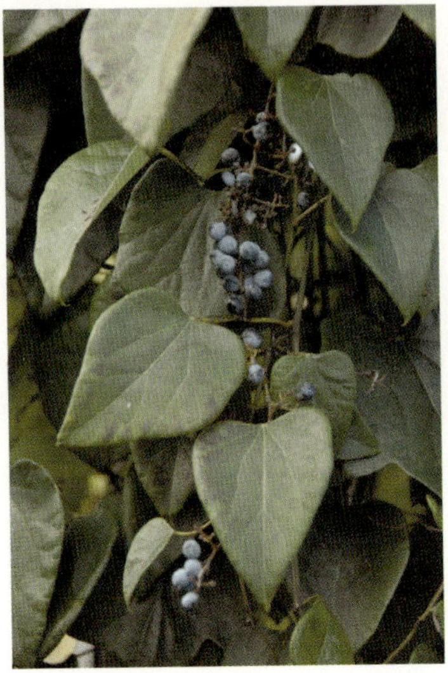

사진 15 댕댕이덩굴 (한약재명: 방기, 약용부위: 뿌리)

만형자蔓荊子[49] 나무는 바닷가 모래땅에서 옆으로 자라면서 뿌리가 내린다. 커다란 군락을 형성하여 자란다고 한다. 전체에 회색을 띤 흰색의 잔털이 있다. 잎은 마주 달리고, 타원형 또는 달걀을 거꾸로 세운 듯한 모양이며, 가장자리가 밋밋하고, 가지와 더불어 은빛을 띤 흰색이 돈다. 한약재로 그 열매를 쓰며, 두통이나 눈·귓병에 활용된다.

이들의 항알레르기 효능은 지천에 널려 있는 한약재의 수많은 탐색과정을 거쳐 밝혀졌다.

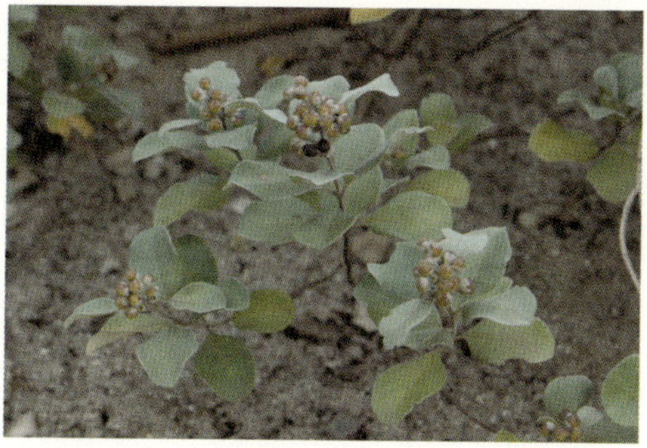

사진 16 순비기나무 (한약재명: 만형자, 약용부위: 성숙한 과실)

13. 앎을 사랑하며

커피의 주성분인 카페인이 알레르기 쇼크인 아나필락시 반응을 억제하는 효과를 관찰하여 발표한 논문[50]이 이메일 인터뷰를 거친 후 영국 BBC 뉴스에 방영되었고, 2000년 6월 9일자 국내 주요 언론에도 보도되었다. 카페인의 혈관 수축작용이 활성화한 비만세포에서 방출되는 히스타민 등에 의해 혈관이 확장되어 일어나는 알레르기 저혈압 쇼크에도 유효한 것인지 확인하여 가벼운 마음으로 발표했는데, 논문이 인터넷에 공개되자마자 언론이 민감한 반응을 보였다. 식품으로서 커피가 일상생활에서 느낄 수 있는 가벼운 저혈압 증상을 개선시키도록 도와줄 수 있음을 의미하는 실험 결과이다.

하지만 심각한 알레르기 쇼크, 이를테면 추석 전에 묘지를 벌초하다가 벌에 쏘여 알레르기 쇼크로 쓰러지는 사고가 발생하곤 하는데, 이럴 때는 곧바로 병원 응급실에 가서 혈관수축제 등을 주사해야 한다.

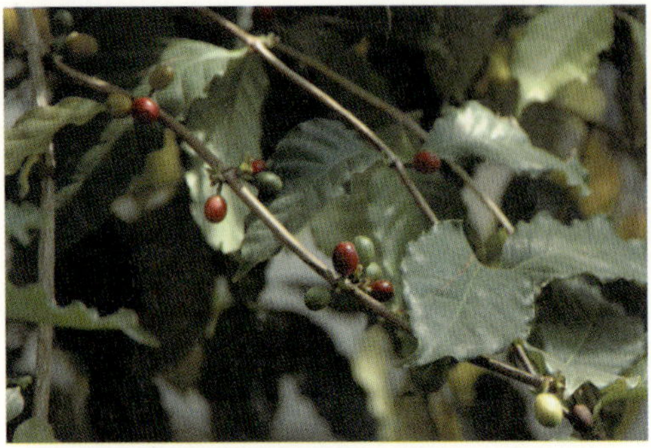

사진 17 커피나무 (약용부위: 종자)

또한 궤양성 대장염과 대장을 침범하는 크론병 그리고 베체트병에 효과적인 설파살라진의 부산물로, 부작용을 일으키는 분자로 알려진 설파피리딘이 비만세포 매개성 알레르기 쇼크 반응을 확연하게 억제하는 효과도 관찰했는데, 이는 교실원들이 세운 가설에서부터 얻은 열매이다[51].

익지인益智仁은 면역글로불린 E 매개성의 면역학적 그리고 컴파운드 48/80에 의한 비만세포막 파괴에 의한 비면역학적 알레르기 쇼크 반응을 억제했다[52, 53]. 익지인은 생강과에 속한 익지의 과실을 건조한 것으로, 5~6월에 과실이 성숙하여 갈색으로 변하고, 껍질의 고운 털이 적어졌을 때 채취하여 햇볕에 말린다.

익지인은 맵고 따뜻하면서 향기를 가진 한약재로서, 비장과 신장을 따뜻하게 하면서 보補하여 주고, 정기를 밖으로 새어나가지 않게 하는 효능이 있다. 껍질을 벗겨낸 다음 신장에 작용하는 효능을 완화시키고자 하면 볶아서 맵고 건조한 기운을 감소시켜 복용하고, 비장을 따뜻하게 하는 효능

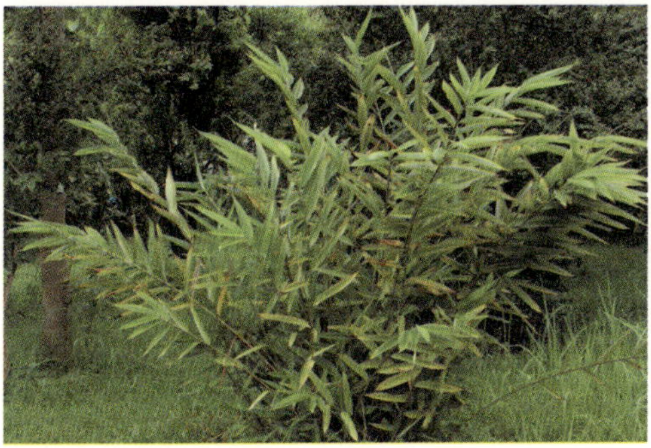

사진 18 익지 (한약재명: 익지인, 약용부위: 성숙한 과실)

을 증강시키고자 할 때는 소금물에 담갔다가 볶아서 사용한다.

비장의 수렴 기능이 떨어져 자기도 모르게 계속 콧물을 흘릴 때는 익지인을 복용하여 치료한다. 익지인에 약 0.7%의 정유가 있는데, 그 주성분은 세스쿠이테르펜(sesquiterpene)인 것으로 밝혀졌다. 소변이 자주 나와 불편한 노인성 유뇨遺尿, 빈뇨頻尿, 어린아이 야뇨증과 배가 차가워 설사를 하는 증상에도 이용된다.

소청룡탕(小靑龍湯: 마황 · 백작약 · 오미자 · 반하 각 5.62 g, 세신 · 건강 · 계지 · 감초 각 3.75 g)은 감기로 인한 기침과 백일해, 기관지염에 특효를 나타내는 『상한론傷寒論』에 수록된 처방으로, 청대淸代의 『의방집해醫方集解』와 우리나라의 『동의보감』과 『방약합편方藥合編』에 수록되어 있다.

한사寒邪가 표에 침범하는 표한表寒을 겸하는 한담寒痰[18]의 해수 · 호흡곤란에 대표적인 처방으로, 상한병傷寒病으로 병사가 몸의 바깥부분에 있

18) 담병(痰病)의 하나로 팔과 다리가 차고, 마비되어서 근육이 군데군데 쑤시고 아픔.

는 표증表證이 아직 풀리지 않았는데 열이 나고, 기침을 하거나, 갈증이 나거나, 목이 쉬거나, 숨이 찬 사람은 소청룡탕을 투여하도록 한다.

소청룡탕은 임상에서 빈용되는 처방으로, 알레르기 쇼크 반응과 국소 피부 알레르기 반응 등 다양한 실험동물 모델에서 그 효과를 확인했다[54]. 선 분비 항진에 의한 콧물・재채기 등의 알레르기 비염이나 알레르기 천식, 그리고 알레르기 피부염 등에 소청룡탕을 임상적으로 유용하게 활용할 수 있는 근거이다.

14. 자소엽

자소엽(紫蘇葉, 소엽, 차조기)은 중국 원산 꿀풀과의 한해살이풀로, 간혹 아파트 화단 혹은 낮은 산지에서 자라는 것을 볼 수 있다. 식물 전체에 짧은 복모(伏毛, 누운 털, sericeous)가 있으며, 여름과 가을 동안 보라색의 작은 꽃이 이삭을 이루어 가지 끝에 핀다. 들깨와 비슷한데, 색깔이 자주색인 것이 다르다.

잎을 따서 말린 것을 소엽이라 하고, 가을에 씨를 털어 불순물을 고른 것을 '소자蘇子'라고 한다. 말린 것은 주름이 잡혀 쭈그러진 잎과 그 파편으로 이루어지고, 약간의 줄기를 함유한다. 잎의 양면은 모두 다갈색이지만 간혹 잎 윗면이 회록색灰綠色 또는 자갈색紫褐色을 나타낼 경우도 있다. 물에 넣어두면 주름이 풀어져서 원형으로 돌아간다. 잎과 줄기를 완전히 말린 후 증류하면 약 1%의 자소유를 얻을 수 있다고 한다.

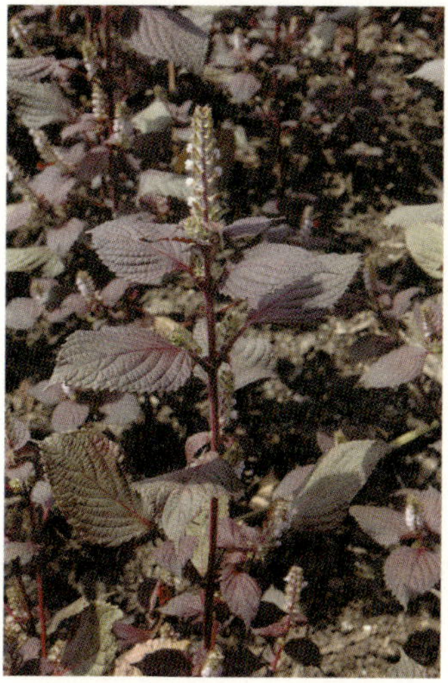

사진 19 차조기(한약재명: 소엽, 약용부위: 잎)

이 식물의 생 재료 또는 말린 것을 비비거나 가루로 할 때 특수한 향취가 나는데, 이것은 주로 페릴알데하이드(perillaldehyde)로 알려졌다. 페릴알데하이드의 안티옥심(anti-oxim)은 설탕의 약 2,000배의 감미가 있어 설탕 대용으로 쓸 수 있으나 독특한 냄새가 있다고 한다. 정유 성분(전체 정유 함유량 0.5%)은 리모넨(limonene) 등이고, 자색 색소는 안토시안글리코사이드(anthocyanglycoside)인 시소닌(shisonin) 등이며, 플라본(flavone)과 그의 배당체는 아피제닌(apigenin)과 루테오린(luteolin)이다. 씨에는 기름과 비타민 B_1이 있다. 기름의 주성분은 리놀산, 리놀레인산이다.

소엽은 약성이 따뜻하고 매운 맛을 지니고 있다. 향기가 좋아서 입맛을 돋우고, 혈액순환을 좋게 하며, 땀을 잘 나게 하여 염증을 없앤다. 소엽은 한방에서 발한 · 해열 · 진해 목적으로 쓰이고, 기타 항궤양 효과가 있어 만성 위 질환 또는 건위약健胃藥으로 쓰인다.

어류의 독을 풀어 주기도 하는데, 명의 화타가 강가에서 수달이 커다란 물고기 한 마리를 삼키고는 배가 불러 괴로워하면서 풀밭으로 나와 '보랏빛 풀'을 뜯어먹더니 수달은 아무 일도 없었다는 듯 물속으로 들어가 물놀이를 하는 것을 보았다고 한다. 그 후 화타는 젊은이들이 성질이 찬 게를 많이 먹고 난 배탈 치료를 위해 이 약초 삶은 물을 처방했다고 한다. 화타는 이름 없던 이 보랏빛 약초를 '자서'라고 명명했으며, 오늘날의 소엽이다.

소엽의 다양한 효과는 정유에 의한 것도 있지만 알레르기 반응 조절, 그리고 소염 · 해열 작용은 페닐프로파노이드(phenylpropanoid)에 속하는 로즈마린산(rosmarinic acid)과 카페인산(caffeic acid)에 의한 것이다. 국내외 여러 연구자들이 동물모델에서, 그리고 임상실험으로 그 효과를 입증했다. 우리도 소엽의 즉각형 알레르기 반응 억제효과[55]를 확인했다.

15. 피부미용에는 부용탕(膚容湯)

전라도 지역에서 민간적으로 여러 가지 알레르기 질환에 좋은 것으로 알려진 하고초(夏枯草, 꿀풀)[56]와 경상도 지역에서 알레르기 염증질환에 유효한 것으로 알려진 백가지[57]의 알레르기 반응 억제효과를 관찰했다.

하고초는 우리나라 각처의 산기슭이나 들판 · 길섶 · 황무지 또는 개울가에 나는 꿀풀과의 여러해살이풀이다. 이 식물은 5~6월까지 피고, 여름이면

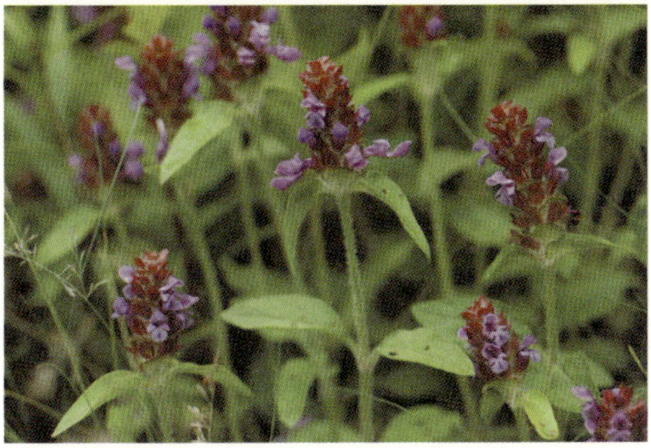

사진 20 꿀풀 (한약재명: 하고초, 약용부위: 꽃 이삭)

말라서 시든다는 뜻에서 하고초라고 한다. 꽃을 빨면 꿀맛이 나기 때문에 '꿀풀'이라고 한다. 꽃이 핀 다음 꽃 이삭이 붙은 위에 있는 전초의 줄기를 베어 잎이 붙은 채로 말린다.

백가지는 계란과 흡사한 모양의 흰색 가지로, 경상도 할아버지는 자신이 경험한 여러 사례를 꼼꼼히 기록하여 염증관련 증상에 탁월한 개선 효과가 있음을 주장하셨다. 간절함에 감복하였다. 실제로 알레르기 염증 반응모델에서 유의한 효과가 관찰되어 더욱 상세한 연구를 추진하고자 했는데, 고질적인 연구비 조달 등의 어려움으로 현상을 파악하는 수준의 논문발표로 만족해야 했다.

디소디움 크로모글리케이트(disodium cromoglycate)[58, 59]는 비만세포막 안정화제로서, 히스타민 등의 분비를 억제하여 효과를 나타내는 우수한 의약품으로 양방에서 천식, 알레르기 비염 등의 증상을 예방하고 치료할 목적으로 널리 사용하는데, 항알레르기 약물의 효능 평가를 위한 양성

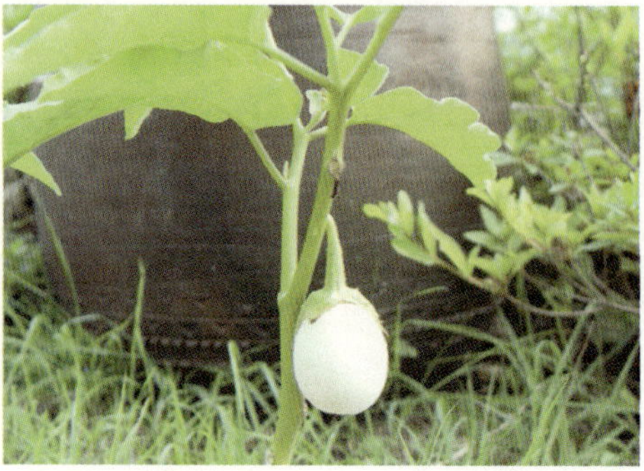

▌사진 21▌ 백가지(약용부위: 열매)

대조군으로 활용하다가 B림프구로부터 면역글로불린 E 생성 억제와 비만 세포에 의한 알레르기 반응을 억제하는 것이 관찰되어 발표했다.

황기를 주요 한약재로 한 신포탕[60]과 작두콩을 주요 한약재로 한 도두탕[61]은 일선 개업가에서 활용되는 항알레르기 효과를 나타내는 처방들인데, 실험적으로 그 효과를 입증해 발표했다. 건율을 주요 한약재로 한 피부미용에 좋은 부용탕[62], 건율乾栗과 의이인(薏苡仁, 율무쌀)을 주요 한약재로 한 윤부탕[63], 사삼을 주요 한약재로 한 옥병풍가미[64], 갈근을 주요 한약재로 한 가미승갈탕[65], 그리고 포공영과 황기를 주요 한약재로 한 가미전씨백출산[66]은 알레르기 질환에 활용되어 온 비방들로 예상되는 효과들을 실험적으로 입증했다.

특히 부용탕은 그 동안 교실의 연구 경험을 토대로 구성한 야심찬 처방으로, T세포에서 인터페론감마를 생성시키는 등 면역증진 효과도 관찰되어 생체 면역계 균형 유도에 의한 근본적 알레르기 반응 조절제로 활용될

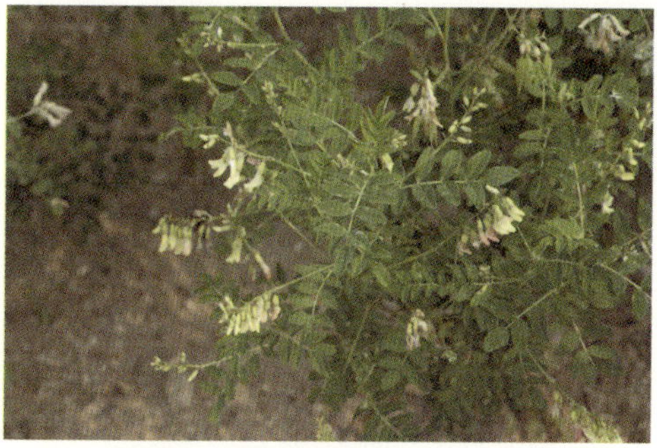

▌사진 22▌ 황기(한약재명: 황기, 약용부위: 껍질을 거의 벗긴 뿌리)

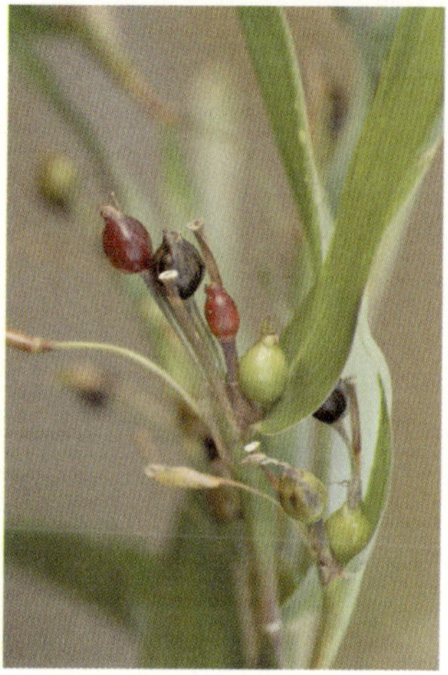

▌사진 23▌ 율무(한약재명: 의이인, 약용부위: 성숙한 종자)

수 있을 것으로 확신한다. 피부미용탕에서 착안한 작명은 원광대학교 한약학과 홍승헌 교수가 하였다. 홍 교수는 공과대학을 졸업하고, 미국에서 물리학 석사학위를 받은 다음에 한약학과에 학부생으로 늦깍이 입학했다. 졸

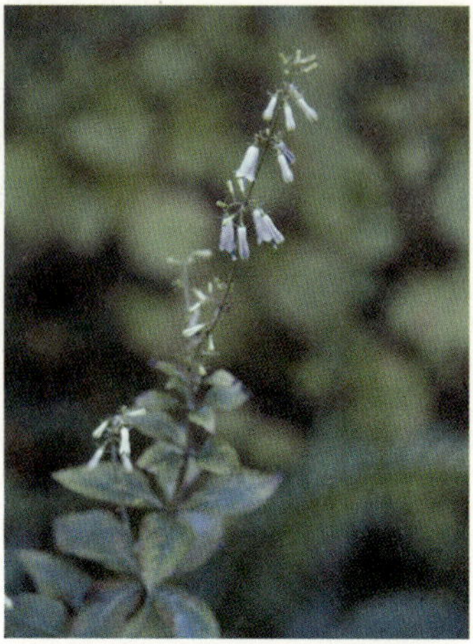

▌사진 24▌ 잔대 (한약재명: 사삼, 약용부위: 뿌리)

업 후 곧바로 박사과정에 입학한 인연으로 나와 인생여정을 함께 하고 있다.

부용탕은 아토피 치료를 위한 내복 또는 피부 외용제로 특허를 획득했다. 윤부탕은 충남 서산에 사는 젊은 직장인이 딸의 아토피 피부염 치료를 위해 우여곡절 끝에 얻은 처방을 산업화하고 싶다고 간곡히 부탁하여 실험했다.

면역증진제 등으로 쓰이는 가미보중익기탕을 이용한 비만세포 매개성 알레르기 반응 억제효과 논문[67]도 발표했다. '알러지나'는 형개・연교 등을 함유한 '가미형개연교탕'의 상품명인데, 비만세포에 의한 알레르기 반응을 억제하는 효과[68]를 나타냈다. 이 논문을 시작으로 의과대학 이비인후과교실과 '알러지나'를 이용한 여러 관점에서의 연구결과를 발표했다.

침 잘 놓는 중의사를 초빙하는 등 수많은 시행착오를 거쳐 생쥐에서 전기 침 자극에 의한 알레르기 염증반응 억제효과도 관찰하여 발표했다[69].

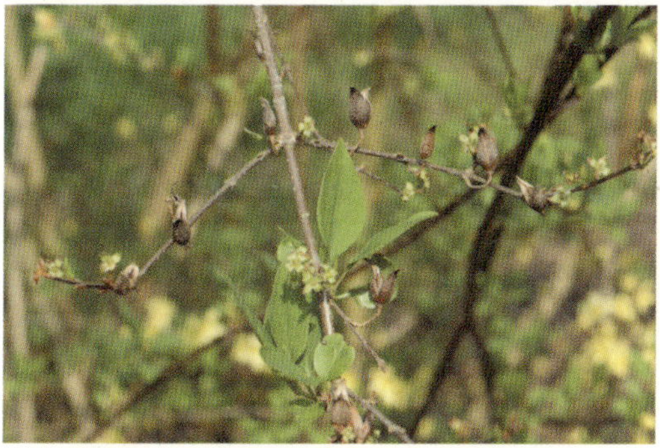

사진 25 의성개나리(한약재명: 연교, 약용부위: 성숙한 과실)

16. 이름 없는 풀씨

가시오갈피는 두릅나무과의 낙엽 관목으로, 가늘고 긴 가시가 온 몸에 빽빽이 나고 회갈색이며, 특히 잎자루 밑에 가시가 많은 특징이 있다. (주) 마이크로프랜츠의 김재훈 박사는 가시오갈피의 실험실 배양을 성공해서 그 검체[70]를 사용해서, 그리고 가시오갈피 전문가이신 경희대학교 약학대학 육창수 교수께서 직접 채집한 한약재[71, 72]를 사용해서 알레르기 반응 억제효과를 관찰했다.

봄나물로 먹는 씀바귀의 알레르기 반응 억제효과 논문[73]은 기업체로부터 시료를 받아 녹즙을 만들어 실험했다.

임상경험을 바탕으로 새로이 창안한 처방인 통규탕(방풍 · 강활 · 고본 · 승마 · 갈근 · 천궁 · 창출)은 생체 내 · 외 실험에서 모두 알레르기 반응이 억제되는 결과를 나타냈다[74].

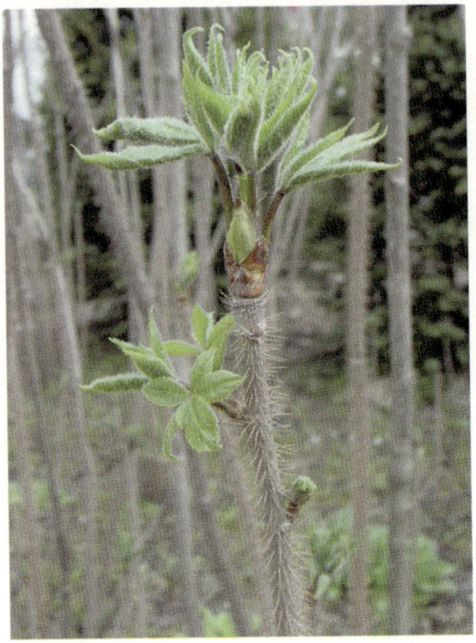

사진 26 가시오갈피(한약재명: 자오가, 약용부위: 뿌리 및 줄기)

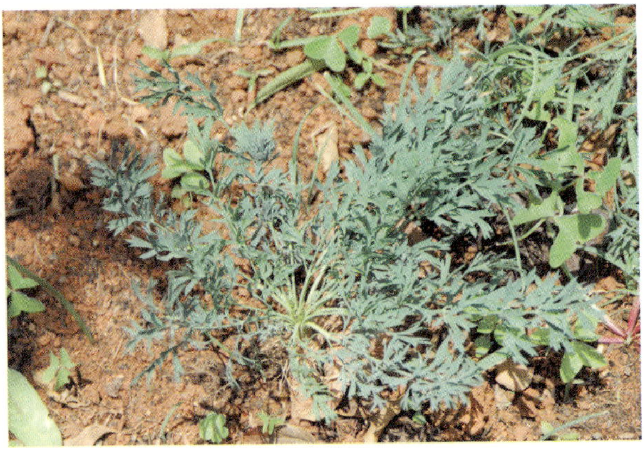

사진 27 방풍(한약재명: 방풍, 약용부위: 뿌리 및 뿌리줄기)

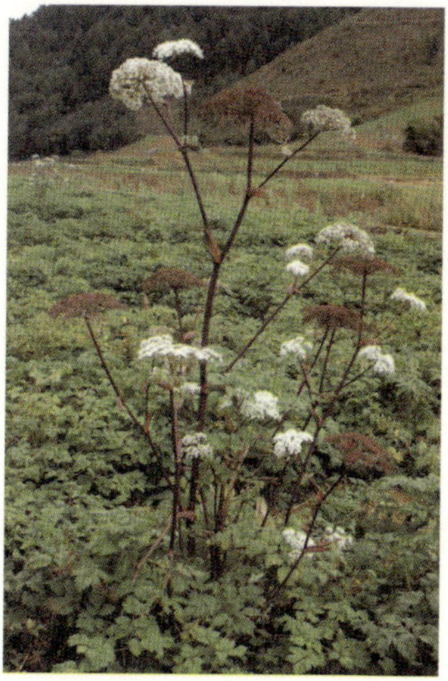

사진 28 강활 (한약재명: 강활, 약용부위: 뿌리)

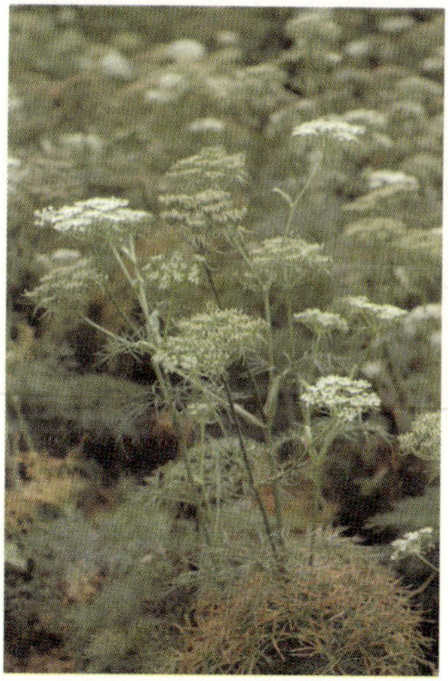

사진 29 고본 (한약재명: 고본, 약용부위: 뿌리 및 뿌리줄기)

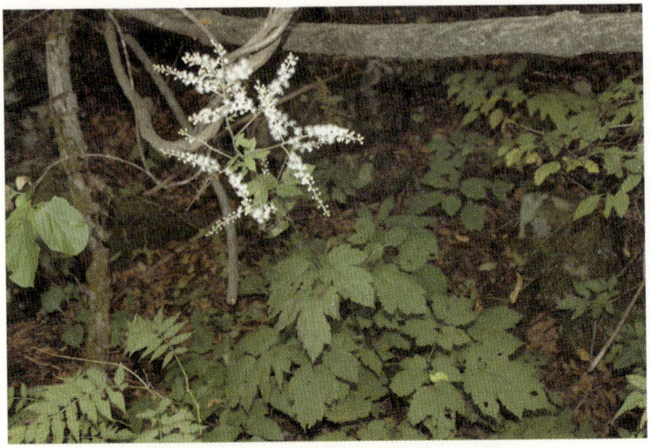

사진 30 승마(한약재명: 승마, 약용부위: 뿌리줄기)

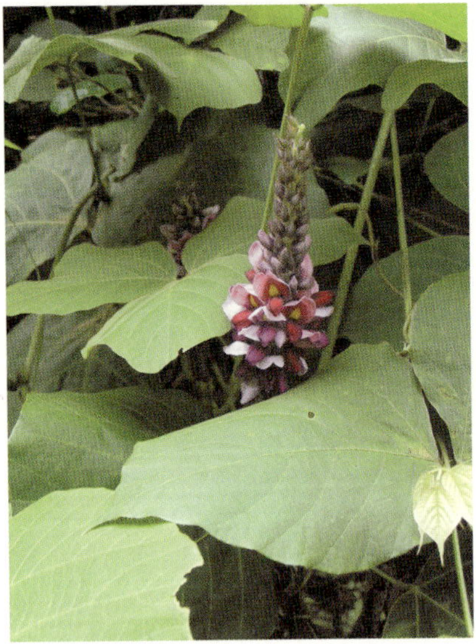

사진 31 칡(한약재명: 갈근, 약용부위: 껍질을 벗긴 뿌리)

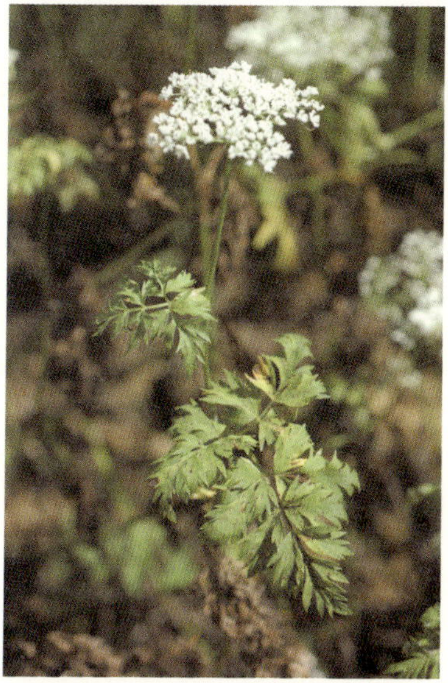

사진 32 천궁 (한약재명: 천궁, 약용부위: 뿌리줄기)

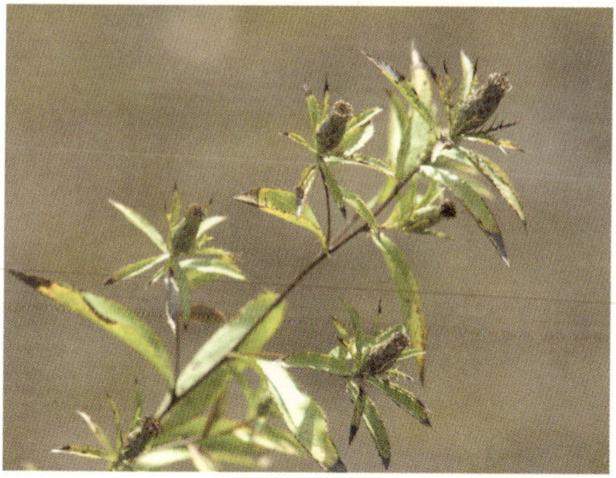

사진 33 가는잎삽주 (한약재명: 창출, 약용부위: 뿌리줄기)

배암차즈기와 복분자의 알레르기 반응 조절효과도 관찰하여 발표했다 [75, 76]. 배암차즈기는 광대나물과의 두해살이풀로 겨울에는 긴 타원형의 뿌리에서 난 잎이 지면으로 퍼져 자란다. 봄에 줄기와 가지 끝에 꽃 이삭을 만들고, 담자색의 작은 입술모양의 꽃이 된다. 복분자는 산딸기의 일종으로 '고무딸기'라고도 하는데, 복분자의 자생지는 강원도 화천과 경기도 가평 지역의 깊은 계곡이며, 복분자의 주된 재배지로는 강원도(횡성)와 전라도(고창 · 정읍 · 장성)가 대표적이다. 복분자는 6~7월에 검붉게 익는데, 맛이 새콤달콤하며, 예부터 한방에서 발효주에 주침酒浸[19]하여 한약재로 만들거나, 발효주와 혼합하여 복용해 왔다.

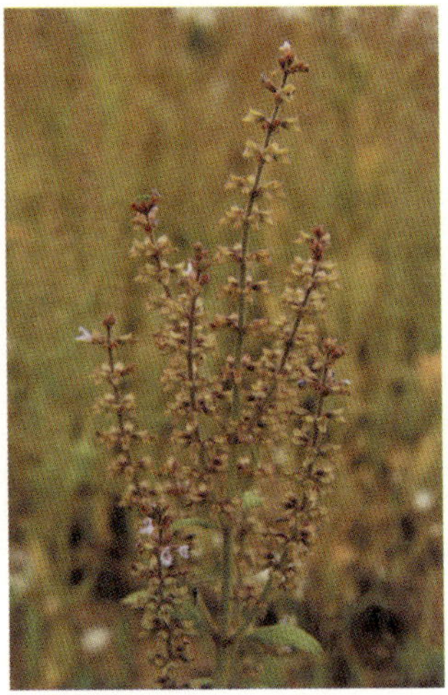

사진 34 배암차즈기(약용부위: 전초)

19) 한약재를 법제(法製)하는 방법의 하나로서, 한약재에 술이 배어들도록 술에 일정한 시간 동안 담가 두는 것을 이름.

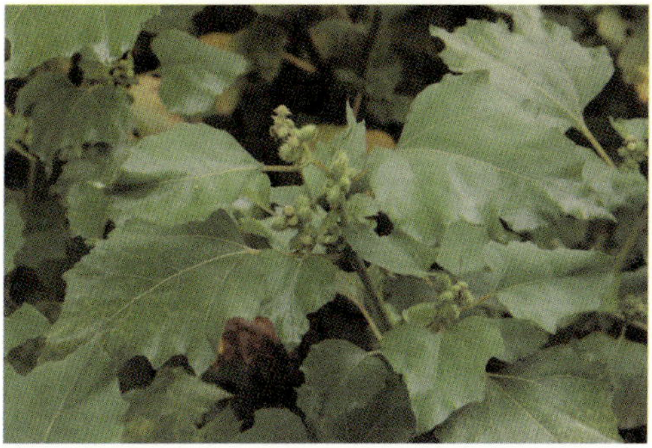

사진 35 도꼬마리(한약재명: 창이자, 약용부위: 과실)

창이자蒼耳子[77]는 도꼬마리의 씨앗으로 풍습風濕[20] 제거 효과가 뛰어나다.

연교連翹[78]는 열매가 열리는 개나리의 잘 익은 열매를 가을에 따서 햇볕에 말린 것이고, 연교지엽連翹枝葉[79]은 개나리의 줄기와 잎으로 청열淸熱[21]·해독·소종消腫[22]·반진斑疹[23]을 치료하는 데 쓰이는데, 각각 항알레르기 효과를 확인했다. 파에오놀[80]은 목단(牧丹, Moutan cortex, 모란)의 뿌리껍질에서 분리한 것으로, 다른 연구실 주도로 항알레르기 성분임이 규명됐다.

연녕초延命草[81, 82]는 '회채화回菜花'라고도 하며, 꿀풀과에 속한 방아풀

---

20) 풍사(風邪)와 습사(濕邪)가 겹친 것, 또는 이로 인하여 생긴 병증. 뼈마디가 쑤시고 켕기며 굽혔다 폈다 하기가 어려움.
21) 차고 서늘한 성질의 약을 써서 열증(熱症)을 제거하는 일.
22) 부은 종기나 상처를 치료함, 또는 그런 방법.
23) 온몸에 좁쌀모양의 붉은 점이 돋는 피부 질환.

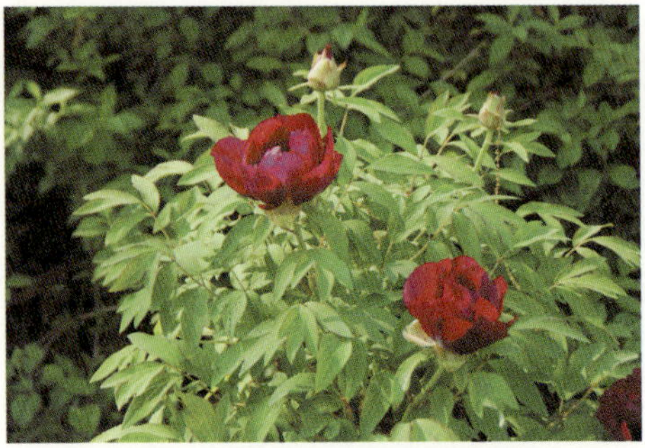

사진 36 모란 (한약재명: 목단피, 약용부위: 뿌리껍질)

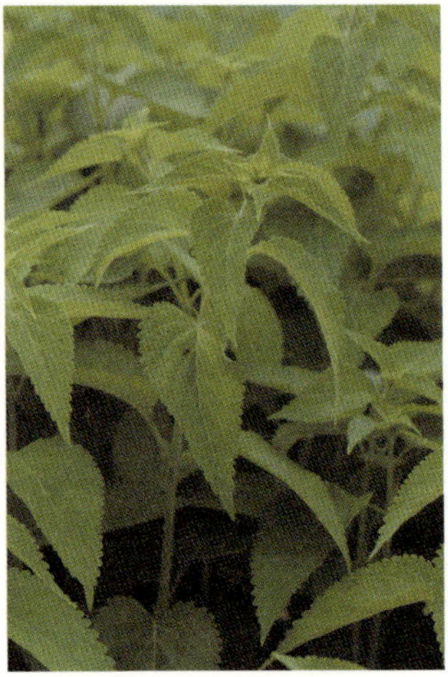

사진 37 방아풀 (한약재명: 연명초, 약용부위: 지상부 전초)

의 지상부 전초로 아나필락시 억제 효과를 관찰했다. 전국 산야에 흔히 볼 수 있는 식물로 잎 모양이 깻잎과 비슷하여 '깻잎나물' 또는 '산 들깨'라고도 한다. 여름·가을철 꽃이 필 때 채취하며, 휘발성이 많으므로 응달에서 말린다. 우리나라 전국 각지의 야산이나 고산에 자생하는데 자원이 풍부하다. 어린순은 나물로 이용하는 등 별다른 부작용이 없는 한약재이다.

경희대학교 기초한의과학과 연구박사로 근무하고 있는 문필동 박사는 공주대학교 자연과학대학 서승염 교수가 채취해 준 버섯류를 포함한 수십 종의 천연물 중 산딸기의 항알레르기 효과[83]가 가장 우수하여 발표했다. 문 박사는 독실한 그리스도인으로 성실함과 섬세함의 표본이다. 장차 학문적으로 대성할 과학자이다.

이 외에도 해양대학교 서영완 교수가 보내준 수십 종의 해양자원 중에서 아토피성 알레르기 반응 조절효과가 우수한 짝잎모자반[84]과 참까막살[85]을 선별했다. 택란澤蘭은 꿀풀과의 초본으로 늪가에 자라며 옹종, 타박 손상이 심한 것을 다스리는 한약재로 알려져 있는데, 히스타민 억제 효과 등을 확인하여 발표했다[86].

IgE 의존적 아나필락시 반응에서 변형 성장인자(transforming growth factor, TGF)-β1의 역할을 규명한 논문[87]은 약 3년 동안 수행한 연구 결과이다. 특히 수도권을 중심으로 한 내로라하는 교수들이 많았는데, 운 좋게도 과학기술부 장관상인 '이달의 과학기술자상'을 1999년 8월에 수상하게 되있다. 전라도 지역에서는 최초로 수상하여 부담스러운 주목을 받았다. 서울경제신문 대표이사는 아내 몫이라면서 상금 천만 원을 지급했는데, 삼백만 원은 그 동안 고생한 교실원들 나눠주고, 남은 칠백만 원으로는 염원했던 레이저 컬러프린터를 구입하여 논문 제출할 때 요긴하게 활용했다.

청대青黛는 여뀌과에 속하는 한해살이풀인 쪽(*Polygonum tinctorium*)의 전초를 가공하여 만든 것이다. 『본초도감本草圖監』에 쪽의 열매는 "가을철에 거두어 햇볕에 말린다. 맛은 달고 차다."라고 기록되어 있다. 그 동안 알려진 약리작용으로는 암세포의 핵산 대사 억제효과에 의한 항암작용과 황색포도상구균, 콜레라균 등에 대한 항균작용이 있는데, 임상적으로 청대는 고열로 인한 소아경풍에 폐열로 기침을 연달아 하고, 끈끈한 가래가 나올 때 습진과 구내염 등에 활용되기 때문에 알레르기 실험모델에서 그 효과를 확인했다[88].

설파설라진($C_{18}H_{14}N_4O_5S$)[89]은 궤양성 대장염 · 결장염 치료제로 사용되는데, 교실원이 알레르기 반응에도 효과적일 것이라는 가설을 발표하여 실험을 추진하였다.

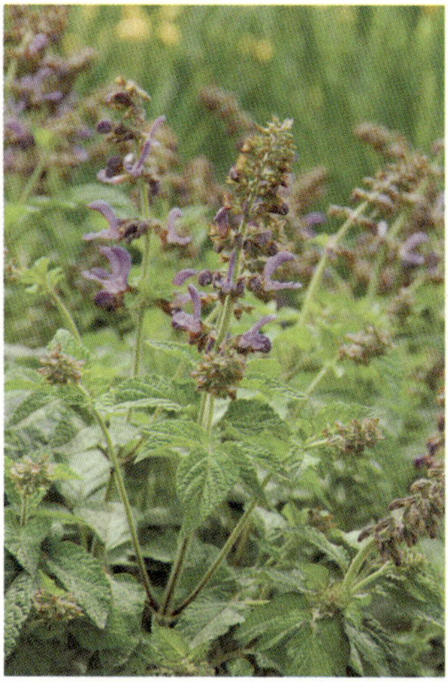

사진 38 단삼(한약재명: 단삼, 약용부위: 뿌리)

단삼의 항알레르기 효과 연구[90]는 단삼을 생리불순·생리통·산후 복통 등에도 쓰지만, 어혈성의 타박상과 피부 발진 등에 사용하기에 실험 후보 한약으로 선정했다. 단삼은 중국이 원산지로 높이는 40~80 cm이고, 전체에 털이 많이 나며, 꽃은 5~6월에 자주색으로 핀다. 한약재로 쓰는 뿌리는 특이한 냄새가 나고, 쓴맛이 약간 있다.

선태[91]는 선과(매미과)에 속한 매미의 유충이 성충으로 바뀔 때 벗는 껍질로 형태는 매미 모양이고 약간 타원형이면서 구부러졌다. 체는 가볍고 속이 비어 있어 쉽게 부서진다. 성질은 차가우며 독이 없고, 맛은 단맛으로 폐와 간에 작용한다. 인체에서 풍열을 제거하기 때문에 피부의 두드러기 등을 없애 주어 항알레르기 작용을 예상할 수 있다.

선태는 목이 아프거나 목소리가 나오지 않을 때 사용되는데, 매미가 늘 한결같은 소리로 맴맴맴 소리를 내는 데서 그 약효를 유추하지 않았을까 생각된다. 대량의 갑각질(chitin)을 함유하고 있으며, 여름과 가을 사이에

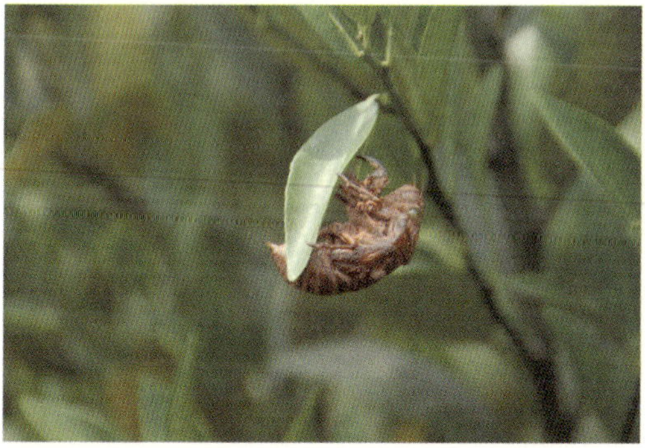

사진 39 말매미껍데기(한약재명: 선태, 약용부위: 성충이 될 때 탈피한 껍데기)

수집하여 잡질을 제거하고, 잘 씻은 후 햇볕에 말려서 하루에 4~8g을 복용한다.

17. 자연의 선물

생체 내에 있는 특정 DNA에 달라붙어 그 DNA(센스, sense)의 기능을 할 수 없게 만드는 안티센스 요법이 있는데, 안티센스 FcεRIα 올리고데옥시뉴클레오타이드에 의한 면역글로불린 E(IgE) 항체 매개성 알레르기 반응 억제효과 논문[92]은 알레르기를 일으키는 원인세포인 비만세포의 표면에 있는 IgE 항체 수용체 α쇄(FcεRIα)에 대한 안티센스올리고뉴클레오타이드를 합성하여, 그 효과를 관찰한 결과이다. 비만세포에서 IgE 항체에 의한 신호전달을 FcεRIα 안티센스로 조기에 차단하면 알레르기 반응을 일으키는 히스타민과 같은 화학매개물질과 TNF-α와 같은 염증성 사이토카인(cytokine)[24]의 생성을 억제하고, 피부 알레르기 반응도 억제할 것이라는 당연히 예상할 수 있는 가설에서 출발했다. 예상한 대로 통계적으로 의미가 있는 결과는 도출되었지만, 교실원들 한 달 수고비로 사십만 원 지급하기도 힘들었던 시절에 안티센스를 합성하는 비용으로만 칠백만 원이라는 거금을 들여 달랑 논문 1편 발표하는 걸로 만족했다. 특허는 출원할 생각도 안 하고 단순한 호기심에서 실험만 열심히 했다. 성취욕에서 생긴 하나의 자기애自己愛가 아닌가 싶다. 잘 한 일인지 잘못한 짓인지 모르겠다.

24) 혈액 속에 함유된 면역단백의 하나로 세포를 활성화하는 물질.

항아나필락시 효과를 확인한 호박산[93]은 사슬 모양인 디카르복시산의 일종으로 화석化石이 된 수지인, 호박琥珀을 건류乾溜[25]하여 얻었다는 기록이 있는 데서 '호박산'이라고 한다. 천연으로는 호박 속에 그 유도체가 함유되어 있으며, 이 밖에 테레빈유 · 지의류 · 균류 등에도 분포하고, 청주 속에도 함유되어 있다. 생체 내에서는 산화 · 환원 과정에서 중요한 위치를 차지한다. 글루탐산나트륨과 혼합하여 조미료로도 활용된다. 생체 내에서 트리카르복시산(tricarboxylic acid) 회로에 관여한다.

한약 유래 의약품 중에서 가장 성공적인 것으로 알려진 아스피린(sodium salicylate)의 비만세포 의존성 아나필락시 반응 억제효과[94]도 확인했다. 살리실산나트륨이 염증반응을 억제하는데, 염증 초기반응에도 유효함을 입증했다.

요즈음은 국내에서도 흔히 볼 수 있는 흑미黑米를 이용한 항아나필락시 효능 평가 논문[95]은 중국을 방문했을 때 북경대학교 교수가 중국에서는 흑미가 알레르기 치료에 활용된다고 해서 실험한 것이다. 경상도 지역에서는 생쌀을 씹어서 그 뜨물을 아토피 피부에 바르곤 했다고 하여, 백미[96]도 실험해 본 결과 흑미보다는 미약했지만 효과적임을 확인했다. 동물실험 결과이지만 백미 뜨물이 알레르기에 효과적이라니, 세미나 시간에 교실원들은 다소 의아해 했다. 하지만 몇 번의 반복실험에서도 같은 결과가 도출됐다. 생쌀 뜨물은 얼굴에 생겨 잘 낫지 않는 부스럼 등에도 효과적이다.

25) 고체 유기물을 공기가 통하지 않는 기구에 넣고 가열하여 휘발성 물질과 비휘발성 물질을 분리하는 일 또는 그런 방법.

서울시립대학교 친구도 그 효과를 확인하고는 대단히 기뻐하면서 고마워했다.

적합한 실험모델이 아니어서 그런지는 몰라도 이를테면 민간에서 이용하는 삶은 배나 꿀 등을 이용한 실험에서는 의미가 있는 결과를 얻지 못했다. 임상에서 향기요법제로 활용하는 라벤다오일의 항알레르기 효과[97]도 관찰했다.

그 동안의 연구는 알레르기를 일으키는 직접적인 원인세포인 비만세포에 작용하는 효과를 주로 관찰해 왔는데, 세신細辛 연구[98]에서는 비만세포의 표면에 있는 면역글로불린 E 수용체와 결합하는 면역글로불린 E와 이를 합성시키는 중요 사이토카인인 인터루킨-4의 생성 조절효과를 관찰했다. 세신은 여러해살이풀로 뿌리줄기는 가늘고 길며, 수염뿌리가 많은데, 한방에서는 뿌리를 약용으로 사용한다.

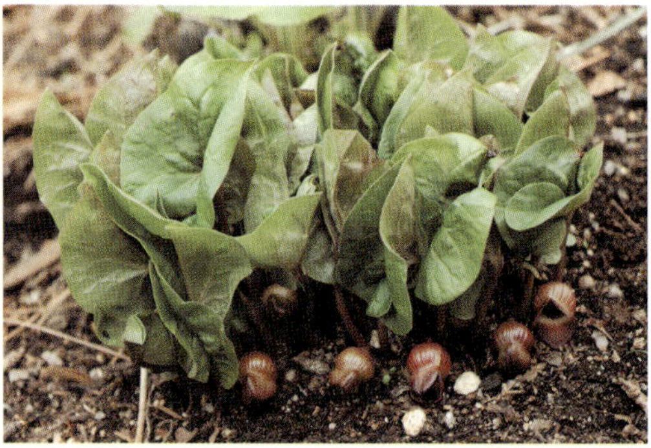

사진 40 족도리풀(한약재명: 세신, 약용부위: 뿌리)

18. 블랙박스(black box)

즉각형 알레르기 반응을 일으키는 비만세포의 증식인자로 알려진 인터루킨-3와 면역글로불린 E 항체가 프로테인카이네이스 C(protein kinase C, PKC) 델타(δ) 유전자의 발현을 증가시키는 것을 관찰한 논문[99]과 피부 알레르기 반응 모델인 수동피부 아나필락시 반응에서 비만세포 특이적 프로테아제의 발현이 증가함을 확인한 논문[100]은 그 동안 항알레르기 약물을 탐색하기 위해 확립한 기본적인 실험 모델에서 수행한 기초 연구 결과물들이다. 비만세포의 증식, 그리고 비만세포의 활성화 신호 자극에서 PKC 델타 유전자의 역할을 예상할 수 있는 현상을 관찰한 것이다.

뼈의 항상성 유지에 중요한 여성호르몬인 에스트로겐(estrogen)이 인간 비만세포에서 세포활성물질의 방출을 조절한다는 논문[101]은 치과대학팀과 함께 수행하여 발표했다. 비만세포가 알레르기를 일으키기 위해서만 존재하지 않고, 다양한 생리적 기능을 수행함을 암시하는 논문이다.

비만세포에서 CD8 알파/베타 쇄의 발현과 기능 규명 논문[102]은 이화여자대학교 팀과 공동으로 특정 T세포의 표면에 발현하는 CD8 분자와 비만세포에서 발현하는 분자와의 구체적 차별성 등에 관한 연구를 추진하고자 했는데, 여의치 않아 우리 교실 단독으로 현상을 관찰하여 발표하고 말았다.

칼슘은 비만세포에서 히스타민 방출과 밀접한 관련이 있는데, 대표적 염증성 세포활성물질인 종양괴사인자 알파와 인터루킨-6의 분비에서도 칼슘

이온의 역할이 결정적임을 규명했다[103]. 저산소 상태일 때 염증반응이 일어나는데, 비만세포에서 저산소 유도성 인자에 의한 염증성 세포활성물질들의 분비 변화 기전을 규명했으며[104], 부신피질호르몬제인 덱사메타손(dexamethasone) 함유 연고를 알레르기 질환 부위에 도포塗布할 때 비만세포의 수가 현저히 줄어드는 원인이 불분명했었는데, 덱사메타손이 조혈간세포 유도성 비만세포의 이동을 억제하는 것을 입증했다[105]. 항염증물질로 알려진 SC-236 역시 덱사메타손과 동일한 약리 기전으로 비만세포의 이동을 조절했다[106].

비만세포 매개성 알레르기 발병 기전은 세계 곳곳에서 경쟁적으로 연구된다. 알레르기 반응에 대한 전반적인 면역학적 관점에서 깊이 있는 연구가 계속 진전되면 머지않아 알레르겐이 침입할 때 알레르기가 일어나는 즉, 입구와 출구밖에 몰랐던 블랙박스의 내부가 시원스럽게 밝혀져 학문적 발전과 함께 똑똑한 알레르기 질환 치료제가 개발될 것으로 기대된다.

그러나 우리 몸속에 알레르기를 일으키는 원인이 되는 미운 비만세포가 존재하는 의미에 대한 소박한 의문을 현재로서는 만족스럽게 답변할 수 없다. 더욱이 출생 전부터 비만세포가 관찰되는 이유는 생체방어 등 비만세포가 존재할 중요한 생리적 가치가 있기 때문일 것인데, 암 조직에서는 암세포 스스로 비만세포를 끌어들일 수 있는 환경을 조성, 성장하기도 하니 오리무중이다.

비만세포에서 PKC 유전자의 발현 논문[107]은 일본 유학 중에 완료한 실험 자료를 정리하여 게재하였다. 이 외에도 일부 보강실험으로 3편의 논문을 쓸 수 있는 자료를 국내에 가져와 투고하였으므로 실제적으로 일본 유학 중에 발표한 논문은 모두 9편이라고 할 수 있다. 원래의 계획대로 1~2년 더 머물러 정규로 졸업하였더라면 당연히 더욱 좋은 결과물들을 얻었을 테지만 공채에 지원하는 바람에 조기 졸업하였는데, 채 3년이 안 되는 유학생활 동안에 얻은 이 정도의 논문은 나의 능력으로 볼 때 괜찮은 성과였다고 생각한다. 무엇보다 운이 좋았으며 주변 사람들의 도움 덕분이다.

학문적 영향력이 크지 않은 논문이지만, 유학하기 전 열악하기 짝이 없었던 시절에는 꿈에나 그리던 일이었다. 이 논문을 완성해 가면서 다양한 형태의 비만세포를 배양할 수 있는 방법과 그 원리를 터득할 수 있었다. 즉 골수에서 얻은 조혈 줄기세포에 인터루킨-3를 함유한 선택적 비만세포 증식인자를 부가하여 순도 높은 비만세포를 배양하는 방법과 유전적으로 비만세포를 결손한 생쥐의 비장으로부터 비만세포를 배양하는 방법, 그리고 비만세포주들을 배양하는 방법 등을 익혔다. 또한 이 세포들의 기본적인 유전적 특성들을 생체 내・외에서 확인할 수도 있게 됐다. 비만세포에서 PKC 유전자의 발현 변화를 모두 관찰한 바, 비만세포에서 PKC 유전자의 주된 아형은 δ형이고, *c-kit* 수용체 변이형인 W/W, W^v/W^v 유래 비만세포는 그 발현량이 감소함도 규명했다.

19. 기막힌 발견

어쩌다 9시 뉴스를 보게 되면, 획기적인 특정 질환 치료제 개발이 임박했음을 알리는 감동적인 엥커의 코멘트가 나오곤 한다. 발견한 과학자의 소개와 함께 저명 학술지에 발표한 근거를 제시하면서 흥분을 애써 감추듯 하면서 말이다.

하지만 현대인을 힘들게 하는 만성 질환들은 하나의 병인에 의한 것이 아님을 웬만한 현대인은 상식적으로 알고 있다. 유전적 차이와 환경적 차이가 있음을 이해하고 있는 것이다. 또한 치료방법이 많다는 것은 제대로 된 확실한 치료방법이 없다는 것도 인식하고 있다.

고통스러워하는 환자를 생각하면서 질병 치료를 위해 노력하는 많은 과학자들은 기막힌 발견을 하게 되는 행운이 함께하기를 바라면서, 자신이 세운 다양한 가설이나 치료방법들을 입증하기 위해 수많은 시행착오를 거친다.

인체의 피부는 물리적 · 화학적으로 외계로부터 신체를 보호하는 동시에 전신의 대사에 필요한 생화학적 기능을 영위하는 생명유지에 필수 불가결한 기관이다. 피부질환에는 아토피 피부염, 접촉피부염, 지루성 피부염, 두드러기, 무좀, 완선, 건선, 포진, 피부건조증, 주부습진, 여드름 등이 있다. 피부질환의 외인으로는 피부에 작용하는 마찰, 압박, 타박 등의 기계적 자극을 비롯하여 동물성, 식물성 및 광물성의 독물, 그 밖에 약품, 방사선, 온열, 한랭, 또는 세균, 곰팡이, 원충, 바이러스 등의 미생물 등을 들 수 있으며, 내인으로는 위장병, 간장병, 신장병, 물질대사장애, 혈액질환, 내분비장애 등을 들 수 있다.

피부질환의 치료에는 보통 스테로이드제가 널리 사용되고 있으나, 스테로이드제는 면역기능 저하, 피부의 위축, 홍조 등의 다양한 부작용을 나타낼 수 있고, 장기 연용 때에는 스테로이드 여드름, 스테로이드 피부(피부위축, 모세혈관 확장, 자반 등), 입 주위 피부염, 다모, 색소탈실, 수포성 피부염, 피부출혈 등이 나타날 수 있다.

스테로이드제 같은 양방의약품 이외에도 한의학적 원리를 따르지 않고 염증 또는 피부질환 치료효과 등을 단순 탐색해서 얻은 한약재들의 추출물이나 유효성분을 분리하여 개발된 예들이 알려져 있으나, 실제 그 적용에는 한계가 많을 것으로 생각한다. 면역억제제가 사용되기도 하는데 면역기능 저하, 피부위축, 어린이 성장방해, 모세혈관 확장, 여드름, 부신피질기능억제 등의 부작용이 수반되기 때문에 임상적 사용에 매우 주의해야 하는 문제점이 있다.

또한 노화로 인해 피부 세포의 분열이 정상적으로 이뤄지지 않고 재생되는 기간이 점점 길어지므로 피부는 탄력을 잃고, 각질이 쌓이고, 건조해지면서 주름이 생기기 시작하는데, 이런 노화로 인한 피부를 회복시키기 위해 수술이나 연고, 비타민 C 요법, 천연물제제 등을 사용하고 있지만, 젊은 피부를 유지하기에는 역부족이다.

최근에 우리 연구팀은 위장병 치료에 널리 쓰이는 전통 한의학 처방인 평위산平胃散이 아토피 피부염을 포함하는 알레르기 피부질환 및 기타 염증성 피부질환 개선 효과 및 면역증강 효과가 탁월함을 입증하여 특허 출원했다. 고질적인 아토피 등 현대인의 알레르기 질환을 서양의학이나 서양과학적 방법으로 개발되는 의약품으로는 도저히 해결할 수 없을 것으로 판단되는 시점에서, 근원적인 치료에는 역시 한의학임을 확인시켜 줄 수 있는 기막힌 발견이라고 생각한다. 그 동안 유용하게 활용해온 위장약이기에 어린아이한테도 마음놓고 처방할 수 있는 안전한 의약품이고, 양방의약품이나 다른 치료방법과 병용할 수도 있으며, 어떤 피부질환에 처방해도 기본적인 효과를 나타낼 가능성이 크다.

평위산은 음식을 먹고 싶은 생각이 없으며, 온몸이 무겁고 명치 밑이 트적지근하며, 헛배가 부르고 구역질을 하며, 트림이 나거나 신물이 올라올 때 쓰이는 대표적 위병 치료제이다. 창출 8g, 진피 5.6g, 후박 4g, 감초 2.4g, 생강 3쪽, 대추 2알을 1첩으로 하여, 이를 물에 달여 먹거나, 가루로 만들어 한 번에 8g씩 먹는다. 위胃를 평안하게 하는 평위산이 피부질환을 다스릴 수 있는 한의학 이론 연구는 물론이고, 얼마의 기간이 소요될지라도 실험적으로 임상적으로 입증하는 연구를 계속할 생각이다.

평위산의 구성 한약재인 창출은 습기를 제거하여 위장기능을 도우는 조습건비燥濕健脾 작용과 장기의 풍기와 습기를 없애는 거풍습祛風濕 작용이 있다. 진피는 위장의 작용을 돕는 이기건비理氣健脾, 습을 건조시키고 담을 맑게 바꾸는 조습화담燥濕化痰 작용이 있고, 후박은 습기를 없애고 체기를 뚫어주는 화습도체化濕導滯 기능과 기氣 순환을 원활히 해주며, 속을 따뜻하게 도와주는 행기온중行氣溫中 작용이 있으며, 감초는 보비익기補脾益氣하며, 열을 식히고 독성을 풀어주는 청열해독淸熱解毒, 폐를 도와 기침을 멎게 하는 윤폐지해潤肺止咳, 모든 조제약재를 조화시키는 조화제약造花諸藥의 효능을 가진다. 또한 대추는 보비화위補脾和胃, 익기생진益氣生津하며, 생강은 인체 표면을 풀어 주어서 땀과 함께 병사를 밖으로 내보내는 작용을 하는 발한해표發汗解表, 속을 따뜻하게 하고 구토를 없애는 온중지구溫中止嘔, 폐장을 따뜻하게 하여 해수를 치료하는 온폐지해溫肺止咳 효능이 있다. 이런 위대한 특성의 평위산을, 이를테면 잘 알려진 아토피 질환 동물모델(NC/Nga 생쥐)에 투여할 경우, 이 동물에서 나타나는 홍반(erythema), 부종과 혈종(edema and excoriation), 진무름과 상처(erosion and scar), 털빠짐과 건조피부(hair loss and skin dryness) 같은 아토피 증상들이 현저히 개선하는 효과를 나타낸다.

평위산과 대동소이한 기막힌 효과를 발휘하는 지출환枳朮丸의 피부 보호, 아토피 및 알레르기 피부질환 개선 효과에 대한 특허도 출원했다. 미숙탱자와 백출로 구성된 지출환은 음식을 먹은 후 속이 답답한 증세를 다스리며, 약해진 위장을 튼튼하게 하는 가장 기본적인 위장질환 치료제이다.

무원홀근務遠忽近이랄까? 가까이에서 기막힌 발견을 했다. 알레르기에 관심을 갖기 시작한 지가 이십 년이 넘었다. 학술적 성과도 필요하긴 하지만 고통 받고 있는 환자한테 필요한 진정한 방안은 무엇일까를 장기간의 방황과 고뇌를 거듭하면서 얻은 행운이자 소중한 성과라고 생각한다. 소화제로서 유명 양방브랜드는 손사래 치시고 반하사심탕半夏瀉心湯만을 고집하시는 부모님의 깊은 경지를 헤아려야만 한다. 신비로움 그득.

제2부

암, 나를 위한 한방

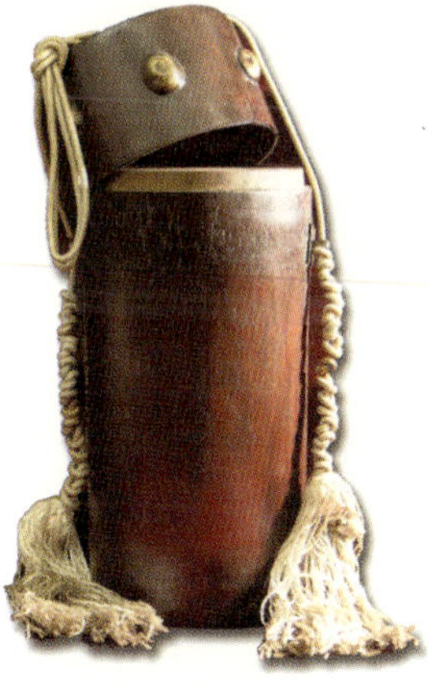

약 통

제2부 암, 나를 위한 한방

1. 면역억제제

인체의 면역체계는 외부로부터 박테리아 · 바이러스 · 독소 · 기생충 등의 침입을 방어하는 역할을 할 뿐만 아니라, 암세포의 발달을 저지하는 등 인체의 정상적 기능을 유지하는 데 절대적인 체계로 감기에서 암까지 광범위한 범위의 질환과 밀접하다. 정상인은 면역체계가 활발히 작동하고 알맞게 유지된다. 면역기능은 넘쳐나도 문제다.

면역체계가 무너지면 인체에 질환으로 나타나, 이를테면 자신의 몸을 구성하는 성분이 항원물질로 작용하여 조직 손상을 일으키는 자가면역질환 등이 발생하게 된다. 분명한 원인이 밝혀지지 않은 가운데 전 세계적으로 면역체계의 과민반응으로 인한 질환은 그 이환율(罹患率, morbidity)[26]이 증가하고 있다.

생체의 면역반응을 억제하는 약제가 면역억제제인데, 면역억제제에는 불필요한 면역반응만을 억제하는 특이적 억제제와 그렇지 않은 비특이적

26) 일정 기간 내에서 이환자 수의 특정 인구에 대한 비율이며, 이병률 · 발병률이라고도 한다.

억제제가 있는데, 현재 임상적으로 쓰이는 것은 거의 비특이적 면역 억제제이다. 면역억제제는 항원 자극에서 항체 생성에 이르기까지 대식세포에 의한 항원의 탐식, 림프구에 의한 항원의 인식, 세포의 분열, 항체 생성, 세포활성물질 생성 등의 과정을 저해함으로써 면역 억제작용을 나타낸다. 또한 면역억제제 대부분은 항종양 활성을 가지고 있어서 DNA 합성 저지 등을 매개로 세포분열을 억제하기도 한다.

면역억제제는 장기이식 후 거부반응을 줄이기 위해서 주로 사용되지만, 이들 질환의 발생에 대한 근본 원인이 충분히 규명되지 않았기 때문에 현재 시행되는 치료방법도 근원적 치료가 아닌 대증적對症的 치료로 일시적 증상 개선효과에 만족하는 실정이다.

또한 현재 쓰이는 이들 면역억제제는 장기간 투여에 의한 위장 장해, 탈모, 간 장해, 무정자증, 악성종양 등의 부작용뿐 아니라 비용이 많이 드는 문제가 있다. 따라서 면역질환의 정확한 이해에 의한 낮은 독성, 면역관용 유도와 함께 낮은 비용으로 치료할 수 있는 약물의 개발은 인류 건강증진을 위해 절대적으로 중요하다고 생각한다.

그 동안 개발된 면역억제제에는 사이클로포스파마이드(cyclophosphamide), 6-메르캅토푸린(6-mercaptopurin), 아자티오푸린(azatiopurin), 메토트렉세이트(metotraxate), 스테로이드(steroid)[27] 호르몬, 사이클로

27) 여섯 개의 탄소 원자로 이루어진 환상(環狀) 구조와 다섯 개의 탄소 원자로 이루어진 환상 구조를 기본 골격으로 하는 유기화합물을 통틀어 이르는 말. 스테로이드 유도체는 호르몬 작용을 비롯하여 중요한 생리·약리 작용을 한다. 동·식물체에 널리 분포해 있고, 인공으로 합성하기도 한다. 부작용이 심하여 전문의약품으로 분류되어 있음.

스포린 A(cyclosporin A), 라파마이신(rapamycin) 등의 화학적 억제제와 항대사물질 · 단 클론 항체 · 항 림프구 혈청 등의 생물학적 억제제가 있다. 이 중에서 가장 흔히 사용되는 세포독성 약물은 아자티오푸린과 사이클로포스파마이드이며, 이들은 DNA 합성을 방해하고, 세포분열 중인 조직들에 주로 작용한다. 이 약제들은 암을 치료하기 위해 개발되었지만, 세포분열 중인 림프구들에 대한 세포독성이 관찰된 이후로 면역억제제로 활용된다. 이 약제들은 탁월한 면역억제 기능이 있지만 빈혈, 백혈구 감소증, 혈소판 감소증, 장상피(gut epithelium)의 손상, 탈모, 태아 사망 등의 부작용도 일으킨다. 이러한 독성들 때문에 골수이식 환자들과 같이 분열하는 모든 림프구를 제거해야 하는 특별한 상황에서만 고용량으로 사용하거나, 스테로이드 제제들과 병용하여 소량만을 사용한다. 사이클로스포린 A나 타크로리무스(tacrolimus, FK506) 같은 세포독성이 적은 우수한 제제들이 개발되었고, 단 클론 항체제제처럼 부작용을 최소화하면서 환자와 이식 장기의 생존율을 증가시켜 주고, 환자의 삶의 질을 높여 줄 수 있는 다양한 면역억제제들이 개발되고 있다.

상한병으로 토하거나 설사를 한 다음에 심하心下가 역만逆滿해지고, 기가 가슴에 상충上衝하여 일어나면 곧 어지럽고, 맥이 침긴沈緊한 사람한테 투여하는 영계출감탕(복령 8.0 g, 계지 6.0 g, 백출 · 감초 4.0 g)을 임상에서 자가면역질환 치료제로 응용되기도 하는데, 그 약리 기전을 알아보았다.

영계출감탕[108]은 기존의 면역억제제와 유사한 효과 기전으로 자극된 T림프구에서 핵 인자들의 위치가 바뀌는 전좌(轉座, translocation)를 선

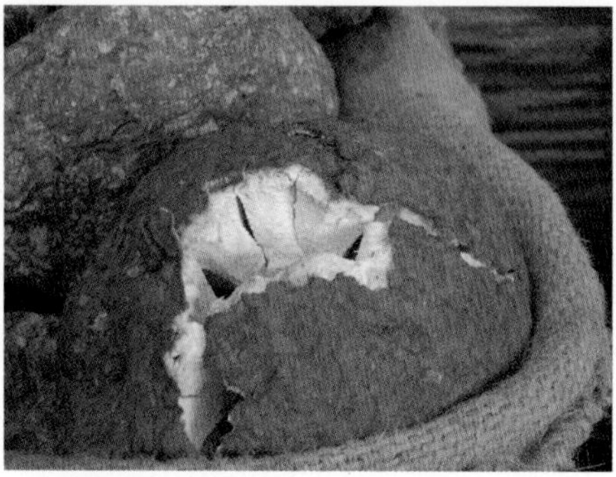

사진 41 백복령(한약재명: 백복령, 약용부위: 바깥층을 제거한 균핵菌核)

택적으로 억제하여 인터루킨-2의 합성과 분비를 억제함을 관찰했다. 이 연구 결과는 영계출감탕을 양방 면역억제제에서 예상되는 부작용을 줄이면서 임상에서 그 보조제로 활용할 수 있는 기초 자료로 활용될 수 있을 것으로 생각된다.

임상적으로 대단히 유용하게 활용되는 처방인 가미생혈윤부음[109]은 피부의 건조에 기인한 가려움증인 조증燥證으로 피부가 벌어지고, 긁으면 비듬이 일어나고, 피가 나며, 아플 때 사용하는 생혈윤부음(生血潤膚飮: 천문동 4.5g, 생지황 · 숙지황 · 맥문동 · 당귀 · 황기 각 3g, 황금 · 괄루인 · 도인 각 1.5g, 승마 0.6g, 홍화 0.3g)에 몇 가지의 한약재를 가미한 처방이고, 창이자와 신이를 주요 한약재로 한 부창탕은 한약학과 출신의 첫 전임 교수인 홍승헌 교수가 새롭게 구성한 처방[110]이다. 이 처방들은 향후 식품의약품안전청 규정에 따른 임상시험 등을 통해 면역억제제로서 그 효과를 인정받아 임상적으로 유용하게 활용될 수 있을 것으로 생각한다.

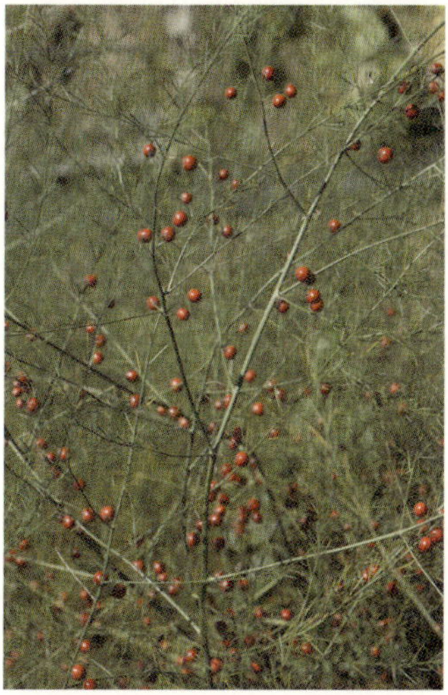

사진 42 천문동(한약재명: 천문동, 약용부위: 덩이뿌리)

2. 노벨과 일산화질소

스웨덴 스톡홀름의 콘서트홀에서는 매년 알프레드 노벨이 작고한 일시인 12월 10일 오후 4시 30분에 세계에서 가장 권위 있는 노벨상 시상식이 거행된다. 노벨의 머릿속은 언제나 수많은 아이디어로 그득했고, 그가 낸 특허 건수만도 300건이 넘는다. 창의적인 업적을 이룩한다는 게 얼마나 대단한 일인지를 알기에 노벨은 인간의 창의적인 업적을 높이 평가하고 싶어 했고, 인간의 창의성이 좋은 일을 이끌어내길 희망하며 빛나는 유언을 남겼다. 노벨은 참된 인도주의자이고 이상주의자였지만, 파괴적인 다이너마이트를 발명하여 생전의 그의 평가는 결코 좋은 편이 아니었다고 한다. 그는 억울한 심정과 평화를 바라는 뜻에서도 노벨상 제정 뜻을 남겼다고 한다.

공교롭게도 노벨은 협심증으로 인한 심장 통증을 완화하기 위해 다이너마이트의 원료인 니트로글리세린(nitroglycerin)을 복용했다고 한다. 협심증이란 심근 허혈虛血[28]에 의한 흉통胸痛의 발작을 주 증상으로 하는 증후군이다. 흉통 발작 기전은 심근의 혐기성嫌氣性[29] 대사와 관련된 것으로 안다. 심근 허혈의 원인은 심근 산소 수급 평형의 불균형으로 심근 산소 소비량의 증가에 따른 관 혈류량의 증가가 따라갈 수 없는 경우, 관 혈류량이 일시적으로 감소한 경우, 또는 두 경우가 복합하여 일어난다. 일반적인 노동 협심증은 첫 번째 경우이다. 즉 노동에 의해 심근의 산소 수요가 일정 수준 증가하면 관상동맥경화에 의한 협착 병변狹窄病變 때문에 혈류량이 증가되지 않아 심근 산소 수요 평형이 파괴된다.

현재는 협심증을 치료하기 위한 니트로글리세린 설하정이 상품화되어 시판되고 있지만, 당시에는 정확한 약리 기전은 모르고 심장의 통증을 완화하여 준다는 정도로 알려져 임상적으로 사용되었다 한다. 그러나 두통 등을 이유로 성실하게 니트로글리세린을 복용하지 않았던 노벨은 결국 목숨을 잃었는데, 1896년 심장병으로 노벨이 사망한 지 102년 만인 1998년에 니트로글리세린과 관련한 심장병치료 기전을 밝히는 데 기여한 3명의 미국 약리학자들이 공동으로 생리·의학부문의 노벨상을 수상하게 된 것이다.

심장계 혈관의 수축과 확장 과정에서 새로운 신호물질인 일산화질소를

28) 조직의 국부적인 빈혈상태를 말하며, 혈관이 막히거나 좁아지는 것이 원인이다.
29) 산소를 싫어하여 산소가 없는 곳에서 잘 자라는 성질.

발견하고, 이의 역할을 규명한 퍼치곳(Robert Furchgott) 교수, 이그내로(Louis J. Ignarro) 교수, 그리고 머래드(Ferid Murad) 교수가 그 주인공들이다. 뉴욕 주립대학교 약리학과 퍼치곳 교수 연구팀은 1970년에 아세틸콜린(acetylcholine)이 심장으로부터 혈관을 이완시키는 효과가 있다는 사실을 발견했다.

1980년에는 혈관 내피가 손상되지 않았을 경우에만 혈관이 이완됨을 알고, 혈관을 이완시키는 분자가 내피세포로부터 생성됨을 밝혀냈다. 이 분자물질을 '내피유래 이완인자'라는 뜻인 EDRF(endothelium-derived relaxing factor)라 명명했다. 이러한 발견은 곧 새로운 신호분자의 정체를 밝히는 캘리포니아대학교(UCLA)의 이그내로 교수의 연구로 이어졌다. 이그내로 교수는 EDRF의 화학적 성질을 밝히는 연구에 몰두하였으며, 1986년 EDRF에 대한 분석을 마침으로써 EDRF가 바로 일산화질소임을 증명한 것이다.

1986년 7월에 일산화질소와 같은 기체분자가 신호물질로 작용한다는 것을 밝힌 퍼치곳 교수와 이그내로 교수의 연구 결과는 많은 연구자들을 놀라게 하였다. 일산화질소는 자동차의 배기가스에서 흔히 볼 수 있는 질소산화물로서 공기오염 물질의 하나이기도 한데, 이러한 매우 간단한 구조의 아주 작은 분자가 포유류에서 중요한 기능을 한다는 사실에 과학자들은 흥분했으며, 특히 일산화질소 분자는 화학적으로 불안정하여 빠른 속도로 아질산(nitrite)이나 질산(nitrate)으로 변형된다는 점에서 더욱 흥미로웠다.

1977년, 텍사스 의과대학의 머래드 교수는 심장병에 임상적으로 쓰여 왔던 니트로글리세린이나 이와 유사한 화합물들이 근육세포를 이완시키는 일산화질소를 생성한다는 것을 밝혔으며, 일산화질소와 같은 기체분자가 세포의 기능을 조절하고 호르몬과 같은 세포 내 분자와 상호 작용할 수 있다는 기막힌 아이디어를 제공하였다.

노벨상은 창의성의 잣대이며, 그 수상자는 창의성의 화신이다. 부러움 그득.

3. 암세포 성장 억제

우리 몸의 오장육부는 각각 고유의 기능을 담당하지만, 또한 상호 유기적으로 협조하여 잘 조화할 때에만 건강한 몸이 유지될 수 있다. 신경계는 이들 장기가 서로 원활히 기능할 수 있게 하기 위해 신경전달 물질들을 필요로 하는데, 그 중의 하나가 일산화질소인 것이 규명된 것이다.

뇌세포의 시냅스(synapse)[30]를 통하여 교환되는 정보는 시냅스가 분비하는 신경전달 물질에 의하여 이루어지며, 신경세포에 존재하는 신경계 일산화질소 합성효소(neuronal nitric oxide synthase, nNOS)에 의해서 생성되는 일산화질소는 뇌세포에서 cGMP의 생성을 증가시키고, 이로 인하여 외부로부터 인지한 정보를 오랫동안 기억하는 기능을 수행한다.

내피세포에는 내피세포성 일산화질소 합성효소(endothelial nitric oxide

30) 한 뉴런의 축색돌기 말단과 다음 뉴런의 수상돌기 사이의 연접 부위이다. 시냅스는 뉴런이 모여 있는 곳, 즉 뇌 · 척수의 회백질 · 신경절 등에 집중되어 있다. 실제로는 한 가닥의 신경섬유가 많은 가지로 나뉘어 많은 뉴런과 시냅스를 만들고, 또 하나의 세포체에는 많은 신경섬유로부터의 분지가 시냅스를 만들어 접촉된다.

synthase, eNOS)가 발현되며, 소량의 일산화질소를 지속적으로 생성한다. 따라서 내피세포에서 생성되는 일산화질소의 양이 감소하면 고혈압 질환을 유발하는 원인이 된다. 일산화질소는 평활근세포 쪽으로 확산되고, 평활근세포에 있는 효소를 활성화하여 cGMP의 생성을 촉진한다. 증가된 cGMP는 평활근세포를 이완함으로써 혈관의 내경內徑을 확대하여 혈압을 낮추는 기능을 하는 것이다.

'비아그라'는 심장의 관상동맥이 막혀 숨이 차고 가슴에 통증을 느끼는 협심증 등의 심장병 환자의 혈관확장을 위해 일산화질소를 유리시키는 약물로 개발된 것이었는데, 이 약물이 투여된 많은 환자들에게서 발기가 잘 되는 부작용이 발견되자 이 현상을 이용하여 발기부전 치료제로 개발된 것이다.

손바닥으로 팔과 다리, 가슴 등 혈관 부위를 마사지하면 혈관 내피세포에서 일산화질소를 생성시켜 혈액순환을 촉진한다고 한다. 적당히 운동하거나 명상하면 일산화질소의 농도가 평소보다 높아져 혈관이 이완됨으로써 심혈관 질환을 예방할 수 있다는 보고도 있다.

또한 일산화질소 분자가 감염될 때 세포의 방어기능을 촉발하는 주요 물질로도 작용함을 알았다. 암세포 주변으로 이동한 대식세포에서 유도성 일산화질소 합성효소(inducible nitric oxide synthase, iNOS)에 의해 생성되는 일산화질소는 암세포의 성장에 필요한 에너지인 ATP의 생성을 저하하여 암세포의 성장을 억제한다.

뿐만 아니라 일산화질소는 세포가 죽어 없어지는 원인인 케스페이스

(caspase)라는 효소를 활성화함으로써 암세포의 사멸을 촉진하여 암 조직을 제거하기도 하는 강력한 항암물질이다.

이 외에도 대식세포에서 생성되는 일산화질소는 우리 몸에 침입한 박테리아나 바이러스의 성장을 억제하기도 하고, 직접 사멸시켜 외부로부터 침입한 미생물을 제거하는 중요한 역할을 수행하기도 한다. 즉 면역체계는 고농도의 일산화질소를 만들어 미생물, 세포 내 기생균과 바이러스, 암세포들에 대항한다. 즉 감염질환, 스트레스, 그리고 종양형성 초기에는 숙주방어를 위한 다양한 면역세포들이 활성화하며, 이 때 많은 일산화질소가 생성된다. 이렇게 형성된 일산화질소는 바이러스, 박테리아 그리고 기생충 등과 같은 감염균을 공격하거나 암세포 형성의 초기단계에 종양세포를 파괴하여 생체를 보호하는 것이다.

일산화질소는 필요한 곳에서 일산화질소 합성효소가 알지닌(arginine)이라는 체내의 아미노산에서 질소를 떼어내어 산소와 결합시킴으로써 만들어진다. 그러나 과다한 일산화질소가 오랜 시간 동안 생성되면 사람 몸의 기능을 정상적으로 유지하기 위한 필수 단백질, 지질, 핵산 그리고 아미노산 등과 같은 세포 내 물질들을 불활성화하여 결국에는 다양한 질환이 유발되는 원인이 되기도 한다. 하지만 적량의 일산화질소는 정상적인 생리적 기능을 위한 필수적인 물질이므로 해로운 독성효과를 유발하는 일산화질소의 과다생성을 선택적으로 억제 또는 조절해야만 정상적 생리기능을 유지할 수 있다. 다행스럽게도 생리적 농도의 일산화질소는 신경계와 혈관계에 존재하는 효소들(nNOS 및 eNOS)에 의해서 항상 일정한 농도로 생성되며, 과다한 일산화질소의 생성은 면역계의 유도성 효소(iNOS)에 의해서만 매개된다.

면역계에서 유도성 일산화질소 연구는 의과대학 재직 시절에 '학자는 논문으로 말해야 한다.'는 신념으로 학술활동에 매진하는 주임교수의 아이디어로 시작했고, 실험은 주로 현재 광주과기원에 재직 중인 전창덕 교수가 대학원 재학시절에 수행했다. 복강 대식세포에서 일산화질소 합성에 세포 내 칼슘의 역할[111], 일산화질소 합성과 세포 내 칼슘의 고갈[112], 그리고 세포 내 칼슘억제제인 탑식알진과 포볼에스테르(phorbol ester)에 의한 상승적 일산화질소 합성 효과[113] 논문들은 일산화질소 합성에서 세포 내 칼슘의 중요성을 밝힌 것이다.

파이브로넥틴(fibronectin)의 대식세포 활성화 기전 논문[114]에서는 파이브로넥틴이 인터페론감마와 함께 대식세포를 활성화하여 암세포(P815 mastocytoma)를 죽이는 활성을 나타내는 것을 관찰했다. 파이브로넥틴은 콘드로넥틴, 라미닌 등과 같은 당단백질로 결합조직의 세포간 물질이다.

결합조직은 많은 세포간 물질과 여러 세포로 구성된 조직으로 신체의 장기와 조직을 지지해 주고 결합해 주는 역할을 한다. 형태학적으로는 섬유 형태의 결합조직 섬유와 정해진 형태가 없는 무형질로 구성돼 있으며, '세포외기질(extracellular matrix)'이라고도 한다. 결합조직섬유는 아교섬유·탄력섬유·세망섬유의 세 가지 형태로 분류되며, 아교섬유와 세망섬유는 아교질, 탄력섬유는 탄력소라는 섬유성 단백질로 구성된다. 무형질의 성분은 대부분이 단백당과 당단백질이다. 단백당은 중심단백질에 글라이

코스아미노글라이칸(glycosaminoglycan)이 붙은 구조이다. 당단백질은 단백질이 주성분이며, 여기에 탄수화물이 부착된 것이다. 조직액도 세포외 기질의 일부이다.

결합조직세포는 조직 상태에 따라 세포의 분포가 변화하는데, 그 수와 위치가 비교적 고정된 섬유아세포, 비만세포, 고정된 대식세포, 세망세포, 지방세포, 연골세포, 뼈세포, 색소세포들이 있고, 염증반응 때 나타나는 백혈구, 대식세포, 형질세포, 비만세포 등이 있으며, 이 세포들은 대부분 염증 반응이 가라앉으면 조직에서 없어진다.

세포외기질은 세포의 부착과 기능적 활성화를 매개하는 중요한 단백질로 결합조직세포들의 이동, 조직분포, 형태변화 등에 영향을 준다.

4. 빅브라더(big brother)

인간 융모막 성性 생식선 자극호르몬(human chorionic gonadotropin)에 의한 여러 조건에서 일산화질소 생성효과 논문들[115-118]을 발표했는데, 인간 융모막 성 생식선 자극호르몬은 배란을 촉진하는 호르몬으로 임신 중에도 분비되는 호르몬이고, 특히 배란 전에 외부에서 주입하면 배란을 더욱 원활히 촉진시킨다. 이 호르몬은 수정란(배포상태)이 자궁에 착상하는 배란 7~9일 후부터 모체혈에서 측정되고, 그 3~4일 후면 소변에서 검출되기 시작하여 임신 6~8주쯤부터 기하급수적으로 증가한다.

산부인과는 그와 같이 분비되어 오줌에 섞여서 배출되는 이 호르몬을 검출하여 임상적으로 임신을 진단한다. 임신 8개월이 지나면 점차 감퇴되며, 분만 후 2주째에는 거의 검출되지 않는다. 이 호르몬은 주로 임신 황체의 스테로이드호르몬 합성 촉진, 남성 태아에서 정소의 테스토스테론(testosterone) 분비 자극에 의한 성 분화 촉진 등의 작용 외에 생체 면역세포 활성화에 의한 일산화질소 생성에도 관여함을 예상할 수 있다.

공저자인 의과대학 문영회 학장께서는 몇 가지 분명한 이유를 들어 의과대학보다는 약학대학에서 날개를 펴는 것이 합당한 일이라며 내가 이적할 수 있도록 배려하셨다. 전북 익산시 함열읍에 있는 할머니 음식점에서 정감 넘치는 인사들과 함께 구수하고 깊은 촌맛의 전통 한식을 먹으면서 즐거운 대화를 나눴던 그 시절, 그리워진다.

약학대학 한약학과 학과장으로 발령은 받았지만, 실험대와 수도꼭지밖에 없는 실험실과 교수연구실을 나누어 받았다. 당장 실험은 하여야겠기에 시약회사에 간청하여 클린벤치, 오토클레이브, 원심분리기 등 약 1억 5천만원에 상당하는 기본 장비를 외상으로 구입했다.

조교는 아침 일찍 출근하여 밤늦게까지는 물론 휴일도 없이 밝은 표정으로 나의 연구 활동을 부지런히 도왔다. 부모님이 익산시 함열읍에서 소규모 양계장을 경영했는데, 점심을 초대받은 적이 있다. 정성과 손맛이 어우러진 최고의 삼계탕이었다. 멋스럽게 정돈된 시골 농가, 참 인상적이었다.

함열 가까이 강경이란 곳, 지극함을 다하는 사람들의 고장. 김은희님, 중환자 돌보듯 했고. 나의 계수, 따뜻한 밥 넘어가지 않는다고 했다. 심금이 울린다.

나무랄 곳 없는 가정교육을 받은 조교 덕분으로 실험실은 활력이 넘쳤는데, 신생 교실로서 동물실이나 공동실험실은 물론이고 다른 교실의 도움을 받을 수밖에 없는 열악한 처지였는바, 조교들끼리 서로 잘 소통될 수 있도록 많은 노력을 기울였는데 웬일인지 전혀 아니 되었다. 조교는 울면서 하소연했다. 더 이상은 자존심이 허락하지 않는다고. 착각도 유분수지 세상을 모르고 따뜻한 품에 안길 것으로 판단한 것이다. 나는 순진무구했다. 백치였다. 머저리였다. 표현할 수 없는 감시와 집요함, 두터운 장벽을 실감하게 된다. 이후로도 슬픔은 마무리 되지 아니한다. 오만과 편견, 모순당착. 저주롭다. 자생의 길 열어준 구은舊恩이다. 허무함 그득.

5. 소통의 철학

용담사간탕(龍膽瀉肝湯: 용담 · 택사 각 4g, 숙지황 · 차전자 · 당귀 · 천궁 · 산치자 · 박하엽 · 작약 · 황련 · 산귀래 · 의이인 · 연교 · 목통 · 방풍 · 황금 · 감초 각 3g)에 의한 유도성 일산화질소 합성효소의 활성화 논문[119]은 어렵게 우리 실험실 문을 두드린 임상교실과 공동으로 발표했다. 임상적으로 용담사간탕이 대상포진(帶狀疱疹, herpes zoster) 같은 바이러스 질환에 탁효卓效를 보이는바, 이를 실험적으로 입증해 보기 위해 용담사간탕에 의한 일산화질소 생성 유도효과를 검토한 것이다. 임상의사의 치료 사례는 따끈따끈한 연구 주제가 된다. 전공이 다른 임상의사와 기초연구자 간의 학제 간 연구는 요즘 대학가에서 회자되고 있는 막힌 것을 터서 새로운 가치를 창출하는 통섭의 개념을 실천하는 것이라고 생각한다.

경희학원을 설립하신 조영식 학원장님께서는 한의학과 서양의학의 소통과 연대를 통한 소위 '제 3의 신의학' 창출을 선포하셨다. 한의학과 의학의 차이를 가로지르는 경쾌한 혁명적 메시지라고 생각한다. 고집불통의 학자나 전문인 사이에 이런 소통의 철학을 흡수시키는 일은 실제로는 대단히 어려울 것이다. 모험이자 용기이다. 허나 그 꿈이 이뤄졌을 때를 가상해 보자.

특채 면접 때 처음 뵌 학원장님께서는 진정으로 높은 인격을 보여 주셨다. 장시간 동안 사랑으로 나를 품안에 보듬으셨다. 빅뱅이론과 한의학의 존귀함을 말씀하셨다. 존경심 그득.

용담사간탕의 주요 한약재인 용담은 용담과에 딸린 여러해살이풀로, 이

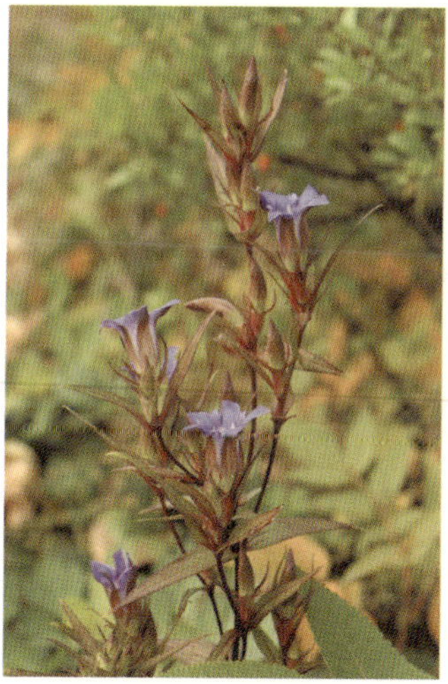

사진 43 용담(한약재명: 용담, 약용부위: 뿌리 및 뿌리줄기)

풀의 맛이 마치 용의 쓸개처럼 쓰다고 하여 '용담'이라고 이름 지었다고 한다. 우리나라의 산이나 들에 흔히 자라고, 잎은 마주 나고, 좁은 달걀꼴이다. 가을에 종 모양을 한 진한 파란색 꽃이 핀다. 파란 하늘빛을 닮은 꽃이 청초하고 아름다워서 많은 사랑을 받는다. 용담은 성질이 매우 차서 열을 내리고 염증을 삭이는 작용이 있다. 용담 뿌리는 얼굴에 나는 여러 가지 부스럼에 효과가 있다. 민간요법으로 인두암・담낭암・췌장암・위암 등에 용담만 또는 꿀풀, 삼백초, 어성초, 느릅나무 뿌리껍질 등과 함께 달여서 먹는데 실험적 입증이 필요하다.

활성화한 대식세포에서 분비되는 일산화질소는 항미생물・항암효과 외에 항바이러스 효과도 나타내기 때문에 용담사간탕을 대식세포에 처리하여 일산화질소 생성에 미치는 영향을 관찰해 본 것인데, 현저한 생성 유도 효과가 확인되어 발표했다. 대상포진은 주로 허리나 옆구리 부위에 많이 발생하며, 크고 작은 포진을 이루는데, 초기는 국소의 피부에 작열감灼熱感과 찌르는 듯한 통증이 있고, 곧 발적發赤하여 쌀알 크기에서 콩알 크기의 포진을 이루고, 띠 형태로 배열하는 수포를 형성한다. 수포는 투명한 것에서 혼탁한 것으로 변화한다.

용담사간탕은 심장과 간의 화火가 성한 증상에 사용한다. 또한 비장과 폐의 습울(濕鬱, 습기에 의한 순환장애) 때문에 초기에는 국소에 뜨거운 열이 나며 찌르는 통증이 있고, 이어 선홍색을 띠며 수포가 생기고 발열, 오한惡寒, 목마름, 가슴이 답답하고 열이 차오르면서 불안해하고, 불안정하게 서성이는 번조증煩燥症 등이 동반되며, 수포가 팽팽하게 부풀어 오르는 열성 질환에 효과적인 것으로 알려졌다.

6. 조물주의 선물

민간요법은 오랜 세월을 거쳐 필요에 의해 축적된 보물이자 우리 민족의 소중한 자산이기에 일방적으로 그 가치를 폄하하기보다는 선별적으로 발굴·육성하기를 바란다. 오히려 질병 치료에 나쁜 영향을 준다는 진부한 논리나 특정 효능의 유무를 떠나 그 문화적 가치만 보존되어도 역사적인 의미를 찾는 데 크게 기여할 것이다.

민간요법으로 위암이나 직장암치료 보조제로서 최근에도 많이 활용되는 유근피楡根皮에 의한 일산화질소 생성 유도효과[120]를 검증했는데, 생체 면역세포의 활성화에 의한 효과일 것으로 판단된다. 약용 유황오리에 유근피 분말을 넣고 달여 복용하면 도움을 준다는 속설도 있다.

방기防己는 수종水腫과 옹종 그리고 방광염을 치료하는 데 쓰이는데, 이런 효과와 일산화질소 생성과의 관련성을 염두에 두고 실험했다[121]. 배풍등은 알레르기 반응 억제효과를 발표했는데[31, 32], 일산화질소 생성능이 있음도 관찰됐다[122]. 하지만 서로 다른 세포에서 관찰된 결과이기에 생체 내에서 직접적인 관련 등을 이해하기 위해서는 더욱 많은 연구가 필요할 것이다.

중금속 해독 한약재를 찾기 위해 가능성이 있는 수십 종의 한약재들을 수집하여 각각 그 효과를 분석한 적이 있다. 자극된 생쥐 복강대식세포에서 암을 일으킬 수 있는 중금속인 카드뮴은 일산화질소의 생성을 억제시킨다. 이 때 민들레는 일산화질소의 생성을 회복시켰다. 즉 민들레의 카드뮴 해독효과를 관찰한 것이다[123]. 민들레에 의한 유도성 일산화질소 합성효소 활성화 효과 논문[124]도 발표했다. 민들레의 한약명은 포공영蒲公英이다.

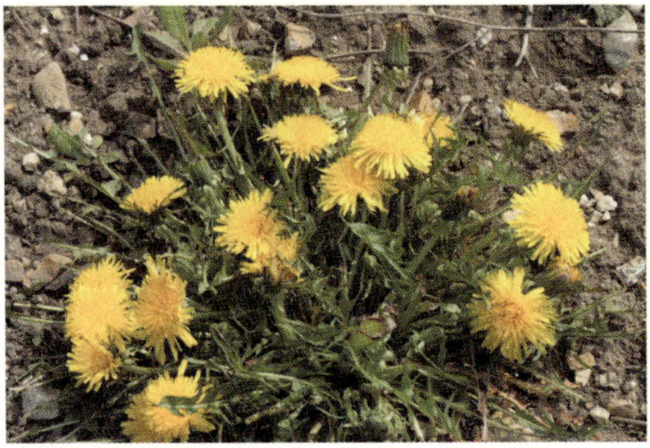

사진 44 민들레(한약재명: 포공영, 약용부위: 전초)

옛날 포씨 성을 가진 어부의 딸 젖가슴에 생긴 종양을 치료한 연유로 딸 이름을 따 '포공영'이라 지었다고 하는데, 『의학입문』에는 열독熱毒을 없애고, 악성종양을 소멸시키며, 식독을 없앤다고 했고, 『본초강목』에는 부인의 유종乳腫을 다스린다고 했으며, 『천금방』은 독충에 물린데 포공영 즙을 바르면 즉시 낫는다고 하였다. 포공영은 실제로 유방암 치료에 많이 쓰이고, 산모의 젖을 잘 나오게 하는 데도 효과적이다. 포공영은 맛이 조금 쓰고 달며, 약성은 차다.

민들레는 생명력이 강해 병충해를 거의 받지 않고 어디서든 잘 자라는데, 이른 봄의 풋풋한 어린잎은 국거리나 나물로 해서 먹으면 맛이 그만이다. 허준의 『동의보감』에는 "포공초蒲公草, 성질은 평平하고, 맛은 달며[甘] 독이 없다. 부인의 유옹乳癰과 유종乳腫을 낫게 한다. 음력 3~4월에 국화 비슷한 누른 꽃이 핀다. 줄기와 잎을 끊으면 흰 진이 나오는데 사람들이 이것을 모두 먹는다. 열독을 풀고[化], 악창惡瘡을 삭히며, 멍울을 헤치고[散], 식독을 풀며[解], 체기를 없애는 데 아주 좋은 효과를 나타낸다."라고 쓰여 있다.

황금黃芩은 속썩은풀(Scutellaria baicalensis Georgi, Labiatae)로 우리나라 각처의 산지에 나고, 흔히 밭에 재배하는 다년초이다. 주피를 벗기고 햇볕에 말린 뿌리를 지사제止瀉劑와 소염제로 쓰는데, 면역세포로부터 일산화질소 생성 등에 의한 간접적 효과일 것으로 생각된다[125].

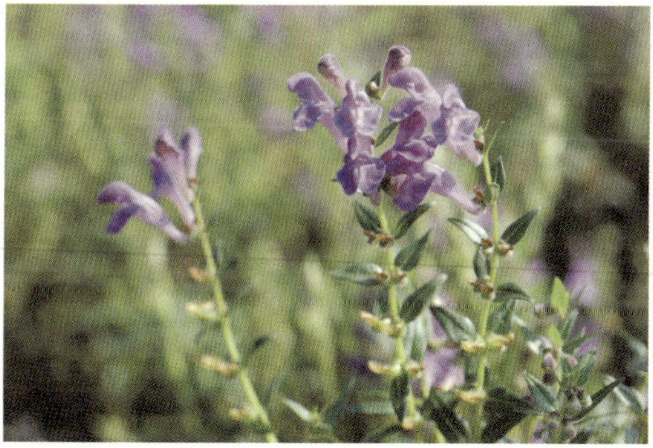

사진 45 속썩은풀(한약재명: 황금, 약용부위: 껍질을 벗긴 뿌리)

7. '흔들리며 피는 꽃'

홍게에서 추출한 고분자 키토산에 의한 일산화질소 생성 논문[126]에서는 고분자 수용성 키토산을 이용하여 인터페론감마로 감작된 대식세포로부터 일산화질소가 생성되는 약리 기전을 규명했다. 효소처리 등에 의한 저분자 상태의 키토산이 아닌 고분자이면서 수용성인 키토산이기에 면역증진 효능이 충분히 예상되어 시작한 실험이었다. 우리나라산 토종 키토산 소재를 홍보하기 위해 스위스에서 열린 암 예방 국제학술대회에서 발표하기도 했다. 실험비도 제대로 받지 않고 수행한 실험 결과를 발표하기에 학회 참가비용은 당연히 제공할 것으로 생각했는데, 구혜口惠 뿐으로 베 두루마기 해 입힌 셈 쳤다.

하지만 회사가 안정이 된 다음부터는 물심양면으로 성심껏 지원해 줘 몇 편의 키토산 논문을 추가로 완성할 수 있었다. 감사한 마음이다. 키토산 수출을 상담하기 위해 태국을 방문했을 때 교포와 함께 정부 고위인사들을 만나 비즈니스 환담을 나눴던 유쾌한 기억들이 생생하다.

식물에서 키토산과 같은 다당류를 얻으면 더욱 유용하게 활용할 수 있을 것이라는 아이디어로 이눌린(inulin)을 선택해 여러 면역증진 모델에서 실험을 추진했다. 이눌린은 T세포 증식 유도나 여러 종의 암세포 사멸에는 별다른 효과를 나타내지 않았는데, 다행히도 인터페론감마에 의해 감작된 대식세포로부터 일산화질소 합성을 유도하는 것을 발견했다[127]. 이눌린은 콜로이드상으로 존재하는 저장다당류의 일종이다. 국화과 달리아의 덩이뿌리 중 이눌린 비율은 계절에 따라 약간 달라 이른 봄에 함유량이 가장 많지만, 건조중량의 약 40%에 이른다. 알뿌리를 갈아 뜨거운 물로 추출하여 그 액을 냉각하면 이눌린이 침전된다.

이 외에도 이눌린은 초롱꽃과(도라지과)의 길경(*Platicodon grandiflorum*, 桔梗, 도라지), 더덕(*Codonopsis lanceolata*, 사삼), 엉거시과의 돼지감자(뚱딴지), 국화과의 치커리(chicory/*Cichorium intybus*), 우엉, 야콘 등에도 있으며, 흰색·무미의 공 모양 결정으로 뜨거운 물에 풀리고, 알코올에서는 결정으로 된다.

이눌린의 구조는 프룩토오스(fructose, 과당)가 β-1, 2- 결합으로 20~40개 중합하고, 프룩토오스 사슬의 환원말단에 1개의 글루코오스(glucose)가

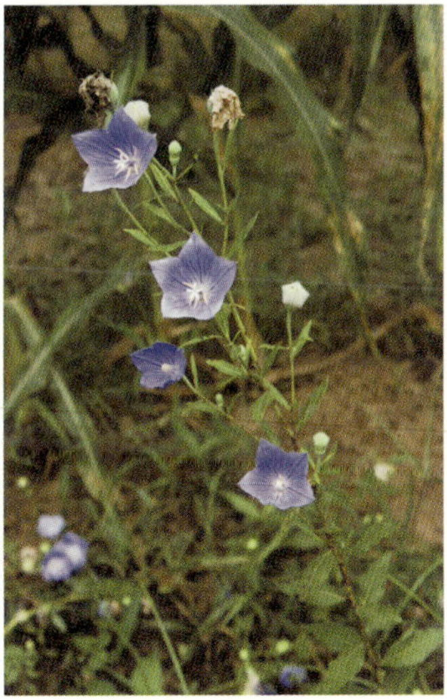

사진 46 도라지(한약재명: 길경, 약용부위: 뿌리)

수크로오스(sucrose)와 마찬가지로 α-1, 1-결합으로 이어졌다. 분자량은 약 5,000이다. 산과 함께 가열하거나 이눌레이스(inulase)라는 효소와 작용시키면 가수분해되어 전부 프룩토오스가 된다. 예를 들어 pH 1.0에서 온도를 37℃로 할 경우 수 시간 내에 80% 정도 분해되어 D-프룩토오스와 적은 양의 당류를 생성하지만, pH 3.0에서는 거의 분해되지 않는다.

이눌린은 인체에 무해하여 다양한 기능의 식품첨가물로 활용될 수 있으며, 생체에 투여하면 혈관 벽을 자유롭게 통과하고 세포외 액 속으로 확산되지만, 세포막은 통과하지 못하기 때문에 세포외액량을 측정하는 데도 이용된다. 이눌린의 일산화질소 생성 유도 효과는 기업의 관심으로 특허를 출원하여 상품화를 계획했는데, 이미 원료를 수입하는 회사가 설립되어 포기했다.

한약재 형개는 염증반응 중 일산화질소 생성을 증가시키는 효과를 나타냈으며[128], 버드나무에서 분리하여 아스피린의 원료로 쓰이는 살리실산나트륨은 일산화질소 합성을 억제했다[129]. 살리실산나트륨의 새로운 효과이다. 더욱 상세한 연구를 진행하여 과량의 일산화질소 생성에 의한 생체조직 손상 조절에 살리실산나트륨 제제가 활용될 수 있길 기대해 본다.

8. 정소와 일산화질소

남자의 생식기는 중요한 두 가지 성적 기능을 가지고 있다. 그 하나는 정자를 만드는 일이고, 또 다른 하나는 정자를 방출하여 수정시키는 역할이다. 음경은 좌우 한 쌍의 음경해면체와 요도를 싸는 요도해면체 그리고 외피로 되어 있다. 음낭은 정소 · 부정소 · 정관의 일부를 둘러싼 주름이 많은 주머니이다.

정소는 복강 내에서 발생하고, 태아의 말기에 음낭 안으로 하강하므로 복막을 비롯하여 근섬유 · 탄력섬유 · 결합조직 등 여러 겹의 막으로 싸여 있다. 하강하지 않은 정류정소는 수술로 치료해 줘야 한다. 정소는 음낭 속에 좌우 한 쌍이 있고, 다소 편평한 장타원형이다. 부정소는 정소의 상부에서 시작하여 정소에 부착되어 하행하고, 정소 하부에서 정관에 이행한다.

정자를 생산하는 곡정세관은 바깥둘레에 얇은 기저판이 있고, 관내강벽은 몇 층의 세포계열 가운데서 분열증식을 하여 정자가 되는데, 그 연속적인 분화과정의 각 단계를 이 부분에서 볼 수 있다. 즉 기저판에 접해서 남성 원시 생식세포인 정조세포가 배열하고, 차례로 관 중심부로 향하여 1 · 2차 정모세포, 조기 정자세포, 후기 정자세포로 성장해서 최후에 정자로 변환한다. 세정관에서 성숙한 정자들은 저장낭에 임시 저장되었다가 몸 밖으로 배출된다. 이 때 전립선 등에서 영양물질이 나와 정액을 형성한다.

정소에는 정세관 사이에 결합조직이 있고, 그 속에 간질세포인 라이디히세포가 작은 무리를 이루어 산재하며, 여기에서 남성 호르몬을 분비한다. 일반적으로 정자는 부정소나 정관 내에서는 운동을 하지 않고, 전립선액 등에 의해 운동이 활발히 촉진되어 전진 · 진자 · 선회의 여러 가지 운동을 한다. 전진속도는 사정 후 시간과 함께 운동하는 정자수가 급격하게 감소된다.

정자는 산에 대단히 약하여 곧 사멸하나, 알칼리성일 때는 운동성이 좋아지는데, 이런 이유로 한 때 유행했던 알칼리 제제가 아들 낳는 약으로 둔갑한 것은 아닌지 모르겠다. 기형정자가 20% 이상에 이르고, 운동성 등이 떨어진 것이 섞였으면 임신 가능성이 적어진다.

정소는 '정세관'이라고 알려진 가늘고 꼬인 수많은 관으로 이루어졌고, 정세포는 이 세관들의 내벽에서 생성된다. 이 성장과정들의 세포집단 사이에는 세르톨리 세포(sertoli cell)가 존재하여 발육하는 정자의 보호·지지 외에 영양분을 공급하는 역할을 수행한다. 미숙한 정세포가 자라면 세르톨리 세포는 이들을 정세관의 바깥 표면에서 세관의 중앙 통로로 보낸다.

섬유아세포가 비만세포의 증식과 분화에 결정적 영향을 주듯 세르톨리 세포는 정자형성 과정에 중요하여, 섬유아세포에서 일산화질소를 분비하듯 이 세포도 일산화질소를 분비할 것으로 예상하고 충남대학교에 재직 중인 교수로부터 세포주를 분양받아 실험하였다. 세르톨리 세포에서 분비되는 일산화질소의 정확한 생리적 기능은 장차 누군가에 의해 밝혀질 것이다.

정세관 밖을 메우는 결합조직 내에는 간질세포가 있어 남성의 제2차 성징을 발달시키는 테스토스테론을 분비한다. 우리 교실에서는 정소의 세르톨리 세포에서 일산화질소 생성 기전[130]과 이 때 아스피린의 원료인 소디움살리실레이트(sodium salicylate)에 의한 일산화질소 생성 억제효과 논문을 발표했다[131].

9. 약초의 향기

상당한 시간과 시약비를 소비해 가면서, 가능성이 높은 약초와 한방처방들 가운데 면역세포를 활성 또는 조절하는 효과가 있는 것들을 탐색해본 결과, 백굴채(*Chelidonium majus*, 白屈菜)가 생쥐 복강 대식세포를 활성화하여 일산화질소와 종양괴사인자 알파의 생성을 유도[132]하는 것을 관찰했다. 백굴채는 마을 부근 잡초지에서 잡초와 섞여 자라는 양귀비과 두해살이 월년초越年草이다. 줄기를 자르면 노란 주황빛의 즙이 나오는데, 그 빛깔이 마치 아기가 똥을 싼 색과 같다고 하여 '애기똥풀'이라고 한다. 전국 각지에 분포하고, 인가 가까운 곳에서도 잘 자라며, 약간 그늘지고 습한 곳

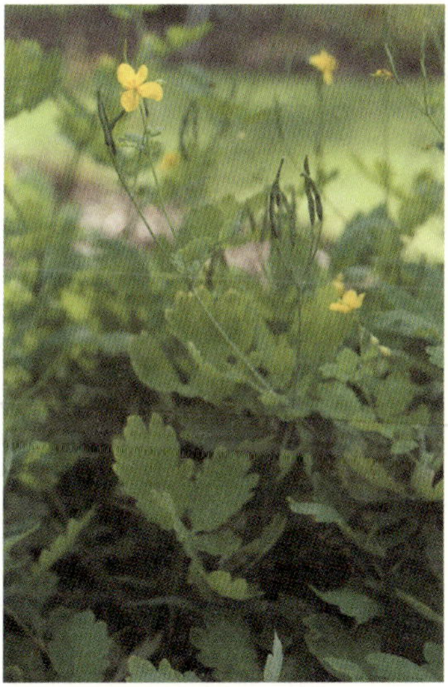

사진 47 애기똥풀 (한약재명: 백굴채, 약용부위: 지상부 전초)

을 좋아한다. 꽃잎은 4장이며, 열매는 가느다란 기둥모양으로 하늘을 보고 있는데, 그 모습이 바닷가에 자라는 함초와 비슷하게 생겼다. 꽃을 포함한 줄기와 잎을 약으로 쓰는데, 꽃이 피어 있을 때 채취하여 그늘에 말려 사용한다. 맛은 쓰고 매우며, 성질은 따뜻하다. 백굴채는 『구황본초救荒本草』에 기재되어 있으며, 독이 있어 너무 많이 쓰면 부작용으로 경련, 점막의 염증, 혈뇨, 눈동자의 수축, 마비, 혼수상태, 호흡마비 등이 올 수 있다.

한편 다른 연구팀 주도로 단삼의 색소 성분인 탄쉬논 IIA는 유도성 일산화질소 합성효소의 발현과 종양괴사인자 알파, 인터루킨-1베타, 인터루킨-6의 생성을 억제함을 관찰[133]했다. 단삼(*Salvia miltriorrhiza*, 丹蔘)은 꿀풀과의 쌍떡잎식물로 전체에 거친 털이 빽빽이 나 있다. 가을에 뿌리를 캐서 물에 씻어 햇볕에 말려 쓰는데, 그 색깔이 붉은 밤색을 띠므로 '단삼'이라고 한다.

토복령土茯苓[134], 씀바귀苦菜[135], 백화사설초白花蛇舌草[136], 귀전우鬼箭羽[137], 까마중[138] 등은 백굴채와 유사하게 대식세포를 자극하여 일산화질소 합성효소를 활성화하는 것을 확인했다. 토복령은 나리과의 넝쿨성 관목으로 산지 숲 가장자리에서 다른 나무에 넝쿨손으로 기대어 자라고, '청미래덩쿨', '명감나무'라고도 하며, 뿌리가 굵고 구불구불 옆으로 뻗어서 '토복령'이라고 한다. 습을 내보내고 열을 내리며, 피를 맑게 한다. 스밀라사포닌(smila saponin) B가 효소분해되면 디오스진(diosgin)으로 되며, 디오스진은 물분해하면 디오스제닌(diosgenin)으로 된다. 디오스제닌은 스테로이드호르몬의 합성원료로 쓰고, 디오스진은 용혈溶血[31] 작용이 있는

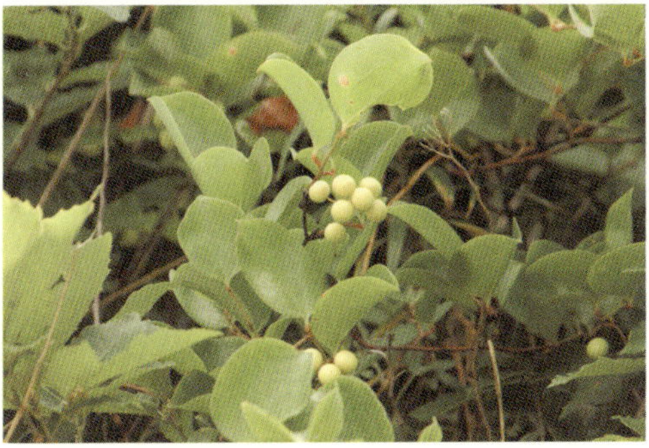

사진 48 청미래덩굴(한약재명: 토복령, 약용부위: 뿌리줄기)

독성 사포닌이다.

씀바귀는 국화과의 여러해살이풀인 씀바귀(*Ixeris dentata Thunb. Nakai*)의 전초로 '고채苦菜'라고 한다. 쓴맛이 있으나 이른 봄에 뿌리와 어린순을 나물로 먹고, 성숙한 것은 진정제로 쓴다. 씀바귀는 우리나라와 일본 등지에서만 자라기 때문에 서양 사람들에겐 생소하고 영어 이름도 없다. 햄버거에 들어가는 양상추는 왕고들빼기속(*Lactuca*) 식물이라서 'lettuce'라고 한다. 씀바귀는 왕고들빼기속 식물이 아닌 씀바귀속(*Ixeris*) 식물이다.

전남 백운산에서 처음 발견됐다고 해서 '백운풀'이라고도 하는 백화사설초는 꽃빛깔이 희고, 잎 모양이 뱀의 혀를 닮았다 해서 붙여진 이름이다. 백화사설초는 열을 내리고 독을 풀며, 염증을 삭이고 이뇨작용이 있으며,

---

31) 적혈구의 세포막이 파괴되어 그 안의 헤모글로빈이 혈구 밖으로 흘러나오는 현상. 용혈소의 작용에 의한 항원 항체 반응에 의하는 것 외에 삼투압의 저하, 세균이 분비하는 독소, 약제 따위의 여러 가지 원인으로 일어난다.

혈액순환을 돕고, 진통작용이 있다.

귀전우(화살나무)는 가지가 사방으로 퍼지며, 잔가지에는 코르크질의 날개가 붙어 있다. '참빗나무'라고도 한다. 잎은 마디마다 두 장이 마주 붙으며, 잎 모양은 달걀꼴로 양끝이 뾰족하다. 잎 가장자리에 작은 톱니가 있으며, 잎 뒷면은 잿빛을 띤 녹색이다. 5월에 연한 녹색의 꽃이 피어 가을에 동글납작한 열매가 갈색으로 익는다. 줄기에 붙어 있는 날개의 생김새가 특이하여 귀전우, 곧 '귀신을 쏘는 화살' 또는 '신전목神箭木'이라고 한다. 화살나무의 약성은 차며, 맛은 쓰고 독이 있다. 임신부에게는 쓰지 않는다. 민간에서 위암, 식도암 등 갖가지 암에 효과가 있다고 알려진 식물이다. 본 연구에서도 간접 항암작용을 예상할 수 있는 일산화질소 생성 효과를 확인했다. 또한 화살나무는 혈액순환을 좋게 하고, 어혈을 풀어 주며, 염증을 없애는 효능이 알려져 있다. 잎을 그늘에서 말려 차로 마실 수도 있다.

까마중(용규, 龍葵)은 가지과에 딸린 한해살이풀로 산, 집 주변, 길가, 빈

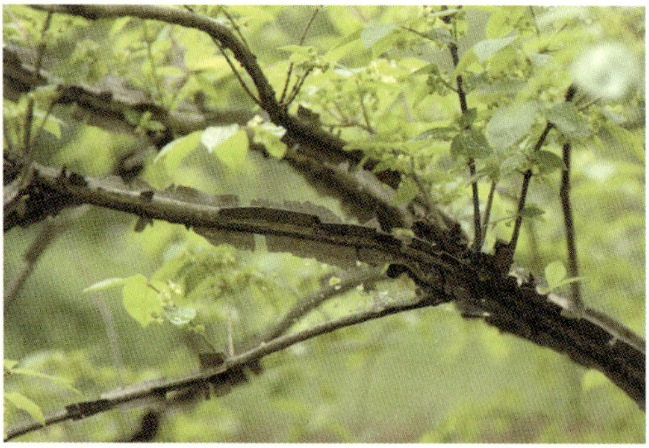

사진 49 화살나무(한약재명: 귀전우, 약용부위: 줄기에 생긴 날개모양의 코르크)

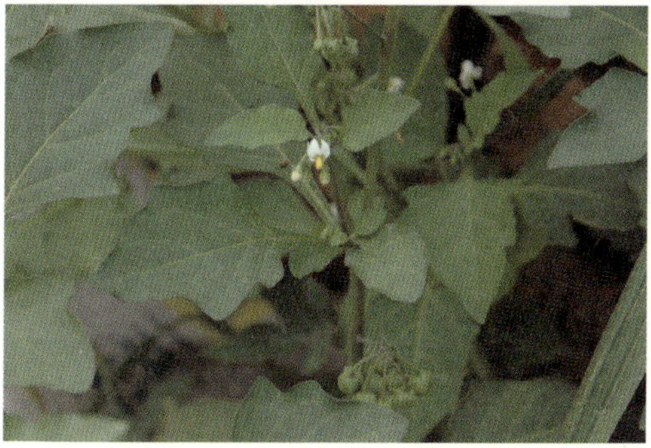

사진 50 까마중 (한약재명: 용규, 약용부위: 전초)

터, 개울가 같은 데서 흔히 자란다. 까마중의 어린잎은 나물로 먹으며, 여름철이 되면 조그맣고 하얀 꽃이 피고, 둥글고 까만 열매가 9월에 앙증스럽게 익는데, 그 열매가 중머리를 닮았다 하여 까마중이라는 이름이 붙었다 한다. 까만 열매는 단맛이 있어 어렸을 적 한 줌씩 따 먹었다. 한방에서 말하는 용규는 전초를 말린 것으로, 줄기와 잎은 기관지염 · 해열 등에, 뿌리는 이뇨제로 사용한다. 맛은 쓰고, 성질은 차다. 유독식물이므로 조심해야 한다.

의이인과 치커리가 주요 구성 약재인 캔서브[139]는 'cancer'와 'herb'의 합성어로 작명했으며, 생체 면역계의 활성화에 의한 항암보조제로 제품화하기 위해 전략적으로 연구 개발하여 기업체에 기술이전 했다. 임상적으로 실제 활용되는 한방처방인 황련과 백화사설초를 주요 한약재로 한 건비보신항암탕[140]과 지황을 주요 한약재로 한 가감좌귀음左歸飮[141] 모두 항암 · 항박테리아 · 항바이러스 효과를 기대할 수 있는 면역세포 활성화에 의한 일산화질소 생성을 촉진시키는 결과를 나타냈다.

10. '신은 주사위 놀이를 하지 않는다'

생체 내에서 TGF(*transforming growth factor*)-β1 분자는 세포의 증식과 분화, 이동, 세포고사, 부착, 혈관 신생, 생존 등을 조절하는 다기능성 세포활성물질이다. TGF-β1의 생물학적 기능 중 하나는 대부분의 정상 상피세포의 증식을 자가분비 기전으로 억제하여 암화癌化를 억제하는 것으로 알려졌다. 즉 상피세포의 초기 암화과정에서 TGF-β1은 세포주기의 저지와 세포고사를 유도하여 암의 발달과 증식을 억제하는 것이다. 반면에 암세포가 TGF-β1의 활성화에 의해 성장 억제가 둔화되면 암세포의 침윤, 혈관신생과 전이를 자극하기도 하는 이중적인 역할을 수행한다. 따라서 TGF-β1은 암 억제기능, 원암 유전인자로서 진행성 암화의 예견 바이오마커 뿐 아니라 암의 예방과 치료를 위한 목표 분자로 고려된다.

이처럼 TGF-β1은 다양한 기능을 갖는 분자인데, 의과대학 주임교수는 특히 상처가 났을 때 그 조직에서 TGF-β1이 과잉 발현되는 것에 착안하여 이를 조절할 수 있는 안티센스 TGF-β1을 제작하여 흉터완화제를 개발하면 폭발적인 관심을 유발할 것이라는 단순 명쾌한 아이디어를 고안했다. 서둘러 생체 내·외 실험모델을 정립한 다음, 우선 쥐의 피부에 상처를 내고 안티센스 TGF-β1을 처리하여 창상을 치유하는 효과를 관찰한 결과 예상한 대로 만족할 만한 결과가 도출됐다. 이 사실이 곧바로 언론에 알려지면서 흉터 때문에 고민하던 사람들의 과잉 성원으로 실험실은 한동안 몸살을 앓았다. 그 후에도 일양약품과 함께 수년 동안 지속적으로 안티센스

TGF-β1을 제품화하기 위하여 연구를 계속했다.

어쨌든 안티센스 TGF-β1에 의한 일산화질소 생성 억제 논문[142]과 안티센스 TGF-β1의 상처에 의해 유도되는 TGF-β1 mRNA 발현 억제 논문[143]은 안티센스 TGF-β1을 이용하여 활성화한 대식세포에서 분비되는 일산화질소 합성과 TGF-β1 mRNA 발현을 억제하는 효과를 밝힌 것이다. 즉 특정 유전자에 대한 안티센스가 그 유전자의 기능을 조절할 수 있음을 입증했다. 한약학과로 옮긴 직후 일양약품과 함께 수행하여 완성한 논문이다.

안티센스에 형광물질을 부착하여 시간에 따라 세포 내로 이동하는 모습을 생생하게 관찰할 수 있는 고가의 ACAS(adherent cell analysis and sorting)라는 레이저 세포분석기가 있었다. 이 장비는 대학 공동기기로 구입하여 우리 교실에서 관리를 맡았는데, 현실적으로 다른 교실에서 이 장비를 사용하는 데는 어려움이 적지 않았기에 여러 동료 교수들의 볼멘소리가 많아 곤혹스러웠던 기억이 있다.

대학 내 공동기기만 잘 활용할 수 있는 시스템을 갖춰도 연구 성과는 배가된다. 장담한다. 허나 치열하게 연구하지 않고 고통스런 산 경험 없는 보직자는 무지하고 무능하니 칼을 제대로 쓰지 아니한다. 못난 기득권에 매수된다. 우리 것 쓰지 못하고 타 기관 기웃거리는 설움, 왜 모르는가. 신진 연구자의 손발을 묶어놓고 있는 형국이다. 가용한 장비를 고려한 제한적 연구계획 밖에 세울 수 없으니 창의성을 박탈하는 형상이다. 보배인 냥 영광인 냥 녹이나 슬지 않게 품고 있는 칼, 제대로 된 주인을 만나야 한다.

권력인 냥 행태도 있으니, 통탄함 그득.

11. 암이란?

일반적으로 말하는 암은 '악성 종양'의 총칭이다. 악성 종양이란 종양이 원인으로 개체의 죽음을 포함한 생존을 위협하는 것이고, 양성 종양은 개체에 장애를 주는 정도가 적은 것을 말한다. 양성 종양이라도 발생하는 부위에 따라서는 치명적으로 되는 등 양자를 확실하게 구분할 수 없는 경우도 있지만, 악성 종양은 증식 속도가 빠르고 종양세포가 흩어져 침윤 · 전이를 하는 경우가 많다. 즉 생물학적 상태가 악성인 경우가 암이다. 종양은 조직 발생에 따라서 상피성 조직인 피부, 소화관 상피, 간장 등에서 발생하는 상피성 종양과 비상피성 조직인 근육, 골, 지방 등에서 발생하는 비상피성 종양으로 나눈다.

종양이란 개체의 장기 또는 조직 중에 있는 한 개의 세포에서 유래하는 변이 세포의 증식으로, 이것이 클론성으로 성장한 것이다. '클론(clone)'이란 한 개의 세포에서 유래한 세포 집단을 말한다. 세포는 개체의 죽음과 운명을 함께 하며 일생을 마친다. 그러나 이들 정상세포 중에 특별히 증식성이 높은 세포가 나타나 클론으로써 장기나 개체와 관계를 무시하고 증식한다. 그 세포 집단이 종양인 것이다.

종양은 개체의 모든 단계에서 생겨나는데, 대부분은 성숙 개체의 세포분열을 하는 장기나 잠재적으로 세포분열 능력이 있는 장기에 발생하며, 독립된 세포 덩어리를 형성한다. 종양이 장기 내에 발생하면 주위를 압박해서 증식하고, 피부와 같은 상피 면에 생기면 융기성인 덩어리를 만든다. 종양의 색깔은 흰색이나 회색이고, 경도는 부드러운 것에서 딱딱한 것까지 있다. 종양세포는 정상세포에 비해서 세포간의 결합력이 약하기 때문에 흩어지기 쉽고, 분리된 종양세포는 주위의 정상 조직에 침윤성의 증식을 나타내며, 림프관이나 혈관 내에 침입하여 원격 전이를 일으킨다. 종양 증식의 결과 장기에 장애를 주기 때문에 또는 온몸에 저 영양 상태를 만들기 때문에 개체의 생명이 위험에 빠진다.

종양세포의 증식성이 항진되는 이유를 현재로서는 유전자의 돌연변이에서 찾으며, 특히 증식을 조절하는 유전자군인 암 유전자, 암 억제 유전자, 성장인자와 그 수용체 유전자의 이상에 의한 것임이 밝혀졌다. 즉 암 유전자에 변이가 생겨 활성화하면 세포의 암화가 일어나고, 암 억제 유전자는 정상적인 상태에서 세포의 암화를 억제하도록 활동한다고 생각되는 유전자인데, 변이가 일어나 제대로 활동하지 못해 암화가 일어나는 것이다. 종양을 일으키는 유전자의 변화는 연속해서 다단계적으로 일어나는 것이 여러 증례症例의 암에서 입증된다.

유전자의 이상을 일으키는 외인으로는 대기오염이나 식품 속의 발암물질과 같은 화학물질, X선이나 자외선 같은 방사선, 사람 유두종이나 간염 같은 바이러스, 금속이나 플라스틱 같은 이물질, 부모로부터 유전 등이 있다. 이들 모두가 유전자를 변이하여 종양을 유도하고, 이미 발생한 종양은 외인이 사라져도 증식을 계속한다. 즉 종양을 증식시키는 것은 외인이 아니라 유전자 자신의 변화인 것이다. 그러나 호르몬 의존성 종양은 특정 호르몬에 반응하여 증식이 촉진되거나 억제된다. 따라서 유방암이나 전립선암은 의존 호르몬을 분비하는 장기를 적출摘出함으로써 종양의 증식을 억제할 수 있는 것이다. 또한 유전자의 돌연변이는 외인의 관여 없이도 세포복제에 동반하여 생길 수 있다. 생체는 돌연변이의 발생을 방지하기 위하여 교묘한 DNA 수복 구조를 준비하지만, 역부족일 때가 있다.

암의 의료에 가장 중요한 것은 조기에 발견하여 치료하는 것이다. 환자의 증상이나 경과 등을 참조로 시진視診, 촉진觸診 등을 통해 병소의 존재 부위를 추정한 다음 X선(X-ray), 컴퓨터를 이용한 단층斷層 촬영장치인 CT(computed tomography), 초음파(ultrasound), 자기공명영상법인 MRI (magnetic resonance imaging), 방사성 동위원소(radioisotope)를 이용한 화상 진단이나 기관지경, 위내시경 등의 내시경 조사를 실시한다. 다음으로 병소 부위에서 조직을 채취하는 생검生檢으로 전문적인 병리학적 검사를 실시한다. 서양 의학적 종양 치료를 위해서는 수술, 항암제 투여, 방사선 조사, 유전자 치료와 같은 방법이 잘 알려져 있다.

임상 치료 근거 자료를 바탕으로 한 표준화한 치료 지침이나 정상세포에는 영향을 주지 않으면서 암세포만을 선택해서 사멸시킬 수 있는 이상적인 치료방법을 개발하기 위해 많은 연구자들이 노력하고 있다. 또한 암세포를 고사(枯死, apoptosis, programmed cell death)시키는 방법이나 면역력 증진 등에 의한 암의 예방과 치료방법을 찾기 위한 연구도 활발하다.

12. 세상을 끌어안는 방식

인간 백혈병 세포주와 대식세포주에서 포스파티딜 이노시톨 3-카이네이스(phosphatidyl inositol 3-kinase, PI3K) 분자의 역할을 규명한 논문들[144-147]은 암세포의 증식과 분화 기전 이해에 의한 암치료 기술개발에 기여할 것으로 생각된다.

원지[148]와 천문동[149]이 간세포의 고사(계획된 세포의 죽음)를 조절하는 효과가 있음을 암시하는 논문을 발표했을 뿐만 아니라, 페퍼민트[150]·쥬니퍼[151]·레몬오일[152] 등을 활용한 중추신경계 질환을 치료하기 위한 향기요법의 치유 근거를 검토했다. 이들 오일이 45℃에서 15분 동안의 열 충격에 의한 뇌 성상세포주의 고사를 억제하는 효과를 관찰했으며, 그 약리 기전도 규명했다. 생체 내 실험 등 계속적인 추가 연구가 필요하겠지만, 이들 오일이 뇌세포 보호효과를 증진시킬 가능성이 있음을 암시한다.

일산화질소 생성제인 소디움 니트로푸루시드(sodium nitroprusside)의 심장근육세포주의 세포고사 유도 기전 논문[153]과 프랜타이노사이드-D(plantainoside-D)의 아드리아마이신(adriamycin) 유도성 심장근육세포의 세포고사 억제 기전[154]과 인삼 사포닌의 섬유아세포 고사 유도효과 논문[155]은 타 대학 주도로 수행한 연구이다.

오전 9시, 오후 1시 하루에 두 번씩 세미나를 강행하면서 실험 가설을 세우고 나면, 그 다음은 막노동이라고 생각하고 실험에 매진했다. 가족이나 친지들과 편안한 마음으로 오붓한 시간을 가져 본 기억이 없다. 외톨박이처럼 논문을 읽으면 됐지 학회 참석도 불필요하다고 생각했다. 논문을 쓰고 있을 때는 학생들이 찾아오는 것조차 귀찮아했으며, 웬만하면 논문을 완벽하게 작성하고 나서 가볍고 기쁜 마음으로 퇴근하곤 했다.

한의학의 우수성을 제대로 발표할 수 있는 국제 수준의 학술지 하나 없는 것은 잘 생긴 얼굴에 미목眉目이 없는 것과 다르지 않다. Oriental Pharmacy and Experimental Medicine(OPEM)은 그 동안 외국 학술지에 논문을 투고할 때마다 우리의 정서가 담긴 전통 한의약 관련 연구 결과, 이를테면 한방탕제를 이용한 실험 결과나 사상체질에 관한 실험 결과 등을 이해시키고 발표하는 데 어려움을 느껴 창간하기로 결심했다. 보편적인 한의학 언어를 세계인과 공유해야 한다.

SCI(Science Citation Index, 과학 논문 인용 색인) 등재 국제학술지로 발전시키기 위해서는 전략적인 노력을 해야 함은 당연하다. 허나 사공이 많으면 배는 산으로 간다. SCI 학술지로 육성할 이유가 어디에 있느냐, 학술진흥재단 학술지로 족하다며 일갈한다. SCI가 알레르겐인 학자도 있다. 학자가 학문을 논문 아니고 무엇으로 말하는가? 냉소적 이론만 제시할 뿐 동조적 모습이나 합리적 대안은 보이지 않는다. 대학본부에서 돕겠다는데도 생트집이고 묵묵부답이고. 어찌하자는 것인가. 무슨 일로 그리하는지 화이부동 하고 싶은데 그저 내 손으로 노를 저어 가야 한다. 국외 과학자들의 성원이 크니, 그나마 다행함 그득하다.

연구자들한테 돈을 빌릴 수는 있어도 논문을 구걸할 수는 없다. 자신의 소중한 연구 결과를 무명 학술지에 투고하여 사장시키라고 권유할 수는 없다. 일본에서는 우수한 연구 결과를 헌신적으로 투고하여 노벨상을 받은 대학학술지가 있다는 말을 들었다. 잘 알려진 유사 해외 학술지에 투고하면 그만이라고 여기는 단순한 생각의 고위 인사도 있지만, 긴 안목으로 보면 우리의 정서가 그득 담긴 한의학 분야만큼은 단 하나의 학술지라도 어떤 어려움이 있더라도 우리가 모든 책임과 권한을 갖고 성장시켜야 한다. 훼손시키지 않기 위한 마음 그득하기 때문이다.

쉽지 않겠지만 전통의학 이론을 바탕으로 한 분자 수준의 명확한 전통의학 연구 결과만을 게재할 수 있는 학술지인 Theory-based Molecular Traditional Medicine(TMTM)도 전략적으로 창간할 계획에 있다. 맑은 마음으로 읽혀져 깊은 울림을 줄 수 있을 것으로 기대한다.

13. 암세포 사멸 한약

정향丁香[156]과 신이辛夷[157]의 비만세포주 세포 고사 유도효과는 동아대학교 의과대학팀과 함께 진행한 연구로서 임상적으로 비만세포의 이상 증식에 의한 비만세포증에 유효할 것으로 생각된다.

하나의 조혈 줄기세포가 종양성으로 증식되는 것이 백혈병으로, 자기 보존 능력을 가진 줄기세포의 증식이기 때문에 심각하다. 줄기세포는 자기 복제 능력과 분화능력이 있는 세포이다. 한편 조혈 줄기세포의 감소는 재생 불량성 빈혈을 일으킨다. 중증의 재생 불량성 빈혈의 치료에 다분화능 조혈 줄기세포를 이식하는 것은 이치에 맞는다.

백혈병 치료에 있어 만일 종양화한 간세포인 백혈병 세포만을 사멸시키고, 정상의 줄기세포를 상해하지 않는 약제가 있으면 좋겠지만, 그런 이상적인 약제는 아직 없기 때문에 백혈병 세포와 정상의 줄기세포를 모두 사멸시키고 나서 정상의 다분화능 간세포를 이식한다.

하지만 1999년에 스위스 바젤에 본사가 있는 세계적 제약회사인 노바티스사는 정상세포는 건드리지 않고 특정(*bcr/c-abl*) 유전자가 만드는 단백질만을 공격하는 '글리벡'(Glivec; Gleevec; imatinib mesylate)이라는 획기적인 만성 골수성 백혈병 치료제를 개발했다. 노바티스사는 2004년도 기준으로 매출액은 282억 달러, 순이익은 58억 달러를 기록했으며, 연구 개발비로 42억 달러를 투자했다.

성균관대학교 약학대학에서 노바티스사의 핵심 연구자들을 초청하여 마련한 '글로벌 신약개발 전문가 과정'을 이수하면서, 서양식 신약개발은 그들에게 맡기는 것이 타당함을 재차 확인했다. 치열하게 고뇌하지 않고 서양과학 흉내나 내는 연구, 부끄러움 그득하다.

특정 암세포만을 골라 사멸시키는 마법의 탄환이라고 하는 '글리벡' 같은 약물 개발이 절실하지만, 여러 원인 인자에 의한 다인자성 질환으로 고통받고 있는 현대인의 건강 유지에 필요한 우리 한의약물 개발도 꼭 필요하다고 생각한다. 한의학의 강점을 부각시키는 정체성 있는 연구개발에 제대로 도전해 보고 싶은 마음 그득하다.

임상에서 처방되는 황련해독탕黃連解毒湯을 이용하여 비만세포 매개성 알레르기 반응 억제효과[35]와 가감황련해독탕에 의한 사람 백혈병 세포주 고사 유도효과[158]를 검토했다. 부작용이 거의 없는 가감황련해독탕 같은 한방제제가 양방제제와 어울려 임상적으로 유용하게 활용되길 기대해 본다.

간세포주에서 에탄올 유도성 세포활성물질 분비에 있어 인진호茵陳蒿의 효과, 고분자 수용성 키토산에 의한 혈청 결핍성 세포고사 유도 억제효과 논문[159, 160]과 포공영의 간암세포주에 대한 독성 발현효과 논문[161]은 한국화학연구소를 거쳐 현재는 충북대학교에서 박사 후 연구원으로 근무하는 구현나 박사의 작품이다. 구 박사는 부산대학교 분자생물학과에서 석사를 마치고 합류하여 교실에서 박사학위를 받았다. 의리를 중시하는 여성 과학자로 내가 경희대로 옮길 때 자신의 모든 일신상의 어려움을 뒤로 하

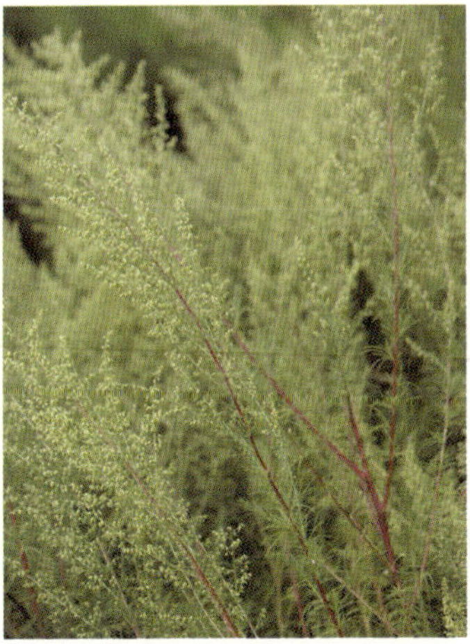

사진 51 사철쑥(한약재명: 인진호, 약용부위: 지상부 전초)

고 실험실 설립을 주도했다. 아름다움 그득.

백화사설초를 주요 한약재로 한 팔진항암단의 사람 백혈병 세포주의 세포 고사 유도효과 논문[162]과 미숙탱자에 의한 백혈병 세포 고사 유도효과 논문[163]은 이진무 군과 그의 처인 김미선 박사가 완성했다. 김 박사는 부산대학교 분자생물학과 출신으로 대단히 스마트하고 섬세한 연구자로 서울대학교 의과대학을 거쳐 현재는 미국 국립보건원(NIH)에서 박사 후 연구과정을 밟는다.

비만세포주에서 트립신에 의한 종양괴사인자 알파 분비 유도효과 논문[164], 숙지황을 주요 한약재로 한 육합탕六合湯[165] 논문, 계지·적복령·목단피·적작약·도인을 주요 한약재로 한 계지복령환桂枝茯苓丸[166] 논문, 육종용을 주요 한약재로 한 제천전[167] 논문은 타 연구팀과 공동으로 발표했다. 당귀·백작약·숙지황·천궁으로 구성되어 보혈화혈補血和血하고 조경調經해서 모든 혈증을 다스리는 사물탕四物湯에 봉출·계피가 들어간 육합탕六合湯은 부인과질환에 좋은 처방으로 알려져 있고, 계지복령환 역시 '탈명환奪命丸'이라고도 하며, 생리통 등에 주로 처방하는데, 향후 임상연구 등을 거쳐 자궁경부암 치료에도 유용하게 활용될 수 있음을 시사하고 있다.

칸타리딘(cantharidin)[168], 반지련半枝蓮[169], 왕머루 뿌리에서 분리한 헤이네아놀 A[170]의 암세포 고사 유도효과와 폐암세포의 세포 고사 기전[171] 연구들은 경희대학교 한의과대학 병리학교실 주도로 수행됐다.

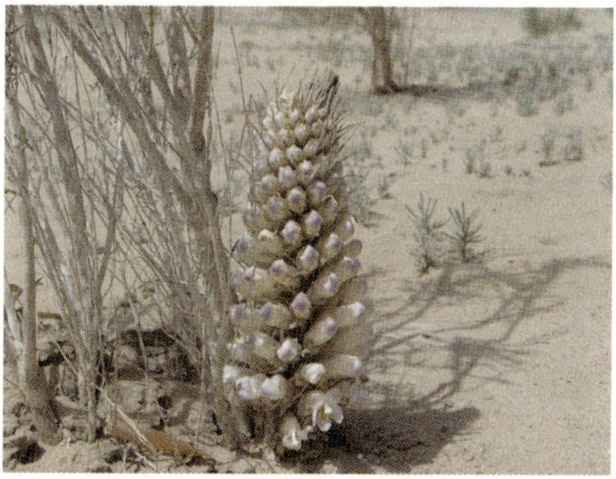

사진 52 육종용(한약재명: 육종용, 약용부위: 육질경肉質莖)

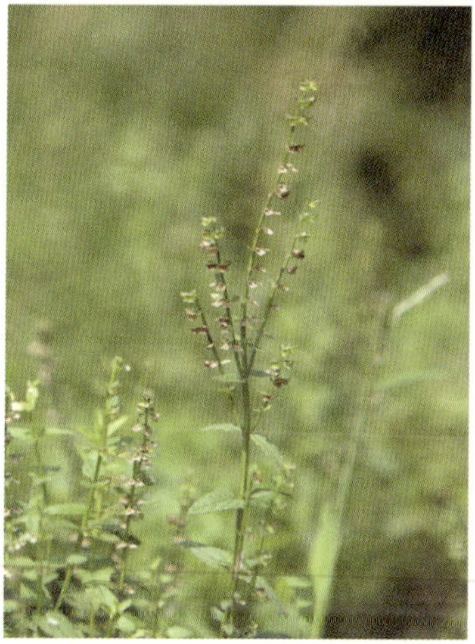

사진 53 칫솔골무꽃(한약재명: 반지련, 약용부위: 전초)

반지련은 채송화의 전초로 남아메리카 원산이다. 줄기는 붉은 빛을 띠고 가지가 갈라져서 퍼진다. 잎은 육질育質로 어긋나고 흰색 털이 보인다. 하

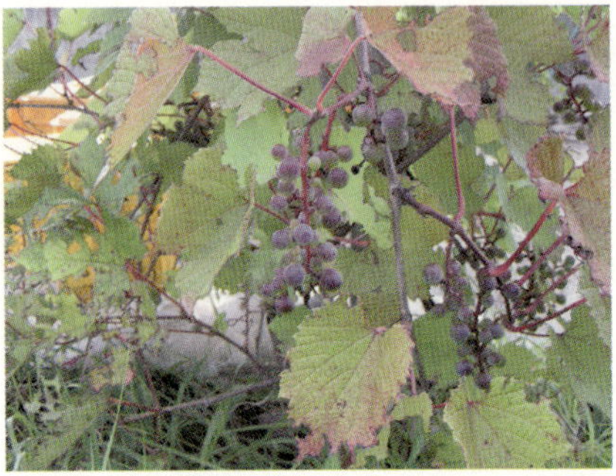

사진 54 왕머루 (약용부위: 뿌리, 줄기, 열매)

루살이처럼 하루를 살고 지는 꽃으로 수명이 짧으니 하루가 대단히 바쁘다.

아침에 봉오리였던 것이 정오쯤 되면 활짝 피며, 오후에는 바람 없이도 한 꽃 안에서 수술과 암술이 스스로 움직여 만나 씨앗을 만든다. 그리고 저녁이 되면 나팔꽃처럼 꽃이 쪼그라들며 진다.

채송화는 학명인 그란디플로라(grandiflora)가 말해 주듯 꽃이 큰 편이고, 꽃빛깔이 보석 같아서 채송화 화단을 바라보면 마치 보석을 흩뿌려놓은 것처럼 보인다. 우리나라에는 쇠비름과의 식물로 모양이나 생태가 채송화와 비슷하지만, 5~9월경 노랗고 작은 꽃이 피는 쇠비름이라는 번식력이 강한 풀이 있다. '장명채長命菜'라 하여 장수에 도움이 되는 풀로 알려져 있는데, 실제로 쇠비름에는 혈액을 맑게 하는 효능이 있는 오메가-3 같은 성분이 있다. 노란 다섯잎꽃이 가지 끝에 피며, 잎은 푸르고, 꽃은 노랗고, 줄기는 빨갛고, 씨앗은 까맣고, 뿌리는 하얗다 하여 오행초라고도 한다.

이 외에도 근종을 가진 여성들이 임신할 경우에 분비되는 융모막호르몬

(human chorionic gonadotropin, HCG)에 의해 자궁근종의 크기가 더 증가할 수 있는데, 이러한 반응을 억제할 수 있음을 밝힌 반지련[172] 논문과 시호가 주요 한약재인 시호가용골모려탕柴胡加龍骨牡蠣湯의 간세포성 종양 억제효과[173] 논문도 발표했다. 인삼과 숙지황이 주요 한약재인 십전대보탕가미방의 암 전이 억제효과[174]와 상황버섯에 의한 생쥐 흑색종 세포 전이 억제효과[175] 논문을 발표했다. 상황버섯(*Phellinus Linteus*)은 뽕나무나 참나무 등과 같은 활엽수의 썩어 가는 등걸에 자생하는 황색버섯이라는 뜻으로, 번식이 잘 되지 않는 매우 희귀한 담자균류의 버섯이다. 밝은 금빛 나는 계란형 포자와 다양하게 바뀌기를 잘 하는 수많은 강모, 포자를 잉태하는 자실경막 등이 상황버섯의 특징이다.

부산 동의대학교 한의과대학 신순식 교수와 함께 산삼에 의한 사람 백혈병 세포의 고사 유도효과[176]와 해암탕解癌湯에 의한 대장암 세포 고사 유도효과도 발표했다[177].

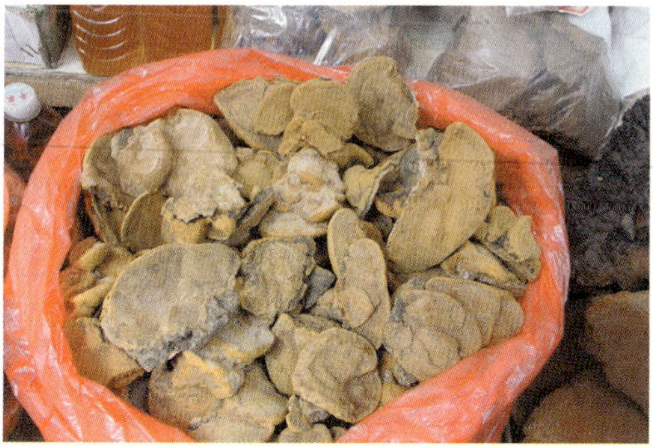

사진 55 목질진흙버섯(한약재명: 상황, 약용부위: 자실체字實體)

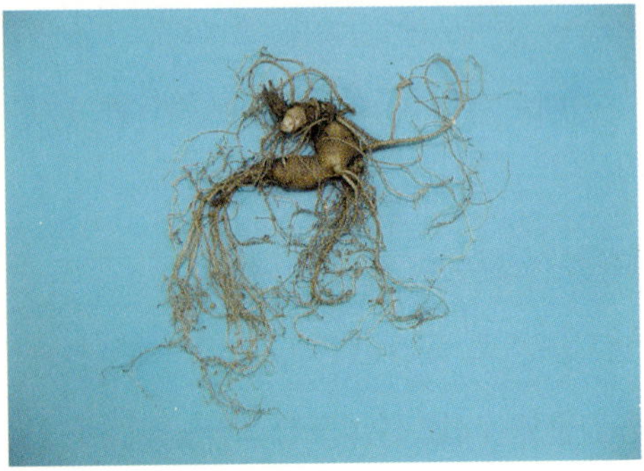

사진 56 산삼(한약재명: 산삼, 약용부위: 뿌리)

14. 클로렐라

백화사설초白花蛇舌草를 포함한 16가지 한약재로 만든 보음면역단補陰免疫丹의 면역증진 효과[178]는 임상 연구팀과 함께 발표하였다. T림프구에서 면역증진 지표인 인터페론감마의 분비를 대조군보다 3.7배나 증가시켜 마땅한 면역증진제가 없는 현실에서 임상적으로 매우 유용하게 활용될 수 있을 것으로 생각된다.

허브(herb)와 사이토카인스(cytokines)를 합성하여 작명한 '허브카인스'는 면역증진제 개발을 목표로 처방을 완성했으며, 주요 한약재는 백출·산약·육계·맥문동·황기이다. 특히 허브카인스를 단순 열수 추출했을 때보다 알코올로 발효하였을 때 스태미너 증진 효과[179]와 면역세포 활성능[180]이 훨씬 강력하므로 특허를 획득하여 외국의 비싼 양주에 필적하는 고급 한방약주로 개발하거나 초콜릿으로 개발하고자 했다. 특히 초콜릿 제품의 경우 여러 회사를 접촉했으나, 적극적인 관심을 표명하지 않아 회사까지 설립해 가며 유명 브랜드를 만들어 보고자 고민을 많이 했다. 한방 알코올 발효산물 제조하는 데 1,500여만 원, 초콜릿 2톤 값인 900만 원, 디자인 · 포장비 2,000여만 원 등 5천만 원 정도를 허비하고 말았다. 제품도 생산해 보지 못하고 시제품 제작단계에서 초콜릿 제조업체가 부도를 냈기 때문이다. 언젠가 기회가 되면 어떤 형태로든 다시 제품화하고 싶다.

숙지황을 주요 한약재로 한 우귀음右歸飮[181]과 가미십전대보탕[182]의 면역증진 효과 논문은 임상적으로 유용하게 활용되는 처방들을 대상으로 우리 실험실에서 최초로 입증한 면역증진제의 효능을 평가하기 위한 생체 내 실험방법 중의 하나인 강제수영부하시험에서 부동시간을 감소시키고, T림프구로부터 인터페론감마 등의 생성을 증가시키는 효과 등을 입증하여 발표했다.

보중익기탕補中益氣湯은 잘 알려진 체력 증강제로 황기 5.62 g, 인삼 · 백

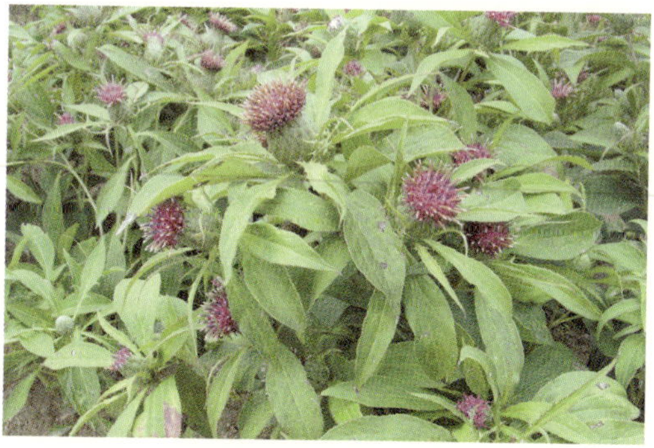

사진 57 삽주 (한약재명: 백출, 약용부위: 뿌리줄기)

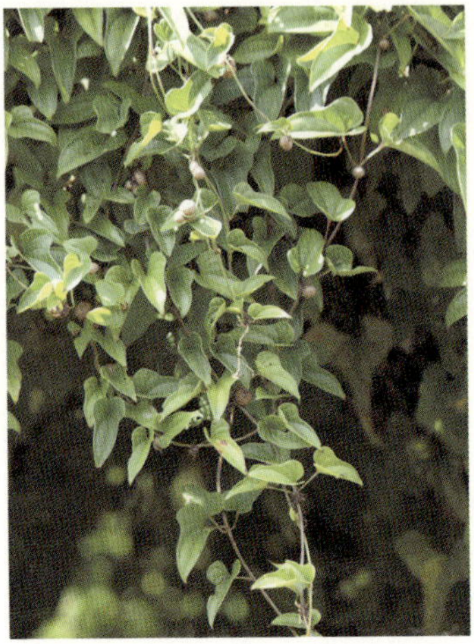

사진 58 마(한약재명: 산약, 약용부위: 껍질을 벗긴 뿌리줄기)

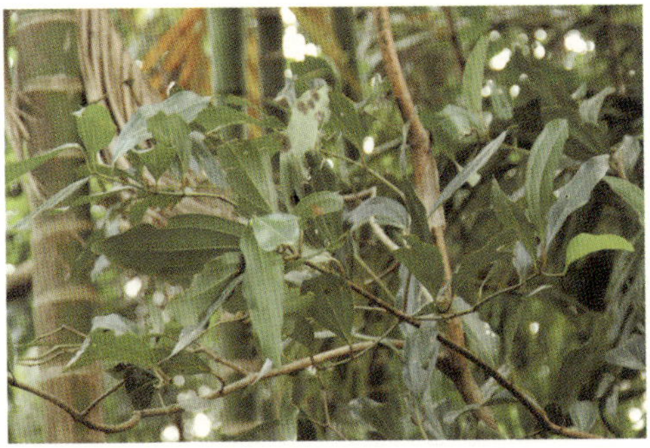

사진 59 육계나무(한약재명: 육계, 약용부위: 줄기껍질)

출 · 감초 각 3.75 g, 당귀신 · 진피 각 1.875 g, 승마 · 시호 각 1.3 g으로 구성된다. 가미보중익기탕의 면역력 증진 효과를 검토해 보기 위해 생체 내 실험의 바이오마커(biomaker)로 활용될 수 있는 강제수영부하시험을 실시한

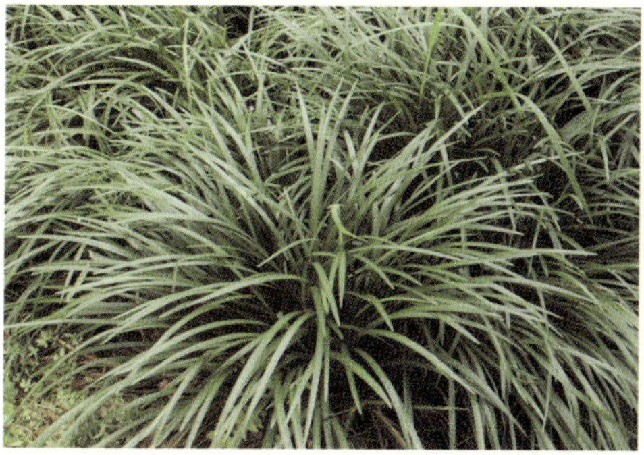

▌사진 60▌ 맥문동(한약재명: 맥문동, 약용부위: 덩이뿌리)

결과 유의미하게 부동시간을 감소시켜 스태미나 증진 또는 피로 회복을 암시하는 효과를 확인했다[183]. 또한 생체 외 실험에서 T세포주로부터 인터페론감마의 생성 유도효과도 관찰했다. 현삼과 익모초의 면역증진 효과도 보고했다[184, 185]. 더욱 상세한 실험을 거치면 바이러스 감염에 의한 감기 증상 등에 임상적으로 응용할 수 있을 것으로 생각한다.

단세포 조류藻類 생물인 클로렐라는 체질개선, 항산화 효능 외에 다양한 생리활성을 가진 기능성 소재로 활용될 가능성이 높아, (주)대상에서 제공한 클로렐라를 이용하여 항우울 활성, 스태미나 증진과 면역증진 관련 기능을 실험적으로 검토해 보았다. 매일 0.05, 0.1, 0.15 g/kg 농도의 클로렐라를 실험용 생쥐의 구강에 투여하여 3일, 7일째 되는 날 강제수영부하실험을 시행한 결과 0.15 g/kg 클로렐라를 투여한 그룹에서 수영을 포기하는 부동시간이 현저히 감소됐다. 이 때 혈청 중 혈액 질소 요소(blood urea nitrogen) 수치는 낮아졌으며, 크레아틴 카이네이스(creatine kinase), 락

틱 디하이드로제네이스(lactic dehydrogenase) 수치는 감소하는 경향을 나타냈다. 또한 혈액 중 포도당 수치는 높아졌으며, 전 단백(total protein)과 알부민(albumin) 수치는 달라지지 않았다.

이런 결과들[186]은 클로렐라가 육체적 지구력과 면역기능을 증진시키는 기능이 있음을 시사한다. 영양소가 결핍될 때 나타나는 면역저하 현상도 개선시키는 연구 결과도 얻었기 때문에 항암제나 방사선 치료 후유증 등으로 고생하는 환자의 면역증진을 위한 건강기능식품 소재로 활용할 수 있을 것으로 생각된다. 다른 연구 기관에서 시행한 사람을 대상으로 한 임상시험에서도 면역증진 기능이 확인됐다. '밸런스'를 표현한 예쁘고 편안한 모습의 클로렐라 광고에서 한의학의 음양조화가 연상된다. 모자람도 넘침도 아니 된다. 균형이 최고다. 모자라는 면역력을 채워주는 것이 최선이다. 클로렐라 국제논문이 삼천 편이 넘는다. 흥미로움 그득.

또한 잘 알려진 인삼의 스태미나와 면역증진 효과[187]도 새로운 방법으로 규명했다. 이런 면역증진제들은 노화나 항암치료와 같은 것들 때문에 비롯되는 생체의 면역력 저하에 의한 모든 질환의 치료는 물론 정신적・육체적 체력 증진을 위해 유용하게 활용될 수 있을 것이다. 세명대학교 한의과대학 한방병원장을 역임한 성현재 교수가 수용성 키토산과 마늘을 주요 약재로 창안한 '피로풀'의 면역증진 효과도 동물실험으로 입증했다[188].

암 치료에 관한한 서양의학적 치료가 절대적인 것으로 인식된 가운데, 최근 경희대학교에서 개최한 국제학술대회에서 일본 암연구소(Cancer Institute Hospital, Japanese Foundation For Cancer Research)의 에추

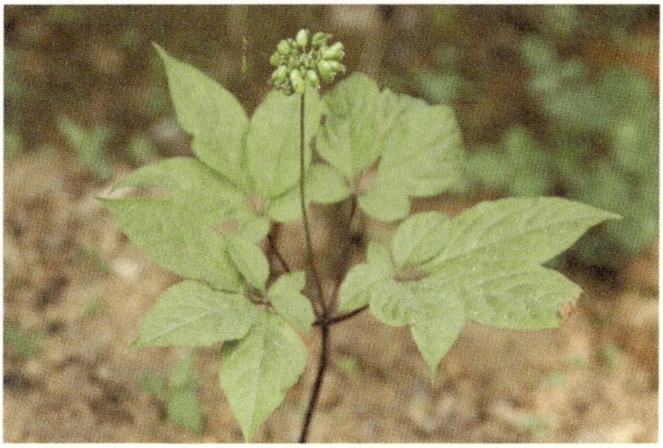

사진 61 인삼 (한약재명: 인삼, 약용부위: 뿌리)

오 호시노 박사는 보중익기탕과 복령음으로 위암을, 십전대보탕으로 간암과 충수암을 치료한 사례를 발표해 관심을 모았다. 한의과대학도 한의사도 없는 일본에서 의사가 이룬 성과이다. 우리나라에서도 한의사 제도를 없애면 견제나 미움, 질시 같은 것이 없어져 한의학이 더욱 융성할 지도 모를 일이다. 넘치는 힘이 있음에도 습관적으로 말뚝에 매여 답답하게 지내는 코끼리처럼 한의학적 암 치료를 시도조차 하지 못하고 있는 한의학 종주국의 정치적 · 사회적 현실이 대단히 슬플 따름이다. 그나마 경희대학교 동서신의학병원 MU통합암센터에서 '재발 전이 암 전문 암센터'를 개소하여, 많은 어려움을 극복해 가면서 암 환자들의 생존율과 삶의 질 향상에 크게 기여하는 한방 치료 사례가 대폭 축적되고 있다니 다행스럽기 그지없다.

15. '달마가 동쪽으로 간 까닭은'

강력한 항염증제인 글루코코티코이드(glucocorticoid)에 의한 뇌 소교세포(microglial cell)로부터 일산화질소 생성 억제에 있어 PKC의 역할에 관한 논문[189]에서 자가면역질환 치료에 사용되는 부신피질호르몬의 예상 약리 기전을 규명했다. 대표적인 부신피질호르몬제인 덱사메타손이 뇌 면역기능을 담당하는 소교세포에서 자극제로 사용한 인터페론감마와 포볼에스테르 또는 리포다당체에 의해 상승적으로 증가하는 일산화질소의 생성을 억제하는데, 이 때 PKC가 관여함을 입증한 것이다.

일산화질소가 복강 대식세포에서 PKCδ 유전자의 발현을 억제한다는 논문[190]은 활성화한 대식세포에서 일산화질소가 생성될 때, PKC 효소가 대단히 중요한 역할을 한다는 보고들이 많았기 때문에 일산화질소가 생성되는 여러 조건에서 대식세포의 주요한 PKC 아형인 PKCδ 유전자의 발현 변화를 관찰해 보았다. 그 결과 PKCδ 유전자의 발현량이 현저히 감소되고, 특이적 일산화질소 생성 억제제에 의해 그 발현량이 회복됨을 관찰하여 발표했다.

일산화질소는 혈관 확장이나 신경전달 물질이라는 중요한 기능 이외에도 면역계에서 항미생물, 항암, 항바이러스 등의 활성을 나타내는 분자이기 때문에 그 생성 조절 기전을 이해하는 것은 중요하다. 본 연구에서는 인터페론감마에 의해 일차적으로 활성화한 대식세포들에 2차 자극을 가했을 때 상승적으로 일산화질소의 생성이 증가하는 기본적 실험부터 여러 다른 분자들과 관련성을 입증해 갔다. 일산화질소는 수초 이내에 아질산염이나 질산염으로 변하여 실질적인 일산화질소를 측정하기는 쉽지 않다.

그 무렵 마침 세포에서 분비되는 일산화질소를 배양상태에서 직접 측정할 수 있는 기계를 일본 회사에서 판매하는 것을 알았다. 이미 이 기계를 사용한 논문도 몇 편 보고됐으므로 교실 입장은 가격을 불문하고 일산화질소 발생 기전을 연구하기 위해 지체 없이 그 기계를 구입하고자 했다. 염치 불고하고 일본 오사카대학교 노무라 조교수한테 부탁했더니 흔쾌히 허락했다. 고맙기도 하고 한 번 만나고도 싶어 정식으로 초대하자, 그 기계를 손수 가지고 와 주었다. 곧바로 엄청난 기대 속에서 기계를 설치하였는데, 원하는 자료를 얻기 위해서는 해결하기 힘든 결정적 장애물이 있었지만, 그 점을 고려하지 못한 점을 후회해야 했다. 즉 이 기계가 지나치게 민감하여 대단히 미미한 불규칙적인 진동수에도 결과는 엄청난 편차를 드러내기 때문이었다. 따라서 이 기계는 완벽한 노이즈(noise)[32] 제거 시설을 갖춘 곳에서 사용할 수 있었던 것이다. 어떻게든 활용해 보려고 전기 생리 전문가들의 도움을 받아 가면서 시설을 구축하려고 시도했으나, 결국 이 기계를 사용하지 못하였다.

일산화질소 합성 유도에 있어 PKC 활성화제인 포볼에스테르의 상승적 효과[191]와 일산화질소의 생성이 수퍼옥사이드의 형성을 억제한다[192]는 두 편의 논문에서는 포볼에스테르가 인터페론감마로 감작된 대식세포를 활성화하여 일산화질소의 합성을 상승적으로 증진시키고, 대식세포 활

32) 희망하는 신호에 방해가 되는 전기적 요란.

성화에 의한 수퍼옥사이드의 형성이 일산화질소의 생성으로 억제됨을 밝혔다. 첫 번째 논문은 미국 면역학회지에 기분 좋게 게재됐으며, 두 번째 논문은 국제 논문에 목말라하던 시절이었는데, 마침 국제 생화학 및 분자생물학 학술지(Biochemistry and Molecular Biology International)의 편집위원장인 러시아 교수가 실험실을 방문하여 논문 원고를 검토해 보더니 투고해 줄 것을 원해 게재된 논문이다. 조금씩만 가다듬으면 국제 논문에 실을 수 있는 결과물이 있었는데도 영어로 논문을 써야 하는 것과 같은 번거로움 때문에 투고 자체를 심난하게 생각하여 국내 논문으로 만족하는 경우가 대부분이던 시절이었다. 또한 한편으로는 기본적인 시설이나 장비를 갖추지 못한 열악한 환경에서 얻은 실험 성적이므로 국제 논문에 당당하게 발표할 만큼 자신이 없었던 것이다. 이를테면 실험에 사용하는 수돗물에서 빨간 녹물이 나오고, 온도계의 편차가 3~4℃씩 나며, 불규칙한 전압은 예민한 분석기계에 영향을 주어 실험 결과가 불안정할 수밖에 없었던 것이다. 언젠가 국제학술대회에 초청한 외국 연자들을 실험실에 초대하여 자랑스럽게 실험실과 여러 실험 장비들을 소개했더니 "wonder-fool, beauti-fool!" 했다. 하긴 미국으로 유학 가서 한의학 논문 쓰는 풀도 있는 것 같다.

수돗물을 정제한 후 증류한 물을 사용하기는 하였으나, 그 순도를 생각하지 못했고, 세포 배양실은 지금도 별반 다르지 않지만 일주일에 한 번 정도 대청소하는 것이 전부였다. 허나 열악한 환경만 탓하고 손을 놓고 있을 순 없었기에 세포 배양실의 오염문제를 해결하기 위해서 가능한 청결하게 하고, 사용하지 않을 때는 자외선 등을 켜 놓았으며, 증류수는 아예 약국에서 주사용 증류수를 구입해서 세포배양 등에 이용했고, 온도계는 일본제를 특별 주문하여 사용했으며, 커다란 전압조절계도 독일제를 구입하여 비교적 안정적인 자료를 얻을 수 있도록 노력했다. 무더운 여름철의 경우 에어컨 등에 의하여 정해진 전기 사용량이 초과되어 정전되곤 한 적이 있지만, 다른 실험실과는 비교할 수 없는 좋은 여건을 마련해 가면서 실험에 매진한 시절이었다.

선진국의 훌륭한 연구 환경에서는 하드워커가 되어 우수한 업적을 발표한 연구자가 국내에 돌아와서는 적응하지 못하는 사례가 적지 않다. 우리나라의 지형적인 특수성을 현명하게 극복해 온 생존 유전자를 활용한 궁여지책 실험에 익숙해지려고 노력하지 않고서는 평생 제대로 된 업적을 내기 어려운 것이 아닌지 모르겠다. 나라 경제규모가 커졌다고 하지만, 구구하게 이것저것 말로 다 설명할 수 없는 열악한 연구 환경, 불편한 진실(an inconvenient truth)을 실제 연구실 생활을 해 보지 않은 분들은 결코 이해할 수 없을 것이다.

계속해서 뇌의 중추신경 내부에서 신경세포 사이의 틈을 채우고 있는 신경교세포에서 PKC 활성화제인 포볼에스테르가 일산화질소의 합성을 상승적으로 증가시키는 기전[193]과 주목나무에서 분리되어 항암제로 쓰이는 탁솔(Taxol)이 인터페론감마에 의해 활성화한 대식세포의 2차 시그널로 작용해서 일산화질소를 생성시키고, 이 때 PKC가 관여함[194]도 밝혔다. 합성물이 아닌 천연물 유래인 점이 부각되어 탁솔 연구가 생명과학계에서 관심이 높았던 시절에 의미 있는 논문을 발표한 것이다. 탁솔은 100년이 넘

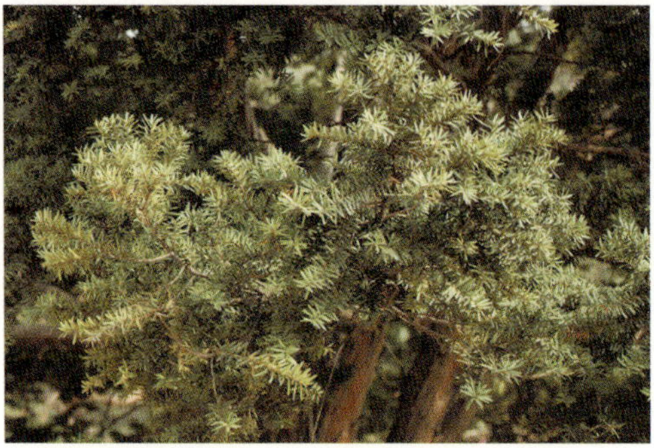

사진 62 주목나무 (약용부위: 잎)

은 주목나무 6그루에서 암 환자 한 사람을 치료할 수 있는 양을 얻을 수밖에 없는 문제점이 있었으나, 삼양제넥스의 홍승서 박사팀은 생물공학적으로 대량 생산하여 제녹솔(Genexol)이라는 상품명으로 브랜드화하고 한국, 미국 그리고 유럽에서 특허를 받아 유명해졌다.

1999년, 김대중 대통령 재임 시절 청와대에서 만난 인연으로 홍 박사는 삼양사로부터 장학금을 받을 수 있도록 추천해 주었다. 그 후 삼양제넥스에서 세미나도 하고 한약 중에서 신물질을 발굴하기 위한 공동 연구도 수행하였다. 개인적으로는 국내 최초로 가시오갈피와 산삼배양근 배양에 성공한 마이크로프랜츠 류청기 사장과 함께 의기투합하는 기회도 몇 번 가졌다. 하지만 홍 박사가 삼양제넥스를 퇴직하고 미국 샌프란시스코에 있는 셀트리온에 근무하게 되고, 나 역시 경희대학교로 옮기면서 본의 아니게 소원하게 지낸다. 전주에서, 인천에서 의형제를 맺어가며 유쾌한 시간을 가졌던 추억이 생각난다. 그리움 그득.

제3부

골·관절 질환, 참 희한한 일

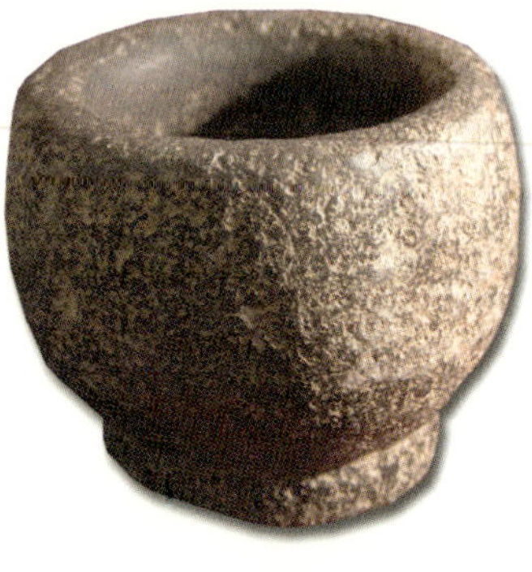

약절구

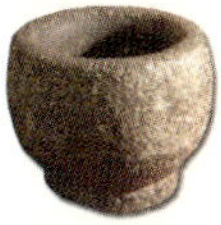

제3부 골·관절 질환, 참 희한한 일

1. 석회화(石灰化, calcification) 기전

칼슘이 염鹽으로서 침착沈着하는 현상인 석회화는 동맥경화증에서 나타나는 일반적 합병증으로, 병리적 석회화 조직인 동맥경화성 반점 내의 대식세포에서 오스테오폰틴(osteopontin)의 발현 논문[195]을 발표했는데, 오스테오폰틴과 오스테오넥틴(osteonectin)은 조직의 생리적 그리고 병리적 석회화에 관여하는 중요한 분자들이기에 정상인과 환자의 동맥경화성 동맥 조직에서 이 분자들의 발현 변화를 mRNA 수준과 단백질 수준에서 확인한 것이다.

동맥경화증이란 동맥계에서 보이는 일련의 세포성 반응으로, 해부학적 국재성(局在性, 존재 부위) · 나이 · 성별 · 개체가 받는 위험인자 등에 따라서 동맥 내부를 덮는 섬세한 층에 손상이 반복되어 관동맥 벽의 내부 근육층에서 섬유조직이 침투한 섬유조직 형성은 플라크(반, plaque) 또는 죽종(atheroma)이라고 하는데, 이것에 지방이나 콜레스테롤 그리고 점진적으로 칼슘이 쌓여 완성된다. 동맥경화증이 진행하면 관동맥이 좁아져 산소가 풍부한 혈액과 영양소를 심장 근육에 보내기 어려워진다. 결국 동맥을 부분적 또는 전체적으로 협착狹窄시켜, 조직에 혈행 장애가 일어나 국한성 응고괴사가 나타나는 경색硬塞 또는 괴저(壞疽, gangrene)를 일으킨다. 현대인에서는 스트레스에 의한 교감신경의 흥분으로 혈관이 좁아져 일어나는 동맥경화가 많다.

이 논문을 준비하면서 히로타 선생한테 조직병리학에 관한 많은 지식들을 습득했다. 그는 병리진단 분야의 대가로 '셀', '사이언스', '네이처 메디신' 등의 저명 학술지에 잇달아 우수 논문을 발표하면서 현재는 오사카대학교 의과대학 임상병리학과 교수로 재직한다. 얼마 전에는 우리나라에 특별연사로 초청되어 신라호텔에서 소화기 내과 교수들을 대상으로 강의했는데, 나는 히로타와 친구인 덕분에 밤늦게 까지 관계자들한테 특별 동반 대접을 받은 적이 있다. 그는 화요일 병원 아르바이트 나가는 것을 제외하고는 연구에만 매달렸던 지칠 줄 모르는 하드워커였으며, 매우 밝은 성품의 참 좋은 사람이다.

나의 은사가 간암 진단을 받았는데, 진단 결과를 일본 학자들한테 확인받고 싶어 하였다. 무리한 부탁인 줄 알면서도 간절한 심정으로 키타무라 교수에게 전화로 부탁했더니 히로타 선생과 함께 우리나라를 방문해 주셨다. 진찰받은 병원에서 병리조직을 관찰한 결과 국내 학자의 의견과 동일하게 악성 종양임을 확인했다. 국내에서 명망 있고 권위 있는 병리학자들의 진단결과이어서 매우 조심스러웠는데, 의외로 흔쾌히 받아들여 주어서 이뤄진 일이었다.

키타무라 교수는 매우 침울한 표정으로 6개월 이상은 힘들겠다고 했다.

진단 결과는 절대 비밀로 하기로 하고 환자를 안심시키고, 독한 항암제 대신 한약을 추천하겠다고 했다. 나의 은사는 순발력 있게 키타무라 교수의 제안을 순수하게 적극 받아들였다. 천만다행으로 은사는 자신이 손수 처방한 특수 한약을 복용하시면서 지금도 건강한 모습으로 멋진 인생을 영위하신다.

키타무라 교수는 처음에는 자신의 첫 외국인 제자를 과념過念도 하였지만 가족과 함께 우리나라를 방문해 나의 아파트에서 숙식하는 등의 과정을 거치면서 정다운 사이가 됐다. 대학원 졸업시험에 합격했을 때는 입학시험에 합격한 후 긴장하며 따라가 어설픈 영어로 대화를 나눴던 초밥 집에서, 맥주를 취하도록 마시면서 단어가 들리면 이해하는 체하는 엉터리 언어로 연구관련 에피소드 등에 관해 유쾌하게 담소도 나눴다. 키타무라 교수는 상당한 재산을 소유한 것으로 알려졌는데, 인문학을 전공하는 대학생 딸을 토요일마다 실험실에 나오게 해 피펫(pipet) 멸균이나 비커(beaker) 세정 등 아르바이트를 시켰다.

히로타 교수는 부유하게 살면서도 그의 옷차림이나 소지품은 남루하기 짝이 없었다. 그는 쯔지무라 박사와 같은 효고대학교 의과대학 출신으로 서로 학문적 경쟁관계였는데, 적어도 병리진단 분야에서는 그가 훨씬 우세했다. 그의 특성인 틈만 나면 유쾌하게 웃는 모습이 나는 대단히 좋았다. 실험실에 그와 함께 있으면 언제나 재미있었다. 가장 따분한 분위기인 토요일 오후에는 서로 허심탄회한 대화를 나누면서 실험을 정리하고 그의 승용차로 퇴근하곤 했다. 그의 결혼식 피로연 때 그의 초등학교·중학교 은사들이 내·외빈 앞에 나와 그에 대한 학창시절 에피소드를 줄줄이 늘어놓았는데, 그 때마다 청중들이 히로타와 함께 재미나게 웃었던 걸로 보아 자세한 내용은 이해하지 못했으나, 그의 다정다감한 품성을 느낄 수 있었다.

이 일을 하면서 미국 NIH에서 비만세포와 관련한 접착분자에 대해 연구한 아다치 박사와도 친해졌다. 아다치 선생은 성실함 그득한 의사로, 어수룩한 야마자키 박사와 가장 친한 사이였다. 그는 알코올에 대단히 민감해서 맥주 한 모금만 마셔도 온 몸이 선홍색으로 변하였지만, 그 때마다 매우 환한 모습이었다. 통계적 수치는 잘 모르겠으나 내 느낌으로는 일본 사람들이 우리나라 사람들보다 알코올 분해효소들이 결핍된 이런 부류의 사람들이 많은 것 같았고, 그 정도도 훨씬 심한 것 같았다. 일본 길거리에서 정신 지체인 들을 우리나라에서보다 자주 보아 원자폭탄 영향인가 했는데, 그게 아니고 집에만 있지 않고 일반인과 별반 다름없이 생활하는 모습일 뿐이라고 해서 놀란 적이 있다. 아다치 박사는 얼굴이 붉어지는 것에 아랑곳하지 않고 즐거운 분위기를 위해 술을 마신 것이 분명하다. 모두들, 보고픈 마음 그득하다.

2. '나이 들면 다리가 효자다'

골다공증이란 뼈의 크기나 용적은 같아도 뼈의 질량 자체가 매우 적어진 상태로, 특히 여성의 골다공증은 폐경이 되면 여성호르몬인 에스트로젠의 생산이 중단돼 뼈의 칼슘 소실이 증가되어 발생한다. 에스트로젠의 결핍으로 인한 골의 재흡수의 증가 외에 영양장애에 의한 칼슘과 인 대사 장애 등도 원인이다. 반면 노인성 골다공증은 골에서 골이 형성되는 것보다 골 재흡수(골파괴)가 증가되어 발생하는 질환이다.

골다공증은 '침묵의 질환'이다. 이는 뼈가 아무리 가벼워지고 약해져도 본인은 별다른 증상을 느낄 수 없기 때문이며, 골절이나 척추압박 등의 심각한 증상이 나타나기 전에는 알 수 없다. 나이가 들면 키가 작아지는데 골다공증 때문이다. '나이 들면 다리가 효자다.'라는 말이 맞다.

골다공증을 정확하게 진단하기 위해서는 골밀도 측정과 임상병리검사를 겸하는 것이 바람직하다고 한다. 골다공증의 고위험군으로는 조기폐경 혹은 조기 난소절제 여성, 마르고 골격이 작고 비활동적인 사람, 골다공증의 가족력이 있거나 갑상선과 부갑상선 기능항진증이 있는 사람 등이 있다.

골다공증을 예방하기 위해 필요한 1일 칼슘 권장량은 1,000~1,500 ㎎이라고 한다. 칼슘이 많이 들어있는 식품으로는 우유와 요구르트 · 치즈 · 멸치 · 두부 · 김 · 미역 · 다시마 등이 대표적이다. 칼슘을 보충하기 위해 우유를 많이 마시는데, 단위 인구당 골다공증에 의한 골절환자가 가장 많은 나라가 대표적 낙농국가인 미국과 뉴질랜드이고, 특히 동양인에게 있어 우유가 유용한 칼슘 공급원인가에 대한 의문점은 있다. 칼슘이 풍부한 음식으로 알려진 시금치나 시골 등에는 파이테이트(phytate; phytic acid, 피트산)란 칼슘 흡수 억제물질이 포함되어 칼슘 섭취에 큰 도움이 되지 않는 것으로 알려졌지만, 이런 정보가 사실인지는 모를 일이다. 하루 3~4잔 가량의 커피는 약간의 칼슘을 배설할 뿐이라고 하고, 등산, 걷기, 자전거 타기, 에어로빅, 스포츠댄스 등 신체를 위 아래로 흔드는 운동이 골다공증 예방에 도움이 된다고 한다. 그러나 수영의 경우 척추를 튼튼하게 하지만, 예방에 직접적인 도움은 되지 못하는 것으로 알려졌다.

조골세포(造骨細胞, osteoblast)는 '골아세포骨芽細胞'라고도 하며, 세포 밖으로 골질을 분비하고 스스로는 골질에 싸여 골세포로 변한다. 조골세포는 섬유아세포에서 분화한 세포로서 분열능력이 크고, 형성과정에 있는 경골 표층에 한 층으로 배열되어 수상돌기樹狀突起로서 연락하고 있다. 이 세포군의 바깥쪽에는 골막이 있다. 뼈의 형성이 끝난 뒤에도 골막 내면에 조골세포가 있는데, 노화한 뼈에서는 그 수가 줄어든다. 파골세포가 뼈를 파괴하면 조골세포가 다시 새로운 뼈를 만든다.

즉 골조직은 골아세포에 의한 골 형성과 파골세포에 의한 골 흡수과정(뼈의 리모델링)이 반복되어 유지되는 역동적인 기관이다. 뼈의 양이나 기능은 골 형성과 골 흡수의 균형에 의해 정상상태로 유지되는데, 파골세포에 의한 골 흡수 항진은 골다공증을 비롯한 각종 대사성 골질환을 일으킨다. 정상적인 경우 뼈의 리모델링은 혈관이나 모세혈관 속에서 이뤄진다. 파골세포의 기능이 지나치게 활성화하면 골다공증을 유발하는 것이다. 조골세포와 파골세포 활성의 불균형은 다양한 종류의 호르몬의 변화와 염증 반응을 일으키는 인자와 성장 인자의 변동에 의해 일어날 수 있다. 이것은 결국 골밀도의 감소(골다공증) 또는 증가(골경화증)와 같은 뼈의 이상을 야기할 수 있다.

3. 골다공증의 병인

담배는 골질을 분비하여 뼈를 만드는 세포인 조골세포가 필요로 하는 산소의 공급을 억제하기 때문에 흡연하는 사람의 경우 골다공증 발생률이 흡연하지 않는 사람에 비해 월등히 높다. 담배 연기 속에는 많은 양의 일산화탄소가 함유되어 있으므로 흡연으로 인해 만성 '일산화탄소 중독(저산소증)' 상황으로 된다. 조골세포에서 저산소 상태(2% 산소)에 따른 세포고사 현상을 DNA 분절화나 핵 응축 분석으로 관찰하고, 케스페이스(caspase) 억제제에 의한 DNA 분절화 억제현상 등을 관찰하고, 세포 내 특정 신호전달 분자가 저산소 상태 유도성 조골세포의 고사를 조절하는 사실을 규명했다[196]. 담배연기 중 2~6%가 일산화탄소 가스로서 헤모글로빈과 친화력이 산소의 210배 정도라고 한다. 적당량의 술은 좋을 수 있으나 담배는 아닌 것 같다.

참고로 과량의 음주는 조골세포의 증식과 기능을 억제하며, 뼈를 갉아먹는 파골세포의 활동을 증가시킨다. 뼈는 청소년기 때 일생에서 최고의 골밀도를 형성하기 때문에 이 시기의 음주는 좋지 않다. 젊었을 때 뼈가 적게 만들어지면 평생 골다공증으로 고생할 수 있기 때문이다. 남녀를 불문하고 젊은 연령층이나 중년층 모두 음주량이 많다면 골다공증에 걸릴 수 있으며, 흡연까지 곁들인다면 뼈는 바람구멍 투성이가 될 것이다. 하지만 폐경이 된 여성에게는 적정한 정도의 음주가 골다공증 예방에 도움이 된다. 이는 폐경으로 여성호르몬이 부족한 상황에서 알코올이 여성 체내에서 여성호르몬 생성을 촉진시키고, 한방 약주나 포도주 등에 포함된 폴리페놀 성분이 여성호르몬 작용을 일부 대체하기 때문이다.

또한 비슷한 정도의 골다공증 환자라도 자세가 좋으면 뼈의 손상을 줄일 수 있다는 연구 결과가 있다. 자세가 앞쪽으로 혹은 옆으로 기울어져 있으면 뼈가 힘을 골고루 받지 못하고 한쪽으로만 압력을 받으므로 뼈가 쉽게 손상되며, 통증을 유발하는 것이다. 여성의 경우 여성호르몬이 없으면 체내에서 칼슘 흡수가 떨어지기 때문에 호르몬요법이 필요하다고 하나, 함부로 사용할 경우 자궁내막암 또는 유방암을 악화시킬 수도 있기에 이치에 맞지 않는 것 같다.

다른 연구팀 주도로 수행된 골아세포의 분화에 있어 전리방사선의 효과 논문[197]에서는 방사선 노출 중에 반응성 산소종(reactive oxygen species)이 생성되어 골아세포의 분화가 촉진됨을 규명했다.

실험적 자가면역질환에서 오스테오폰틴 분자의 상향 조절 논문[198]은 제주대학교 수의과대학 신태균 교수와 함께 발표했다. 신 교수의 전문인 자가면역질환을 잘 일으키는 루이스 쥐(Lewis rat)를 이용한 실험적 자가면역성 신경염을 만들어 슈반 세포(schwann cell)에서 오스테오폰틴 단백질의 발현이 증가함을 관찰해 발표한 것이다. 오스테오폰틴은 뼈의 대사에 중요한 역할을 하는 것으로 알려졌으며, 때로는 감염과 부상에 대한 방어기전으로 작용하기도 한다. 자가면역질환은 생체에서 가장 중요한 장기 중 면역학적으로 격리된 곳으로 알려진 일부 장기에서 심각하게 나타나 생체 기능에 심각한 손상을 초래한다.

뼈를 생성하는 조골세포로부터 분비되는 단백질인 오스테오폰틴은 칼슘과 결합해 새로운 뼈 조직을 형성하는 중요한 역할을 담당한다. 척수 손상에 의한 오스테오폰틴 단백질의 분포 연구 논문[199]에서는 척수 손상 후 초기에 오스테오폰틴 단백질의 발현이 세포 증식과 관계가 있는 활성화한 소교세포에서 증가하는 것을 관찰했다. 이는 오스테오폰틴이 척수 손상 치유(tissue remodeling)를 유도하는 기능이 있음을 암시한다.

생쥐 두개관골세포에 있어 인터루킨-1베타의 조절 효과 논문[200]에서는 인터루킨-1베타가 골아세포의 증식과 프로스타글란딘(prostaglandin)[33) E2 합성, 프라스미노젠 활성화제 활성 등을 농도 의존적으로 자극하고, 비타민 D에 의한 오스테오칼신 합성과 알칼라인포스파테이스 활성 유도를 조절하는 사실을 관찰했다. 즉 골다공증의 병인과 관련한 골세포 대사 조절에 인터루킨-1베타의 역할을 규명한 논문이다.

조골세포에서 종양괴사인자 알파에 의한 인터루킨-6의 합성에서 맵 카이네이스(p38 MAP kinase) 단백질의 조절 기능도 밝혔다[201]. 조골세포에서 피롤리돈 디치오카바메이트가 혈청 유도성 핵인자(NF-kB)의 활성화를 억제하는 논문[202]에서는 조골세포의 생존에 영향을 주는 핵 인자 전사활성 강력 억제제인 피롤리돈 디치오카바메이트가 골아세포의 고사를 유도하고, 그 과정에서 특정 전사인자들이 관여하고 있음을 암시하는 결과를 얻었다. 조골세포에서 스타우로스포린(staurosporin) 유도성 세포고사

33) 전립선, 정낭(精囊) 따위에서 분비되는 호르몬과 같은 불포화 지방산. 위액 분비 억제, 기관지 근육 이완, 혈압 강하, 진통 유발 및 촉진, 사후(事後) 피임약 따위로 응용된다.

기전 논문[203]을 발표했는데, 세포질 내의 중요한 효소인 PKC의 기능을 억제하는 스타우로스포린 유도성 조골세포 고사가 특정 전사인자들의 활성화에 의해 일어날 수 있음을 암시하는 결과이다. 소중한 성과물들이다.

계속해서 우태아혈청(fetal bovine serum)으로 활성화한 조골세포(ROS 17/2.8)에서 분비되는 과산화수소를 분해시키는 효소인 카타레이스(catalase)로 제거한바 조골세포의 증식이 억제되는 현상을 관찰한 논문[204], 일산화탄소와 일산화질소가 종양괴사인자 알파 유도성 조골세포의 고사를 보호하는 논문[205], 잇몸 섬유아세포에서 인터루킨-6 분비 기전[206]과 양방에서 대단히 유용하게 활용되는 스테로이드성 항염증 약물인 덱사메타손이 종양괴사인자 알파 유도성 조골세포의 고사를 억제하는 효과를 관찰한 논문[207]들도 공동 연구팀 주도로 발표했다.

골 조직에서 정위치 교잡법 정립 논문[208]은 오사카대학교 치과대학 사람들과 함께 완성했다. 노무라 조교수는 원래 골 연구 전문가로 명성을 얻었는데, 비만세포 실험실에 있으면서 연구 방향이 조금 무디어진 게 사실이다. 우리나라와 달리 일본 대학교의 직급은 교수와 조교수로만 나뉘어져 있으며, 조교수는 교수의 연구 업무 등을 보좌하는 체계이기에 연구력이 뛰어난 교실일수록 조교수 독창적인 연구 활동은 제한적일 수밖에 없다. 동경대학교를 졸업했고, 최고 수준의 논문도 많이 발표하면서 정교수로 등극하고자 부단한 노력을 경주했음에도 아직까지 그 꿈을 이루지 못하고 있다. 어느 곳이든 진입장벽이 있는 것 같고, 운세 같은 것도 있는 것 같다.

4. 끝나지 않은 사무라이 정신

노무라 조교수는 전형적인 일본 사람이지만 선대인先大人께서는 도자기를 만드는 도공陶工으로 우리나라 사람의 영향을 받았다고 했는데, 그래서인지 대단한 친한파親韓派이다. 노무라 조교수 부부를 두 번 우리나라에 초대한 적이 있다. 나의 은사는 비전문가가 보기에는 비뚤어지고 못생긴 접시 도자기 하나를 선물했었다. 그 때 대단히 정중한 자세로 맨바닥에 무릎을 꿇고 공손하게 받으면서 표한 예의는 대단히 감동적이었다. 더욱 놀란 것은 그 도자기를 유심히 보면서 제작연대·재료·특징·우수성 등을 상세하게 설명할 때이었다. 어렸을 때 도자기를 직접 제작해 본 경험이 있다고 했지만, 특정 분야에 조예가 깊은 모습이 대단해 보였다.

이처럼 그는 나하고 나이는 동갑인데 다방면에서 나보다는 월등한 사람이었다. 테니스도 잘하고 포커, 바둑, 당구 등 잡기도 잘했다. 요리도 잘해 교실에서 가끔 나베요리(스모 선수들이 즐겨 먹는다는 냄비 요리)를 해 먹었으며, 언젠가는 식칼을 들고 와서 생선회를 만들어 줘 맛있게 먹은 적도 있다. 한 마디로 에너지가 넘치는 사람이다. 우리나라 음식도 아주 맛있게 잘 먹고, 우리 문화도 매우 좋아했다. 김치나 불고기는 물론이고 청국장 심지어 찌개도 맛있게 먹었다. 언젠가 우리 집에 놀러 왔을 때 맵게 끓인 조기찌개를 밥도 먹지 않으면서 맛나게 전부 먹어 치워 놀란 적이 있다. 적어도 아내의 정성에 대한 인사치레는 아닌 것 같았다.

대학 구내식당에서 먹을 수 있는 일본 음식이 입에 잘 맞지도 않을 뿐 아니라 식비도 만만치 않았기에 가능한 점심과 저녁 모두 도시락을 싸 가지고 다녔는데, 찌개나 청국장 반찬일 경우 그와 같이 먹곤 했다. 지하철 속은 물론 교실에서도 일본사람 대부분이 싫어하는 냄새인데 역시 그는 좀 독특했다. 우리나라 방문 때 선물로 사 가지고 갔던 족발을 피부과 의사로 교실에 파견된 이시자카 박사를 포함한 교실원들과 함께 잘라먹으며 "오이시이, 오이시이!"(맛있다, 맛있다!) 하면서 온 얼굴에 기름을 묻히고 유쾌하게 먹었던 기억도 생생하다. 우리나라 사람들은 만져 봐야 직성이 풀리는 반면에, 일본 사람들은 감각이 혀끝에 있다고 하는데 먹는 걸 지나치게 좋아한다.

일본인들의 공손하고 절도 있는 모습은 조금 지나쳐 거북하게 보일 때가 있다. 특히 전화 받을 때 경직된 모습의 "하이(예)"는 군기가 바짝 든 이등병의 목소리와 흡사할 때가 많다. 사무라이 정신이 느껴져 섬뜩할 때도 있다. 나이가 많은 대학 정문 수위들 모습을 볼 때면 직접 본 적은 없지만 일제 때의 일본 순사들같이 느껴진다. 이런 모습들에 대해 친밀하게 지냈던 히로타, 이토, 이소자키 같은 친구들한테는 마치 사무라이들 같다고 놀렸더니 아직 그 문화가 남아 있다고 시인했다.

또 한 가지 놀라운 점은 밥 먹는 속도이다. 나도 밥을 빠르게 먹는 편으로 일반적으로 10분이 넘지 않는데, 이들은 2~3분 만에 해치운다. 키타무라 교수는 말의 속도도 빠르거니와 사투리가 심해서 도대체 무슨 말을 하는지 알아들을 수가 없어 일본 친구들한테 물어보면 자기들도 잘 이해가 안 된다고 하면서 웃곤 했는데, 밥 먹는 속도 역시 다른 사람의 추종을 불허한다.

언젠가 대학 구내식당에서 교실원들과 같이 식사할 때였다. 식사 전에 서로들 한바탕 이야기하는 사이, 나는 늦지 않으려고 서서히 식사를 개시하여 내가 반 이상을 먹었을 때 먹기 시작한 것 같았는데, 중간에 쳐다보니 이미 끝나 있었다. 그릇을 들고 젓가락만으로 식사하는 이들이 왜 이렇게 빨리 먹게 됐을까 궁금하여 동료들에게 물어 보았더니 전쟁 후 어려웠던 시절 빨리 빨리 먹고 일하던 습관이 몸에 밴 것일 거라고 했다. 일본인들의 위암 발병률이 높은데, 이런 식습관이 하나의 원인일 것으로 생각된다.

할아버지들이 주유소에서 크고 활기찬 목소리로 "이랏사이마세(어서 오세요)." 해가면서 경쾌하게 일하는 모습이 뇌리에 스친다. 살벌함 그득 기그득.

5. 관절염이란?

관절은 기본적으로 연골, 인대, 그리고 관절 내를 싸는 활막滑膜 등으로 구성된다. 관절염의 병리학적 변화 주체는 활막으로 연골과 인대의 다양한 변화를 수반한 병리상을 나타낸다. 만성 류머티스 관절염은 보조 T세포의 활성화에 기인한 활막세포의 증식, 미소혈관 침입, 미소혈관 주위의 만성 염증세포의 침윤이 주체가 된다. 활막세포는 현저하게 증식되어 있다. 증식이 현저한 부분에서는 피브리노이드(fibrinoid) 변성[34]을 보이기도 한다.

34) 콜라겐 섬유가 그 구조를 잃고 유리모양을 나타내는 상태.

침윤세포는 염증이 활발한 시기에 다형핵 백혈구多形核白血球[35)]도 보이지만, 보통은 T 및 B 림프구와 대식세포, 비만세포 등이다. 관절액의 저류貯留를 종종 나타내는데, 황색으로 혼탁해서 점성粘性은 저하하고 대부분 다형핵 백혈구이다. 증식한 활막 조직은 연골이나 골 조직을 침식하여 헐어서 문드러지는 미란(糜爛, erosion)을 형성한다.

또한 관절 내의 인대 등에도 침식을 일으켜 관절 주위의 지지조직을 변성시킨다. 특히 인대의 부착부에는 초기부터 미소혈관 형성이나 미소혈관 주위에 염증세포가 침윤되어 관절 파괴를 유발한다. 무릎이나 팔꿈치 관절 등의 대관절 파괴가 진행되는 중증 류머티스 관절염에서는 활막의 증식이 현저하지 않다.

세균 감염에 의한 감염성 관절염은 활막의 병리학적 소견이 만성 류머티스 관절염과 아주 유사하며, 현저하게 증식한 활막에 침윤하는 세포가 다형핵 백혈구를 주로 한 급성 염증세포이고, 관절액 속의 세포 수가 만성 류머티스 관절염보다 더 많다.

결핵성 관절염의 경우 증식한 활막에 침윤하는 세포가 림프구나 대식세포 등으로 만성 류머티스 관절염과 유사하여 감별이 곤란한 경우가 있는데, 활막 속에 유상피세포類上皮細胞가 침윤되고, 결핵성 결절은 중심부가 괴사壞死되며, 황색·불투명한 건락화乾酪化가 일어난 건락괴사소乾酪壞死所가 관찰되면 현미경 검사로 균을 확인하여 확정 진단할 수 있다.

---

35) 다형 핵을 가진 백혈구. 염증을 일으키는 각종 단백 성분의 분해효소를 가지고 있어, 주로 세균 같은 이물질의 처리에 관여한다.

바이러스 감염에 의한 관절염이 있는데, 세균감염에 의한 경우보다 활막의 증식이 비교적 가볍고, 관절액 내 세포 수도 적다. 대부분 관절이 파괴되지는 않고 일과성으로 끝난다.

변형성 관절염은 다양한 원인에 의해 관절 연골이나 골의 모양이 달라지거나 파괴되는 반응이다. 활막이 약간 증식되고, 미소혈관의 침입도 적으며, 단핵세포의 침윤도 적다. 연골 표면에 경계선이 형성된다. 결합조직의 세포 사이에 존재하는 교원섬유(膠原纖維, collagen fiber)가 관절 표면에 노출되고, 연골이 떨어지며, 연골하부가 노출되어 경화하고 석회화도 동반한다. 고도의 변형성 관절염은 '연골 석회화증'이라고 하는 칼슘 피로핀산이 침착沈着되는 현상이 나타난다.

결정성 관절염은 다양한 원인에 의해 가용성 대사산물이 관절 주변의 결합조직 내에 결정으로 침착하는 관절염이다. 결합조직이나 인대 내에 결정이 축적하여 결절結節 모양으로 되어 있다. 동통疼痛이 있고, 관절액 내의 탐식세포貪食細胞가 요산 등으로 이뤄진 결정을 먹어 삼킨 것을 관찰할 수 있다. 임상적으로 관절 내 스테로이드 주사를 반복하면 조직 내에 스테로이드 결정 침착이 나타나 결정성 관절염과 같은 형태의 관절염이 유발되는 경우가 있다.

6. 경험과 감성으로 설계된 한방

골쇄보骨碎補는 고란초과에 속하는 넉줄고사리의 뿌리줄기를 말린 것인데, 골아세포의 분화를 촉진하는 효과가 관찰되어 발표했다[209-211]. 골쇄보란 부러진 뼈를 이어준다는 뜻이다. 중국의 후당後唐시대에 황후가 말에서 떨어져 발목뼈가 부러졌을 때 한 병사가 풀 한 포기를 가져와 짓이겨 붙이자 상처가 곧 가라앉았는데, 황제는 부러진 뼈를 보강한다는 의미로 '골쇄보'라고 명명했다고 한다. 『동의보감』에는 "성질은 따뜻하고, 맛은 쓰며, 독이 없다. 어혈을 헤치고 피를 멈추며, 부러진 것을 이어지게 하고, 악창이 썩어 들어가는 것을 낫게 하고, 충을 죽인다. 생강과 비슷한데 가늘고 길다. 쓸 때에 털을 뜯어버리고 잘게 썰어 꿀물에 축여 쪄서 말려 쓴다."고 기록되어 있다. 골쇄보라고 한 것은 골이 뼈만을 지칭하는 것이 아니라 남성의 성기를 의미할 수도 있는데, 즉 정력이 약한 것을 보강한다는 뜻도 내포됐다고 한다.

대보원전이 골다공증에 끼치는 효과를 난소적출 쥐에서 관찰한 논문[212]과 당귀지황음當歸地黃飮[213], 그리고 녹용鹿茸[214]이 체내의 부족한 호르몬을 보충해 주고, 뼈와 근육을 강화시켜 주는 효과를 나타내어 골다공증의 예방과 치료에 사용될 수 있는 근거를 제시한 논문을 타 연구팀과 공동으로 발표했다.

골다공증은 특히 폐경 후 4~5년 사이에 칼슘이 가장 많이 빠져나갈 때, 또 난소를 제거한 사람의 경우에 많이 발생한다. 난소를 인위적으로 적출한 쥐에서 십이미지황탕十二味地黃湯의 유용한 효과[215]를 타 연구팀과 함께 관찰했다. 십이미지황탕은 사상의학에서 소양인少陽人 체질의 이병증裏病症에서 나타나는 중풍·토혈·음허오열陰虛午熱 등의 증세를 치료할 목적

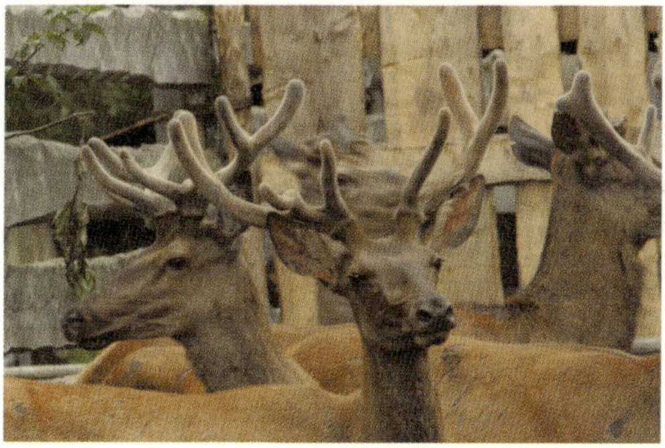

사진 63 마록(한약재명: 녹용, 약용부위: 골질화骨質化되지 않은 어린 뿔)

으로 사용되는 처방으로 숙지황 15 g, 산수유 7.5 g, 복령 · 택사 각 5.625 g, 목단피 · 지골피 · 현삼 · 구기자 · 복분자 · 차전자 · 형개 · 방풍 각 3.75 g으로 구성되어 있다.

공동 연구자와 함께 홍화인-자하거의 인터루킨-1 유도성 골 흡수 억제효과[216]를 발표했는데, 홍화紅花는 국화과에 속하는 한해살이 화초로, 토종 홍화는 옛날부터 '잇꽃'이란 이름으로 우리나라에서 재배됐으며, 잎이나 꽃받침에 날카로운 가시가 붙어 있어 외래종과 외관에서 쉽게 구별된다. 종자의 크기는 한 쪽이 약간 납작하며, 노란색을 띠면서 갈색이 감돈다. 홍화 꽃잎은 예로부터 옷감염료나 연지, 입술화장품으로 이용됐으며 꽃잎은 통경제, 구어혈제, 뼈질환 치료제로 많이 이용된다. 자하거紫河車[217]는 태반으로 오래 전부터 산후회복 · 강장 · 강정 등의 목적으로 치료에 응용하였다.

류머티스성 관절염의 한방치료에는 관절 부위에 통증이 옮겨 다니며, 관절이 붉게 붓고 열감이 있으며, 입이 마르며 맥이 뜨고, 빠른 증상을 나타내

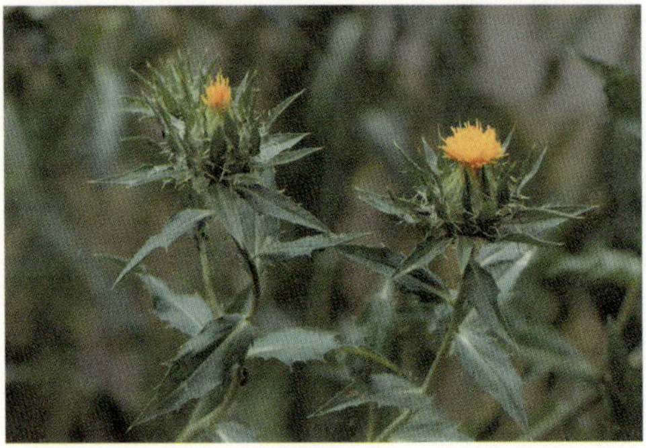

사진 64 잇꽃(한약재명: 홍화인, 약용부위: 종자)

는 급성기의 실증일 때에는 열을 내리고, 혈액순환을 좋게 하여 몸에서 풍風과 습한 기운을 제거해 주는 효능을 가진 대강활탕大羌活湯, 소풍활혈탕疏風活血湯, 영선제통음靈仙除痛飮 등의 처방을 가감해서 활용한다.

대강활탕은 강활・승마 각 3g, 독활 2.1g, 창출・방기・위령선・백출・당귀・적복령・택사・감초 각 1.5g을 물에 달여 복용한다. 손과 다리에 있는 관절이 붓고 아프며, 엎드리고 펴는 것이 잘 안 되고, 몸이 무겁고, 식욕이 없고, 먹는 즉시 토하는 등의 증상이 나타날 때 사용한다.

소풍활혈탕은 당귀・천궁・위령선・백지・방기・황백・천남성・창출・강활・계지 각 3g, 홍화 0.9g으로 되어 있고, 만성 관절 류머티스나 말초혈관 폐색증이 있어서 혈관 운동능력이 저하되고, 염증・통증이 있을 때 활용한다. 즉 당귀・계지・방기는 혈관을 확장하고, 천궁・강활・백지・천남성은 혈관 운동 능을 강화하여 혈액순환을 촉진한다. 위령선과 방기는 항염작용을 하고, 홍화・황백은 항혈전작용으로 국소의 염증을 완화한다. 황백・

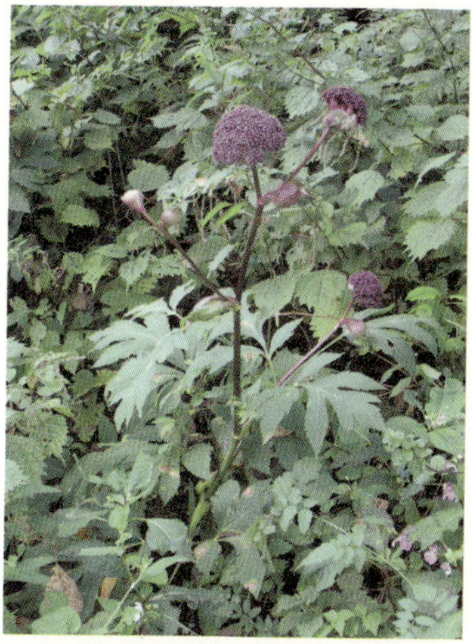

사진 65 당귀(한약재명: 당귀, 약용부위: 뿌리)

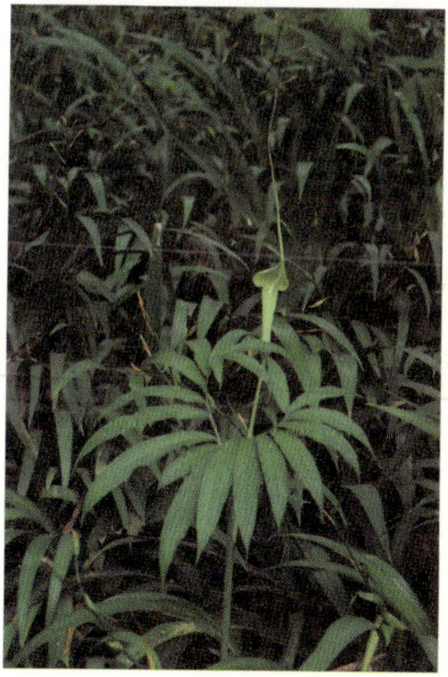

사진 66 천남성(한약재명: 천남성, 약용부위: 코르크층을 벗긴 덩이줄기)

강활 · 위령선은 항균작용을 하며, 백지 · 방기 · 남성은 진통작용을 한다.

영선제통음은 마황 · 적작약 · 방풍 · 형개 · 강활 · 독활 · 위령선 · 백지 · 창출 · 지실 · 길경 · 건갈 · 천궁 · 당귀미 · 승마 · 감초로 구성되어 있으며, 습에 풍한이 겹쳐 나타나는 팔다리 마디뼈 사이의 통증을 완화한다.

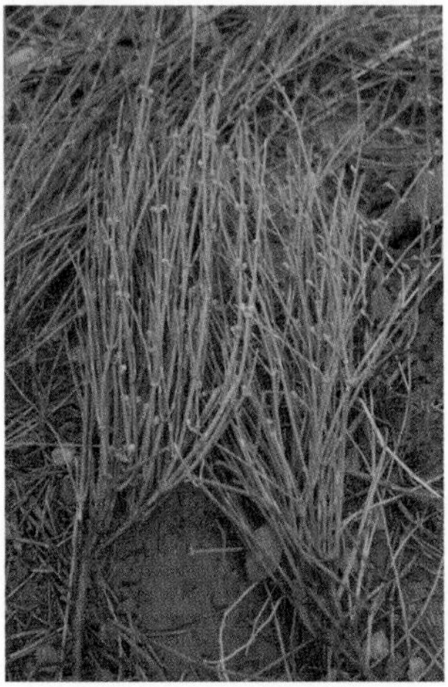

사진 67 초마황(한약재명: 마황, 약용부위: 줄기)

실험 결과 대강활탕[218]은 조혈 줄기세포 인자에 의한 비만세포의 이동을 차단했고, 자극된 비만세포에서 염증성 세포활성물질인 종양괴사인자 알파와 인터루킨-1베타 및 인터루킨-6의 분비를 현저히 억제했으며, 종양괴사인자 알파의 경우에는 그 mRNA의 발현도 현저히 억제하여 임상적인 효과를 나타내고 있음을 확인했다.

가미소풍활혈탕[219] 역시 자극된 비만세포에서 염증성 세포활성물질인 종양괴사인자알파, 인터루킨-1베타, 인터루킨-6과 인터루킨-10의 분비를 현저히 억제하여 임상적 효과를 나타냄을 확인했다. 하지만 가미소풍활혈탕은 종양괴사인자알파 mRNA의 발현은 억제시키지 않아서 대강활탕과는 다소 다른 약리 기전이 확인됐다. 경험과 감성, 그리고 열정으로 설계된 한방 처방들이다.

지금까지 발표한 논문들은 모두 최초의 연구 결과물들이기에 특허를 획득할 수 있는데도 논문 발표에 급급했다. 순수한 학문적 성과보다 지식 재산권 확보가 우선이다. 애잡짤함 그득.

7. 맹라(盲癩)

두두원발효(주) 윤기천 사장의 8년여에 걸친 집념으로 개발한 콩으로 만든 요구르트 제품인 '콩아미노거트'는 대단히 흥미롭다. '콩아미노거트'는 콩을 김치 유산균으로 발효시켜 만든 콩 요거트 제품으로서, 동물성인 우유를 발효시킨 일반 요구르트와는 근본적으로 다른 식물성 브랜드로 현대인의 건강 증진에 크게 기여할 것으로 생각된다. '콩아미노거트'를 발효하는 데 사용한 김치 유산균은 조류 독감과 인플루엔자 바이러스 그리고 식중독균을 사멸시킨다. 또한 위궤양 · 십이지장궤양 · 위암 등을 일으키는 헬리코박터균을 죽이는 기능이 있음도 확인됐다.

'콩아미노거트'는 김치 유산균에 의한 우수한 정장작용은 기본이고, 성분 분석 결과 이소플라본(isoflavon)[36]이 많이 함유되어 있어 골다공증 등 갱

년기 장애에 그만이다. 또한 스트레스 해소와 뇌 세포의 신진대사를 촉진시키는 등의 효능이 있는 감마 아미노낙산(gamma-aminobutyric acid, GABA)과 같은 유익 성분이 검출되고, 천연 아미노산, 천연 비타민, 무기질이 골고루 포함되어 있다.

특히 삼키면 젊어질 것 같은 천연 유기산의 짜릿하고 상큼한 신맛은 대단히 매혹적이다. 경이로움 그득. 수용성 비타민으로 가장 안전한 소재로 알려진 비타민 C도 화학 합성품의 경우 부작용 폐해가 속속 보고되는데, '콩아미노거트'에 함유된 것과 같은 천연 비타민 C는 시판 중인 대부분의 합성 비타민제와는 다르게 과량 섭취해도 부작용이 없으며, 더욱 효과적인 것으로 알려졌다.

시판되고 있는 합성 비타민제의 폐해가 염려되는데도 불구하고 마땅한 천연 비타민제가 없는 판국에 김치 유산균의 두유 발효과정에서 생성되는 천연 비타민류(A, 엽산, B_1, B_3, B_6, C, D, E 등)를 함유한 신개념 명품 브랜드를 개발했으면 하는 기대를 해본다. 비타민의 생성 기전과 생산 효율의 제고, 그리고 '콩아미노거트'의 새로운 기능성 등은 앞으로 더욱 연구해야 할 흥미로운 과제이다. 최근 '콩아미노거트'의 우울증 예방 효과 및 면역증진 효과 그리고 비만예방 효과 등에 관한 논문을 제출했고 특허도 획득했다. 식물에서 얻을 수 있는 다양한 건강기능식품 소재 개발에 전략적 관심을 기울일 필요가 있다고 생각한다.

윤 사장은 고려대학교 이공대학 금속공학과 출신으로 1980년대 초부터

36) 여성호르몬인 에스트로젠과 비슷한 기능을 담당하는 콩 단백질의 하나.

1999년까지 로봇 용접기 생산기업의 대표이사로 재직하면서 최연소 금탑 산업훈장을 수훈하는 등 국내 자동차 산업의 발전에 지대한 공로를 세운 분이다. 윤 사장과는 2006년 봄에 고려대학교 생명과학대학 부설 건강기능식품 전문가 과정 인사들을 대상으로 한 강의에서 만난 인연이다. 마침 ROTC 5년 선배이기에 형제지간처럼 지내고 있다. 사업 확장이나 이윤보다는 연구하는 것을 재미있어 하고, 건강을 고려하지 않고 시판되는 제품에 격노하며, 천연 재료만을 고집하는 등 순수 열정의 사업가로서 존경해 마지않는다. 허나 언제쯤에나 수익이 발생하여, 몇 번이고 다짐한 충분한 연구비를 챙겨 주실 수 있을지 모르겠다. 그렇지만 전문 연구자보다 뜨거운 연구 정신으로 개발한 '콩아미노거트'를 제공해 주신 덕에 사촌 조카의 만성 아토피와 오래 묵은 아내의 변비가 완치됐으니 이미 연구비는 받은 셈이다. 다정함 그득.

윤 사장은 누구보다도 한의학 정신을 찬미해 마지않으며, 위트가 넘치는 분이어서 유쾌한 마음으로 자주 만난다. 같은 이야기를 반복해도 재미있다. 자신을 '견변犬便'이라고 표현하시면, 나는 '맹라'라고 하면서 크게 웃곤 한다. 최근에는 마시는 두부인 '토푸밀', 우유를 마시면 속이 불편한 사람들이 마실 수 있는 두부우유인 '토푸밀크', 편안한 잠을 즐길 수 있는 '발효커피' 등 현대인의 건강을 생각한 내용 있는 제품 출시를 준비하고 있다. 당시 경기도내 최고 성적으로 서울대학교 미생물학과를 입학한 수재인 정인범 박사와 함께 고귀한 꿈을 꾸며 경쾌하게 살아가는 윤 사장께 경의를 표하는 바이다. 라목羅木이라는 나의 별호도 붙여주셨다.

8. 청춘의 상실

나의 아버지는 전라북도 정읍시 이평면 소재 이평중학교에서 국어 교사로 근무하셨다. 재직 시절, 무엇보다 영세한 사립학교의 재정 형편 때문에 충분한 월급을 받지 못한 것 같고, 그것도 학생들 월사금 대납에 써버려 집에는 한 푼도 가져오지 않으셨다고 한다. 교직생활 전에는 정계 입문, 사업 등으로 머슴을 여러 명씩 두고 경작하셨던 할아버지 때의 좋은 재산 다 날려 버리고, 남은 손바닥만 한 자작自作 논으로는 입에 풀칠하기도 어려운 형편이 되다 보니 어머니는 어쩔 수 없이 남의 논을 빌려 농사짓는 하릿논(소작)을 많이 지으며 힘겹게 식구들을 먹여 살리셨다.

어린 마음에 읍내에 있는 정읍중학교에 입학하고 싶어 아버지를 졸라 시험은 보았는데, 합격자를 발표하는 날에 결과를 보러 가지 않자 동네 가게에서 차비를 빌려 아버지 몰래 발표 장소에 가, 465번이 분명히 합격한 것을 확인한 적이 있다. 아버지는 정읍중학교에 보내고 싶은 욕심에 읍내의 외삼촌댁을 섭외해 보았으나 여의치 않자 포기하셨고, 자연스럽게 학자금이 면제되는 이평중학교에 입학했다.

그렇게 어려운 시절이었지만 고3이 될 즈음엔 본격적인 대입 준비를 위해 공부 잘하는 친구들과 하숙을 계획했다. 혼자 맞이한 첫날밤 나는 연탄가스에 중독되고 말았다. 자정이 되기 전에 잠이 들었을 텐데 그 다음날 오전 11시쯤에 깨어나기 시작했다고 한다. 아무런 기억 없이 그야말로 완전히 죽었다가 소생한 것이다. 편안한 친구 하숙집으로 옮겨서는 몸이 좋지 않다는 것을 핑계 삼아 방탕한 생활이 시작된다.

수업에는 전혀 관심을 두지 않고 친구들과 어울려 낮에는 야외전축을 들고 산야에서 트위스트를 추어댔고, 밤에는 수박 · 토마토 등을 서리하면서 고3을 보냈다. 대학입학을 위한 예비고사 날은 친구 집에 들러 인사불성이 되도록 막걸리를 마셨다. 가장 중요한 시기에 공부 열심히 하는 것처럼 보이면서 용돈 받아 마음껏 놀았던 것이다. 두말 할 나위 없이 대학 근처에도 가보지 못하고, 집안 형님의 도움으로 전라북도 부안군에 있는 백산고등학교에서 고3을 다시 다녔다. 허나 그 때도 별다른 강박관념 없이 친구들과 즐기면서 철없이 지냈다.

이런 풀린 생활은 대학에 입학한 후에도 계속됐다. 농협에서 융자해서 등록금을 마련하고, 자취하면서 겨우 끼니를 이어가는 어려운 형편에서도 기어이 열두 줄짜리 기타를 사서 동호인들과 어울려 다녔다. 건전한 오락이었던 탁구를 치거나 바둑에 심취하기도 했지만 대낮부터 소금에 절인 배추를 안주 삼아 대두 병 소주를 마셔대곤 했다. 이렇게 살았으니 성적이 좋을 리 없었다. 재시험 발표할 때는 명단을 볼 필요조차 없었고, F학점도 몇 개씩 나왔다.

그즈음 나는 왜 그렇게 살았을까? 나와 같은 경우가 있을 수 있는 일이지만, 나의 경우는 왜 그랬을까?

정확하지는 않지만 5~6세 이전까지 나는 잘 사는 집안의 장손으로서 무척 귀여움을 받으면서 성장한 것 같다. 어린 시절 아버지가 손수 멋지게 만들어 주신 튼실한 연을 논둑에서 뽐내면서 날리던 기억이 선하다. 아버지를 따라 다니면서 총으로 꿩이나 산비둘기를 잡던 기억, 아버지와 함께 탱자나무 옆에 커다란 새그물을 쳐놓고 참새를 잡던 기억, 밤이면 기역자 플래시 들고 사다리 타고 올라가서 초가집 처마에서 잠자고 있는 참새 잡던 기억, 투망을 쳐서 물고기 잡던 일, 누런 미꾸라지 잡아 구워먹던 추억 등도 생생하다. 초등학교 다닐 때, 눈깔사탕 사 먹고 싶어 아버지 호주머니에서 오십환짜리 동전을 훔쳤다가 종아리에서 피가 나도록 맞은 기억이 있고, 사춘기 때 동생과 싸워 두 손 묶이고 혁대로 죽지 않을 만큼 매를 맞은 적도 있지만, 나는 아버지 덕분에 매우 역동적이고 감동적인 청소년기를 보냈다.

이렇게 존경할 만한 분이셨는데, 나는 날마다 저녁때가 되면 귀가하는 아버지의 기분은 어떠하실 지를 얼마나 가슴 졸이며 걱정했는지 모른다. 아버지께서 가장 힘들어 하셨던 부분이 잇따른 좌절과 실패로 자신의 꿈을 이루지 못한 것들과 함께 지금 생각해 보면 아마도 큰 도회지에서는 전혀 문제시되지 않을 지방에서 일어날 수 있는 갈등과 애환들 때문이었을 것이라고 생각한다.

"여자는 약하다. 그러나 어머니는 강하다." 부잣집 막내딸인 어머니는 힘겹기만 한 아버지의 뜻을 받들면서 동네의 소문난 억척 일꾼으로 어려운 집안 살림을 꾸린 분이다. 정확한 내막은 잘 모르지만 농협 부채를 상환하기 위해 하필이면 아버지 학교 정문에 붙어 있는 남의 논을 빌려 하릿농사를 지을 때가 가장 힘들었던 것 같다. 방과 후 어머니의 지시에 따라 모내기하기 전에는 논에 난 풀을 뽑고, 모내기 할 때는 모심기하는 사람을 뒤에서 도와주는 뒷모쟁이를 하고, 모가 자라면 피를 뽑고, 가을에는 낫으로 베어 집에 옮긴 다음, 전후로 벼이삭을 훑는 홀태[37]를 여러 대 놓고, 그리고 발로 밟는 회전식 탈곡기인 호롱기 1대를 놓고 밤늦도록 타작했다. 그리고 빚을 갚을 때까지 한시적이나마 마당 한 가운데 함석으로 에워싼 노적露積을 쌓아 놓고 흡족해했던 기억이 생생하다.

논바닥에 떨어진 나락 이삭을 주어 확독(돌절구)에 찧어 얻은 쌀을 익힌 올기쌀을 만들어 맛나게 먹었던 추억과 밭의 형상이 누에의 머리를 닮았다 하여 '누에머리'라고 불렀던 야산을 개간開墾하여 만든 황토 뙤밭(잔디밭)에 보리를 심어 타작하고, 그 자리에 고구마 심고, 고추 심던 기억 등을 잊을 수 없다. 부지런한 농부에게는 척박한 땅이 없다. 동생과 함께 비 맞으며 추위에 떨면서 고구마를 심다가 서로의 소변으로 언 손을 녹이던 일이 생각난다.

따갑게 내리쬐는 뙤약볕 아래서 옷 속을 파고드는 껄끄러운 보리꺼끄러기 맛보지 않고, 가만히 앉아 있어도 땀이 줄줄 흐를 때 매운 냄새 훅훅 나는 고추밭에서 허리 굽혀 고추 따 보지 않고 그 고통스러움을 어찌 알겠는가? 집안 식구 중에서 나는 가장 약골이어서 거의 구경이나 하는 수준이었지만, 그래도 나름대로는 무척이나 힘들었는데, 수없이 허리를 펴가며 딴전을 피울 때 어머니는 꿈적도 하지 않고 정말 신비스럽게 느낄 정도로 일을 하셨다. 돈이 곧 신앙인 어머니는 빈틈없는 살림살이를 하였고, 식구들은

---

37) 농기구의 일종으로 보리, 밀, 조, 벼 등을 훑을 때 사용하는 기구.

그에 따른 고통을 함께 감내할 수밖에 없었다. "너희들 쌀밥은 먹이지 못했어도 보리밥은 굶기지 않았다"는 어머니 말씀은 사실이다. 식은 보리밥에 찬물 말아 고추장에 가지 찍어 먹던 기억이 생생하다.

대학 2학년 때까지 아버지가 입던 낡은 와이셔츠와 교련복을 교대로 입고 다녔다. 티셔츠를 입을 수 있는 친구들이 많이 부러웠다. 내가 왜 그렇게 긴 방황을 했는지 모르겠고, 가끔은 그 때가 후회될 때도 있다. 하지만 그런 기간을 거쳤기 때문인지 대학 3학년 때 ROTC 훈련을 받으면서 차츰 성실해지기 시작했다. 왜소하고 나약하여 대원의 맨 뒷줄에서 M1소총을 끙끙대며 끌고 다니다시피 힘겹게 훈련을 받으면서도 3·4학년 때 성적은 그리 나쁘지 않아, 대학 평균 성적이 B 플러스 이상이 돼 교수 임용 때도 문제되지 않았다. 군에서는 운 좋게 수도권에 있는 야전 포병대대에 발령되어 측지測地 장교와 정보과장으로서 다채로운 경험을 하면서 비교적 내용 있게 보낸 듯하다.

평교사로 교장으로 교수로 살아오신 아버지의 『청산에 살고파』란 시, "마음이 답답하고 슬플 땐 불러주고 넉넉한 마음으로 이 몸을 안았기에 가고파 말없는 청산 내 마음의 안식처 외롭고 쓸쓸할 땐 친구와 연인같이 말없이 다가와서 흉금을 털었기에 살고파 아늑한 품속 내 영혼과 더불어"가 참 좋다. 나 자신을 비우게 만들어 버리는 산행을 즐기곤 하는데, 그 때마다 느끼는 나의 마음을 그대로 드러내고 있다. 숱한 마음의 상처를 힘으로 쓰신 아버지. 꿈이 크시기에 소소함에는 묵언하신다. 집요함 그득 담대함 그득.

허리 필 날 없이 살아오신 어머니! "… 당신의 몸무게 보다 훨씬 큰 짐을 그 허구한 날들 등에 지고 머리에 이고, 긴 여름날 석양 지는 해거름까지 구부리고 앉아 허리 한 번 못 펴고 밭이랑 김을 매시던…", "… 아이고~ 내 새끼들이 애미 찾아온다고- 구두 밑창을 들쳐보곤 가슴에 갖다 대며 신발 닳아 큰애들 첫돌 걸음마를 그린다.…" 내가 화장지 여러 번 쓰듯 저금통 속 동전 세며 행복해 하시는 어머니. 큰 손녀 결혼할 땐 헐벗고 누추한 안방에서 뭉치 돈을 두 번 내놓으셨다. 살뜰함 그득 넉넉함 그득.

9. 열정의 경쟁

1980년 6월 30일, 군 전역 후 곧바로 종근당 제약회사에 입사했다. 부족하지만 제약업의 발전에 기여해 보겠다는 소망과 함께 생산부에 근무하면서 주사제, 수제水製, 연고제, 캅셀제, 정제 등 제조기술을 익혔다. 대학 선배인 조진호 약사의 순정純情과 현재 삼천당제약(주) 전무이사이신 박준석 과장과 한국 PDA 회장이신 백우현 부장의 배려 덕분으로 다른 부서의 정성 · 정량실, 미생물실, 단백질 분석실, 제제연구실, 동물실, 유기합성실 등을 돌아가면서 수개월 동안 견습도 받았다. 학부 교육을 부실하게 받은 나한테 커다란 도움이 되었음은 말할 필요도 없다. 야근과 철야를 번갈아 하면서도 의약품을 제조하는 제제부 말단 관리약사로서 소임을 다하는 것에 대단히 만족스러워했던 시절이다. 허나 결혼 후 금세 마음이 약해지기 시작해서, 만 2년 근무하고 개업을 준비하는 사람이 되었다. 개업한 지 3년여 만인 1986년부터는 대학원에 진학했다.

1989년에는 여러 인사들의 배려로 한국과학기술원(KIST) 한국생명공학 연구원 분자생물학 연구실 위촉 연구원으로 근무할 수 있었다. 근사한 이름의 위촉 연구원이었지만 실험을 배우는 연구원으로서 실질적인 보수는 없이 생명현상 이해에 필수적인 학문인 분자생물학을 배운다는 기쁨과 설렘만으로도 즐겁게 일했다. 독일, 미국, 일본 등지에서 공부한 매우 저명한 학자들의 지도를 받아가며, 나의 연구 주제인 한국인 인슐린 유전자 염기서열 분석을 마무리하는 단계에 있던 때였다.

서울 홍릉에 있던 연구소가 대전으로 이전하게 되어 대전에 있는 아파트에 하숙하면서 몇 달을 보낸 적이 있는데, 그 때 잊지 못하는 추억으로 독특한 아이디어에 의한 특정 DNA 염기서열을 증폭시킬 수 있는 로봇 PCR[38]기계를 만든 일이 있다.

한국인에서 당뇨병을 일으키는 인슐린 유전자의 염기서열을 분석하기 위해 나의 말초혈액으로부터 직접 DNA를 분리해서 미국 직수입품인 PCR 기계(Perkin Elmer 社)를 이용하여 유전자를 증폭했는데, 그 결과가 신통치 않았다.

그 이유를 분석해 보니 온도를 변환하는 데 걸리는 시간이 문제였다. 즉 손을 이용한 수동적인 방법으로 더욱 빠르게 온도를 변환하였을 때 DNA 증폭 효율이 훨씬 좋게 나타난 것이다. 따라서 손으로 옮기는 대신에 자동적으로 반복시킬 수 있는 로봇식 기계를 만들면 좋겠다는 결론을 얻었다.

---

38) Polymerase chain reaction(중합효소 연쇄반응): 특정 DNA 염기서열을 증폭시키는 반응.

이 분야에 문외한인 나는 마침 영등포 당산동에서 기계 공구상을 하던 사촌 아우를 만나 시제품 제작을 시도하였다. 아우는 시제품이 만들어지면 시장성이 상당할 것이라는 나의 희망적 제안에 솔깃해 했다.

간단할 것으로 생각하고 시작했는데 결코 쉬운 일이 아니었다. 무엇보다도 국내산 자동 온도조절기인 서모 스타트의 온도가 3~5℃씩 차이가 났다. 결국 일본제 수입품을 사용할 수밖에 없어 들여오는 데 어려움을 겪었고, 수조水槽와 로봇장치가 매끄럽게 제작되지 않아 수십 번을 반복했다.

하숙집에서는 몇 번 자보지도 못하고 3개월여 동안 영등포와 시흥에 있는 기계 공구상들을 누빈 끝에 국내 최초의 '로봇 PCR'기계를 완성하기에 이르렀다. 나름 멋진 색칠까지 했다. 작은 일이었지만 잊을 수 없는 추억이다. 연구소에서도 흡족해 했고, 아우에게 제작비도 흔쾌히 지불할 수 있었다.

이 일을 완수하면서 특정 산업이 발전하려면 그와 관련된 분야의 경쟁력도 함께 성장해야 함을 실감했다. 애써 만든 기계였지만 사용해 보지도 못하고 일본 유학길에 올랐다. 유학 중 국내 학회에서 내 후임으로 들어온 한국생명공학연구원 김용성 박사를 만난 적이 있는데, 매우 유용하게 활용하고 있다는 고마운 마음을 표현해 줘서 기분도 좋았고 감회가 새로웠다. 흐뭇함 그득.

10. 장자(莊子)를 닮자

1996년 한약학과에 발령되자마자 학부생 교육을 실효성 있게 발전시키려고 노력했다. 교육기관인 대학이 연구 중심으로 변환되는 것에 대해 우려를 표명하는 인사들이 있는데, 학생들 스스로 수행하기 어려운 교과서적 지식을 전수시키는 것은 당연하겠지만, 창의력을 발휘할 수 있는 능력을 배양시키는 학문 탐구 자세를 조롱하면서, 자기 합리화에 집착하는 것은 잘못된 모습으로 보인다. 기본적인 학습은 강사 수준에서 교육시킬 수도 있을 것이다. 노벨상 수상자 같은 연구력이 우수한 교수가 보다 영향력 있는 강의를 할 것은 자명한 사실 아닌가?

지나친 목표 지향적이라며 비난하는 목소리도 있지만, 연구실 입구에는 논문을 출판하지 않으면 도태된다는 의미인 'Publish, or perish'를 붙여 놓고 한약 효능을 과학적으로 검증하고자 했다. 특히 국제사회에서 객관적으로 인정받을 수 있는 수준의 연구 결과를 도출하기 위해 매진했다. 그 결과 2회 졸업생까지는 학생 정원도 20명씩 밖에 되지 않았기 때문에 무난하게 목표를 달성할 수 있었다.

허나 3회부터는 정원이 40명으로 늘어나, 1년에 40편의 논문을 써내는 것은 아무리 노력해도 어려울 것 같아 총장께 서면으로 간결하게 야심찬 계획을 보고했는데, 총장은 껄껄껄 웃으며 "김 교수가 그렇게만 해 주면 얼마나 좋을까?" 하면서 여러 현안이 쌓여 있으니 검토는 해 보겠다는 답변으로 반신반의하였고, 동료 교수는 물론이고 교무처나 연구처에 내 뜻을 표명했을 때에도 실현할 수 없는 무슨 꿈같은 이야기를 하느냐는 냉소적인 태도를 보였다. 나름 뿌리 깊은 고뇌 후 제안한 프로젝트였는데, 미친 사람 취급만 받은 것이다. 교조校鳥는 봉황인데, 그 뜻은 참새라는 생각이 들기도 했었다.

이 때가 1998년으로, 돌이켜보면 연구 열정은 최고였으나 정부 연구비 등이 거의 없던 대단히 어려웠던 시절이었다. 1996년부터 외상으로 구입해 쓴 실험 장비비와 실험비도 그렇지만 교실원들의 인건비가 당장 문제였다. 어쩔 수 없이 교실원들을 다른 연구실에 보내 공동연구 형태로 논문을 쓰는 유일한 살 길을 모색하기도 했다. 연구력을 갖춘 사람들이기에 그 동안 가까이 지내던 동료 교수들은 기꺼이 그리 하고 싶다고 했다.

그런 와중에 산업체에서는 의외로 우리의 연구력을 고대하고 있을지도 모르겠다는 실오라기 같은 희망을 갖고, 회사로부터 연구비를 받기 위해 다각적인 접근을 시도했다. 죽으란 법은 없는지 서울대학교 약학대학 교수 소개로 키토산 제조회사와 연구계약을 했고, 동원산업과도 해조류 산생물인 알긴산 연구를 수행하였으며, LG화학과도 면역증진 효능 한약을 개발하는 과제를 맡았다. 자연스럽게 교실 형편이 좋아지면서 다른 연구실로 교실원을 파견하는 것은 없던 일로 하는 등 고비를 넘겼다.

기다리지 않고 찾아 나선 덕분에 1999년 3월 24일, '한약학과 학부학생 전원 SCI 등재 국제학술지 게재'란 현수막을 대학 정문 대로변에 붙일 수 있었던 것이다. 수도꼭지 밖에 없었던 실험실에서 학부학생들과 함께. 뿌듯함 그득. 오후 5시경 연구처장에게만 전화로 이런 일을 해냈노라고 전화했다. 매우 담담하게 축하한다는 말을 남기고 전화를 끊었다. 얼마나 고대했던 감격적인 순간이었는데…. 서운한 마음을 가질 겨를도 없이 학부학생들과 함께 대학로 락카페를 통째로 빌려 맥주를 퍼마시고 환장하게 춤을 추면서 자축했다.

어떻게 집에 들어 왔는지 잘 기억이 나지 않은 가운데 아침에 일어나 신문을 보았다. 술이 깨지 않아 비몽사몽간이었지만 사회면에 '한약학과 4년생 전원 국제학술지에 논문 게재'란 제목의 기사가 눈에 들어 왔다. 감격적이었다. 집안 식구들과 기쁨을 나누기도 전에 곧바로 총장 비서실과 연구처장실에서 전화가 왔다. 교육부에서 급하게 연락이 왔는데, 이해찬 교육부 장관이 나와 대표학생들을 만나보고 싶다는 것이었다.

지방 소재 대학교 총장이 교육부 장관을 접견할 수 있는 좋은 기회라는 연구처장의 제안으로 총장을 포함하고, 학부학생 3명과 함께 6명이 광화문 코리아나호텔에서 점심을 먹으면서 장관과 2시간 이상의 긴 대화를 나눴다. 장관은 미국 서부에 있는 스탠포드대학교가 하버드대학교 등 정부 지원에 의존하면서 발전한 동부의 저명한 대학교들과는 다르게 산업계와 연계하여 자력으로 발전한 사례를 들면서, 우리나라 대학이 살아갈 길은 연구력을 바탕으로 한 진정한 경쟁력을 확보해야 하는데, 그 가능성을 찾았다며 격려를 아끼지 않았다.

처음에는 우리의 성과에 대한 정확한 의미를 제대로 인식조차 하지 못하였지만, 그 이후로는 많은 인사들이 관심을 보였다. 특히 총장은 기회가 있을 때마다 한약학과 자랑으로 침이 말랐고, 적지 않은 하사금을 두 번씩이나 내려서 사무치는 고마움으로 이 프로젝트를 정착시키기 위한 십년 도전 계획을 세웠다.

몇몇 질시하는 교수들의 발길질은 있었지만 같은 해 원광대학교에서 최초로 제정한 학술공로대상을 수상하는 행운도 얻었다. 그리고 나의 뜻을 따라준 교실원들 덕분에 2000년에 2회, 2001년에 3회, 2002년 4회까지 학부 졸업생 전원의 이름을 연속으로 SCI 국제학술지에 올렸다. 기쁨 그득.

허나 인생 새옹지마. 축생畜生566, 낚시 바늘에 매달린 붕어魚生3.9. 지독한 절망감. 하염없는 상념. 악야惡夜. 더운 눈물. 불길한 가상. 거실 뱅뱅. 두려운 베란다. 소태 입맛. 최상 친구 알코올. 운전 아니 되고 뉴스 볼 수 없고. 애지중지 논문 쳐다보기도 싫고….

산산이 부서진 영혼이여! 허공 속에 헤어진 영혼이여! 불러도 주인 없는 영혼이여! 부르다가 내가 죽을 영혼이여! 오상아吾喪我!

파도에 휩쓸려 까르르르 정성의 모래성. 둥글다가 이지러졌다 쪼그라지는 달님. 향기 팔지 않는 매화. 하나의 사고일 뿐. 백지 한 장 차이. 자유를 잃지 않으면 그만. 바람 따라 뛰노는 가녀린 잎사귀. 파닥파닥.

11. 질풍노도(storm and stress)

근육통과 류머티스 관절염 치료 약술인 '마디마디'의 효과를 동물실험과 임상 환자한테서 얻은 검체에서 분석한 논문[220]은 한방 복합제제로 한 실험인데도 명쾌한 결과를 도출해 냈다. '마디마디'란 이름은 '마디마디가 쑤신다.'는 말에서 착안하여 지었고, (주)켐온에 기술이 이전되어 엄청난 기대 속에서 (주)명주가를 창업해 생산했다.

1999년 8월에 '이 달의 과학기술자상'을 받을 당시 총장은 서정욱 과학기술부 장관한테 자신의 십오 년 묵은 관절염이 우슬牛膝, 골담초骨擔草, 노나무를 주요 한약재로 한 민간요법인 한방 약술을 한 말 담아 아침·저녁으로 한 대접씩 마신 뒤 말끔히 나았으며, 주위에도 그런 예가 여럿이라고 연구 개발할 가치가 크다고 역설하셨다. 언제나 그렇듯 반신반의하면서 실험

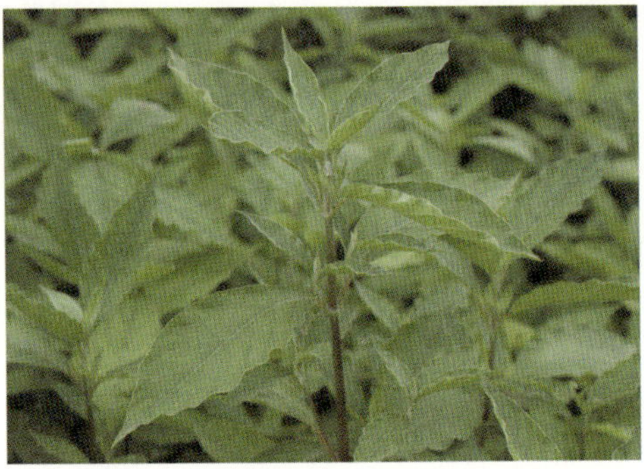

사진 68 쇠무릎 (한약재명: 우슬, 약용부위: 뿌리)

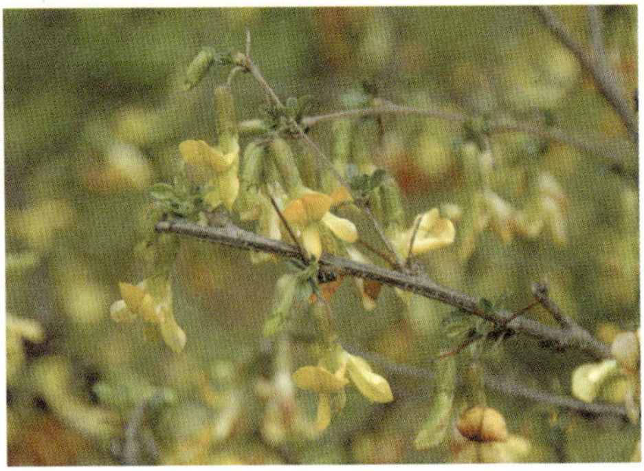

사진 69 골담초 (한약재명: 골담초근, 약용부위: 뿌리)

에 들어갔는데, 실험 결과 놀랄만한 효과를 보여 개발까지 하게 된 것이다. 총장은 MBC TV에 출연해서 "참 희한한 일이에요."라고 인터뷰했다.

탕제보다 알코올 발효한 약주의 효과가 월등하여 90% 이상의 염증반응 억제율을 나타냈다. 실제 제조하여 비공식적으로 효과를 확인한 예도 수십 건으로 성공을 확신했는데, 경험부족으로 제품이 언론에 보도된 후 8개월쯤 지나 출시되는 등과 같은 시행착오를 겪었다. 새로운 전기를 마련코자 관련 대기업 임원 출신의 유능한 인사를 회사 경영 최고 책임자로 영입했으나, 말로만 듣던 중소기업 경영의 어려움을 체감하면서 주저앉은 상황이 됐다. 내 나름대로는 '마디마디'를 한 병이라도 더 판매하기 위해 약국 내 편의점도 만들었고, 학술대회 발표도 많이 했고, 미국 존스홉킨스 의과대학 약리학 교수에게 소개도 했고, 팔리지 않는 술 처절하게 먹어주는 등 업소별 판매 증진을 위해서도 많은 노력을 기울였는데… 씁쓸함 그득.

'마디마디'는 실험 결과 면역세포로부터 염증성 세포활성물질들의 합성과 생성을 억제하는 효과를 나타냈다. 미국의 기업에서 염증성 세포활성물질인 TNF-α, 인터루킨-1 등에 대한 항체 주사를 개발해 류머티스 관절염 치료제로서 고가에 시판되는데, 이들 약물은 이미 생성된 각 세포활성물질을 중화시켜 효과를 나타낸다. 하지만 '마디마디'는 세포활성물질들의 합성과 생성 자체를 차단하여 더욱 근원적인 약리 기전으로 치료효과를 나타낸다. 또한 TNF-α 등에 대한 항체 제제 투여에 따른 인체 면역력 저하를 우려하지 않을 수 없는데, '마디마디'의 경우 그럴 염려가 전혀 없다고 판단된다.

'마디마디' 판매를 위해 노력하던 중 만나게 된 소중한 인연이 있다. 한국화학연구소의 이재락 박사 소개로 알게 된 (주)IK의 박현수 회장이다. 박 회장은 내가 (주)명주가의 경영을 직접 맡아 운영할 수 있는 방법은 없을까 하는 생각까지 해 보았을 때, 회사 상황이나 마케팅 등의 결정적 문제점을 소상히 지적해 주셨다. 언제나 '아우'라고 다정하게 호칭하며, '마디마디' 실패를 교훈삼아 새로운 정진을 할 수 있도록 유도하고 계신 은혜에 감사한 마음 그득하다.

연구개발 제조 전문기업인 한국콜마(주)의 발효한방연구소 자문교수를 맡아 한의학 이론을 접목한 발효화장품, 한방화장품, 아토피화장품, 주름 및 미백기능화장품, 천연의약품 브랜드를 개발할 수 있는 기회도 만들어 주셨다. 우리나라의 문화와 과학기술의 자긍심을 드높이기 위해 헌신하시는 한국콜마(주)의 윤동한 회장님을 존경한다. 회장님의 건승을 기원한다.

골 건강에 좋은 'OK205'의 염증성 세포활성물질 조절효과는 최인영 박사가 실험하여 완성한 논문[221]으로 키토산, 글루코사민(glucosamine), 콘드로이친 설페이트(chondroitin sulfate)에 한약이 첨가된 처방으로 제품화했다. 'OK205'는 인체의 관절 205개를 편안하게 한다는 의미이다. 최 박사는 시골에서 살아온 때문인지 푸른 잎이 움트는 듯 풋풋함이 그득하고 따뜻한 인품을 지닌 여성이다. 최 박사는 (주)켐온의 '마디마디' 약술 개발 책임자이기도 했다. 생명현상에 대한 순수한 호기심이 많아 행복감에 젖어 실험하는 모습이 아름답다.

12. 홍채체질

한의학은 체질 조절이 질병치료의 중요한 단서가 되고, 사진(四診; 보고, 듣고, 질문하고, 만져 보는)을 통해서 수집한 질병 자료로 증證을 분석하고 치료원칙을 정한다.

홍채체질은 눈의 검은자위 부분인 홍채의 구조나 짜임새, 색채, 밀도는 신체의 다른 부위의 변화에 따라 변하는 것에 착안하여 발전했다. 생명 발생 초기에 생성된 홍채의 선과 그림과 표지標指를 통하여 인체가 표현하는 필요와 요구를 해석하고, 체질을 고찰하여 질병 경향 등을 판단할 뿐 아니라 국소 병변을 치료함과 동시에 인체의 자기치료 능력을 극대화 할 수 있다.

홍채 전문가인 버나드 젠센(Beranrd Jensen) 역시 홍채의 각 부위에 신체 각 장기의 해당 위치가 정해져 있어 여러 원인에 의한 장기의 장애 등이 홍채 해당부위에 변화를 일으키므로 그러한 미세변화를 관찰함으로써 어떤 장기나 조직의 병리를 알아낼 수 있다고 했는데, 홍채학(虹彩學, iridology)[39]은 홍채를 통하여 질병과 인체를 동시에 보고 인간 전체를 총체적을 조절하며, 개체의 특성에 따른 생존 능력을 극대화하기 위해 탄생했다. 신비로움 그득.

홍채체질에서 TNF-α 유전자 다형성 관련성 논문[222], 인터루킨-1베타 유전자 다형성 관련성 논문[223], 안지오텐시노전 유전자와 고혈압 위험성

39) 질병 진단지표로서 홍채를 연구하는 학문.

증가 관련 논문[224] 등은 오랫동안 홍채체질을 분석하여 환자를 치료해 온 황우준 교수의 임상 자료를 바탕으로 각 유전자와의 관련성을 검토한 연구 결과를 발표한 것이다.

황 교수는 이 분야의 독보적인 한의학자로 우리 교실 엄재영 교수와 함께 각 질환별 홍채체질에 따른 진단을 근거로 보다 근원적 치료를 하기 위해 유전자 수준에서의 검토를 의욕적으로 시도했었다. 하지만 아쉽게도 지금은 대학을 떠나 있어 아무래도 그 열정이 식지 않을까 염려된다.

엄 교수와는 PKCδ 유전자가 생쥐 정소의 정세포에만 특이적으로 발현하는 사실을 규명하여 미국 비뇨기과학회에서 발행하는 학술지(Journal of Urology)에 발표한 것[225]을 계기로 인연이 시작됐다.

즉 세포 내 신호전달계에서 중요한 역할을 하는 것으로 알려진 PKCδ 유전자가 정자세포에서 강하게 발현하여 PKCδ 유전자의 새로운 기능을 추정하는 데 결정적인 단서를 제공할 수 있을 것으로 생각된다. 이 일은 일본에서 각 장기별 PKC 아형별 유전자 발현을 검토한 결과 얻은 자료를 바탕으로 완성한 논문이다. 정소의 정자세포에서만 PKCδ 유전자가 강하게 발현함을 정위치 교잡법으로 분명하게 규명하였다. 반면에 정소에서 PKCΘ는 간질세포(interstitial cell, 라이디히 세포, leydig cell)에서만 발현하는 것을 관찰했다[226]. 정자세포가 없는 W/W^{V} 생쥐에서는 PKCδ 유전자가 발현되지 않는 것도 확인했다[227]. *c-kit* 유전자 변이에 의해 불임증상을 나타내는 W/W^{V} 생쥐의 정소는 적은 수의 A형 정원세포만 관찰되고, PKCδ 전사물도 약 500bp 정도가 적기 때문에 계속적인 연구로 흥미 있는 결과를 얻을 수 있을 것으로 생각된다.

엄 교수는 1995년 3월부터 1999년 2월까지 만 4년 동안 서울 소재 백병원 분자생물학연구소 등에 근무하면서 유전질환 다형성 분야의 독보적인 과학자로 발돋움했다.

서울에서 지방으로, 지방에서 서울로 안정된 직장을 옮겨 가면서 헌신적인 외조를 아끼지 않은 부덕夫德이 아름답고, 그런 사랑을 받는 엄 교수는 존경받을 만하다.

정세관에서 강그리오사이드 GM3의 차등적 분포 논문[228]은 같은 방법으로 수행됐다. 정위치 교잡법은 일본에서 눈감고도 할 수 있을 정도로 아주 쉽게 했는데, 우리 실험실에서는 아직까지 정립하지 못해 안타깝다.

소와 돼지의 정소에서 PKC 분자의 면역조직화학적 연구[229]는 일본 동경농과대학교 등에서 입수한 모든 아형의 PKC 항체들을 제주대학교팀한테 의뢰해서 수행됐다. 잉어・송어 등 어류의 각 장기에서도 PKC 발현 연구를 시도했으나 명확한 결과가 도출되지 않아 발표하지 못했다. 대신 맛있는 매운탕은 먹을 수 있었다.

13. 죽염, 변치 않을 가치

죽염竹鹽은 우리나라 고유의 물질로 천일염, 대나무, 소나무, 송진, 황토 지장수地漿水 등을 이용해 한방 법제 원리로 제조한다.

'고풍스런 마을 하나가 없어지면 박물관 하나가 없어지는 것과 같다'고

한다. 수천 년의 세월을 거치면서 발전해 온 우리 민족 특유의 자연 친화적인 가치가 훼손돼서는 안 된다. 선조들이 쌓아 온 전통과 역사는 소중한 보물이다. 후손은 다양한 기능성과 안전성을 겸비한 명품 죽염 개발을 위해 노력해야 한다.

우리나라 죽염을 모방한 일본의 황송죽黃松竹이 국제 시장에서 '기무치'처럼 되지 않을까 염려된다. 환경오염으로 천일염을 그대로 먹을 수 없는 상태가 되자 등장한 정제염 등은 미네랄이 거의 없는 염화나트륨(NaCl)으로 김치나 된장 등의 맛을 제대로 낼 수 없을 뿐만 아니라, 생체 발육부진 등을 일으킬 수 있다.

죽염에는 칼슘・마그네슘・철・망간・인・황 등 갖가지 광물질이 풍부하다. 특히 자색을 띠는 자죽염紫竹鹽은 이 분야 최초 무형문화재(죽염 제조장 제23호)인 효산 스님의 역작이다. 황토가마에서 모두 토종만을 이용해 엄격한 과정을 거쳐 만들 때 용융된 최상품 자죽염이 탄생한다. 신비로움 그득.

민간적으로 죽염은 위・장염, 구강・치주염, 축농증, 중이염, 치질, 기관지염, 폐렴 등의 조절에 활용된다. 실제로 죽염의 구강 내 세균증식 억제효과가 천일염에 비해 두 배 이상 높아 죽염을 혼합한 양치액이 구강 내 연쇄상구균의 수를 감소시키고, 치은염의 증상을 완화시킨다는 실험 결과가 발표되는 등 죽염의 약리작용을 과학적으로 확인했다.

면역세포들에서 분비되는 염증성 세포활성물질은 인체 방어 시스템에서 초기에 분비・발현되는 중요한 단백질이다. 주된 염증성 세포활성물질에는 종양괴사인자 알파, 인터루킨-1, 인터루킨-6 등이 있으며, 이들은 활성화한 면역세포에서 분비되는 대표적 염증 유발물질이다. 종양괴사인자 알파는 다양한 질병의 병태 생리적 반응들을 매개하는 다기능성 세포활성물질로서 여러 세포에서 나타나며, 생체방어에 필수적이나 다량으로 분비될 경우 각종 염증질환을 일으킨다. 인터루킨-1은 인터루킨-1α와 인터루킨-1β 2개의 단백질로 구성되며, 활성화한 여러 면역세포들에서 분비되는데, 인터루킨-1의 활성은 종양괴사인자 알파 활성의 범위와 유사하여 염증반응과 혈관 내피세포에 백혈구가 부착할 때 중요한 역할을 한다.

최근에는 관절염 환자에서 연골 주변에 증가된 면역세포들에 의해 염증성 사이토카인의 생성이 증가하여 연골을 퇴화하게 하고, 염증을 가중시킨다는 보고가 있다. 또한 인터루킨-6은 피부경화증, 건선, 두드러기와 같은 다양한 피부 염증질환 그리고 간에서 급성단계 반응을 일으키는 물질로서 염증성 세포활성물질인 종양괴사인자 알파와 인터루킨-1의 분비를 억제하고 염증 자리로 염증세포의 유입을 감소시키는 역할을 하는 것으로 알려졌다.

우리 교실에서는 면역세포 중 염증을 일으키는 주요한 세포인 비만세포에서 자죽염에 의한 종양괴사인자 알파, 인터루킨-1β, 인터루킨-6과 같은 염증성 세포활성물질의 생성과 합성 조절효과를 관찰했다. 그 결과를 요약하면 자죽염은 인간 비만세포에 세포독성을 나타내지 않는 농도에서 이 염증성 세포활성물질들의 분비와 종양괴사인자 알파의 mRNA 발현을 억제했다. 이런 결과는 자죽염이 구내염, 위염 등 각종 염증질환의 조절제 등으로 유용하게 활용될 수 있음을 암시한다[230]. 아무쪼록 전통 죽염이 현대인의 웰라이프를 위해 많이 활용됐으면 하는 마음 간절하다.

품격 있는 클래식 애호가가 있는 반면, 삶이 녹아 있는 대중음악을 즐기는 인사도 많이 있다. 순수과학 연구의 파급 효과가 지대하고, 선진국 추종형 연구나 첨단연구가 현상적으로 더 큰 가치를 창출하는 것이 사실이다. 모든 사람이 큰일을 할 수는 없다. 소박한 일 하는 보람도 쏠쏠하다. 많은 과학자가 자신의 전문분야가 아닌, 특히 한의학자가 한의학을 왜곡시킬 수 있는 소위 임팩트 팩터(impact factor) 높은 학술지 지향적인 연구에 휩쓸려 가는 정치 · 사회적 현상이 감지된다. 적어도 한의학의 발전에 장애가 되는 연구는 아니 해야 하건만 오히려 기세등등하다. 한심함 그득.

미국인은 우리가 선망하는 쌍꺼풀이 무엇인지도 모른다. 조용필의 '그 겨울의 찻집'이나 '허공'이 오랜 후에는 유명한 클래식 음악처럼 칭송받을 수 있다. 돌고 도는 세상이다.

제4부

중풍·치매 한방 치료, 매혹적

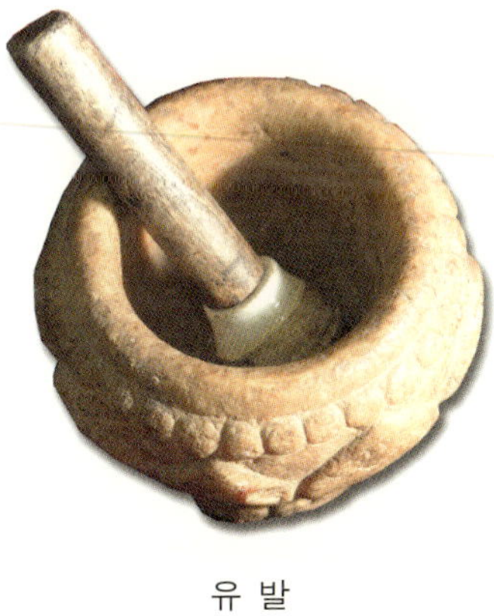

유발

제4부 중풍·치매 한방 치료, 매혹적

1. 가련한 미/미(*mi/mi*) 생쥐

mi/mi 생쥐는 피부에 있는 검은 갈색의 색소인 멜라닌을 생성하는 흑혈구(melanocyte), 알레르기를 일으키는 비만세포, 종양세포를 죽일 수 있는 항종양 활성이 있는 자연살해세포(natural killer cell) 등을 결핍하는 표현형을 갖고 있으며, 여기에 눈이 없는 듯 작고, 정상적으로 골이 형성되지 않는 특성이 있는 돌연변이체이다. 특히 치아 발육이 더디어 고형 사료를 섭취할 수 없기에 부드러운 사료를 섭취시키지 않으면 1개월 이상 살아남기 어렵다. 안쓰러움 그득.

이렇게 가련한 변이 생쥐인 *mi/mi*의 중추신경계에서 특히 기억을 담당하는 신경에서 중요한 역할을 할 것이 예상되는 PKCɣ 유전자 발현 지연 논문[231]을 완성했다. *mi/mi* 생쥐의 생후 9, 13, 17일째 뇌의 해마에서 PKCɣ 유전자의 발현량을 정상 생쥐인 C57BL/6과 비교 분석해 본 결과 *mi/mi* 생쥐에서 늦게 발현됨을 발견한 것이다. 이런 변화를 관찰하기 위해 다른 모든 PKC 유전자를 검토했으나, 특이하게도 PKCɣ 유전자만 발현 세포의 수도 정상 생쥐보다 늦게 늘어나기 시작했다.

실험을 시작하기 전에는 *mi/mi* 생쥐의 눈 크기가 작아 시상에서 발현하는 PKCδ 유전자의 변화를 예상했는데, 전혀 그렇지 않고 예상외로 PKCγ 유전자만 변화해서 노무라 조교수와 나는 그 직접적인 원인을 밝혀 보기 위해 정상 생쥐의 눈을 도려내어 시각을 차단하는 등의 대단히 힘들고 비윤리적인 실험까지도 강행하여 보았으나 실패했다. 안타깝게도 이런 흥미로운 변화의 직접적 원인을 밝히지 못한 것이다. 터프함 그득.

약 1년 반 동안 교실에 있는 *W* 변이체를 포함한 거의 모든 변이체를 이용하여 각 PKC 아형들의 발현량 변화를 관찰하는 대단히 많은 분량을 의욕적으로 실험했는데, 겨우 1편의 논문을 얻은 셈이다. 실험을 디자인할 때부터 교실 식구들은 조금 무모한 일 아니냐고 지적하였었다. 하지만 언론에서 매년 노벨상 후보로 세포 내의 세포질에 있는 효소인 PKC를 발견한 고베대학교 니시쥬카 교수를 인터뷰하는 등 그 인기가 대단했고, PKC 분자가 생체 내에서 대단히 중요한 역할을 할 것이라는 여러 초청 연자들의 제안에 감동해서 시작한 일이었기에 후회되지는 않았다.

'감동' 하면 떠오르는 일이 있다. 중앙대학교에서 석사학위를 받고 박사과정에 진학하려 할 때이다. 나의 절친한 친구이자 집안이기도 한 김용주 박사는 자신의 지도교수를 열렬히 소개했다. 졸업 후 처음 만났는데, 은사께서는 논리정연하고 격조 높은 대화로 나의 마음을 사로잡으셨다. 무엇보다 내 차 앞 유리를 손수 깨끗하게 닦아 주시어 크게 감동받았다.

순수 무구無垢한 김 박사, 내가 죽어갈 때 나의 친 아우와 둘이서 종신했다. 망연자실茫然自失 어이어이.

무조건 익산에 내려갔다. 학교 나무침대에서 모기장 치고, 모포 덮고 자면서 한 끼에 천 원씩 하는 매식 집 밥 먹으며 실험실 생활했던 그 시절, 뒤 돌아보니 나쁘지 않다.

그 때, 한국생명공학연구원으로 옮기기 직전. 전북대학교 분자생물학과 이강민 교수를 만났다. 이 교수는 사람 말초혈액으로부터 꼬불꼬불한 DNA를 분리하여 보여주고, 전기영동[40]하여 확인시켜 준 분자생물학 분야 최초의 사부이다.

2. 중풍의 맞춤 치료

중풍은 뇌졸중腦卒中이다. 한의학에서는 모든 질병이 자연의 기상조건과 밀접한 관계가 있다고 보는데, 그 기상조건을 '풍한서습조화風寒暑濕燥火' 등으로 체계화하고, 이것을 6가지 병의 원인이라는 뜻에서 '육음六淫'이라 부른다. 중풍은 위의 육음 가운데, 특히 바람과 밀접한 관련이 있으므로 '풍風에 맞았다(中)'는 뜻으로 중풍이라 한다. '졸중卒中'은 '졸연히 중풍에 걸렸다'는 뜻인데, 중풍병은 뇌의 손상에 의하여 일어나므로 졸중이라는 단어 앞에 '뇌腦' 자를 붙여 '뇌졸중'이라 한다.

---

40) 전기영동(電氣泳動, electrophoresis): 전기장의 영향을 받아 하전된 물질들이 유동성 매체 내에서 이동하는 것을 말함.

중풍은 뇌혈관의 상해로 급격한 의식장애와 운동장애, 감각장애 등을 주로 나타내는 뇌혈관질환을 총칭하는 질병이다. 중풍은 암, 심장질환과 더불어 인류의 3대 사망원인 중 하나이고, 사망하지 않더라도 후유증이나 합병증으로 인해 사회에 복귀하기 어려운 경우가 많아 환자나 가정의 어려움은 물론 사회 또는 국가적으로도 심각한 문제가 아닐 수 없다.

풍風은 기후와 환경조건을, 화火는 정신적 자극을, 습담濕痰은 과음·과식·비만 등의 육체적 조건을, 기허氣虛는 연령적 양생조건의 실조失調를 의미한다. 그러나 각각의 원인이 복합적으로 작용하기도 하고, 일시적으로 급격히 나타나기도 하며, 서서히 완만하게 진행되기도 한다.

습담 체질자는 기혈氣血이 울체鬱滯되어 잘 통하지 못하고, 형체는 왕성하나 원기가 허약하기 때문에 열을 발생할 수 있으며, 열은 또한 풍을 발병케 할 수 있다. 따라서 기의 편재현상을 중요하게 인식하고, 이를 조절하여 음양의 균형을 회복시킨다. 한약과 침구를 이용하여 변증치료辨證治療한다.

급성기 중풍 환자에서 감소된 인터루킨-2 수준과 증가된 인터루킨-4, -6 그리고 면역글로불린 E 수준[232] 논문은 한방병원에 입원한 급성기 중풍 환자를 대상으로 말초혈액 중 보조 T림프구에서 분비하는 세포활성물질 등의 수준 변화를 관찰했다. 도전적 가설을 세운 다음 중풍과 각 세포활성물질들과의 상관성 분석을 시도한 최초의 연구 결과이다. 발병 1개월 내의 환자를 대상으로 했는데, 중풍의 예후와 면역기능의 상관성 등을 예측할 수 있는 근거 자료로 활용될 수 있을 것으로 생각된다.

무엇보다 우리나라에서 태동한 사상체질 의학의 우수성에 관한 실험 결과를 사상체질을 전혀 이해하려고 하지 않는 외국 과학자들을 설득해야 하는 고통을 감내하고 국제학술지에 발표하게 되어 기뻤다. 'Sasang Constitution(사상체질)'이란 고유 용어와 일반 한방처방보다 월등하게 극적인 효과를 나타내는 사상의학 처방을 국제적으로 소개한 보람 그득하다.

열다한소탕(熱多寒少湯: 갈근 16 g, 황금 · 고본 각 8 g, 나복자 · 길경 · 승마 · 백지 각 4 g)[233]은 사상의학 처방으로 태음인太陰人의 상한傷寒, 열은 많고 한은 적은 증을 치료하는 데 쓴다.

양격산화탕(凉膈散火湯: 생지황 · 인동등 · 연교 각 8 g, 산치자 · 박하 · 지모 · 석고 · 방풍 · 형개 각 4 g)[234]은 소양인少陽人의 상초上焦, 소갈증이나 목젖이 붓는 급성 전염병을 치료하는 데 쓰는 사상 처방이다.

청심연자탕(연자육 · 산약 각 3.75 g, 천문동 · 맥문동 · 원지 · 석창포 · 산

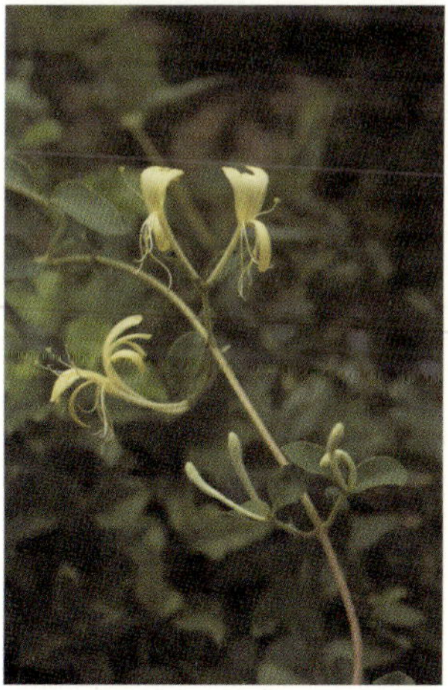

사진 70 인동덩굴(한약재명: 인동등, 약용부위: 줄기와 가지)

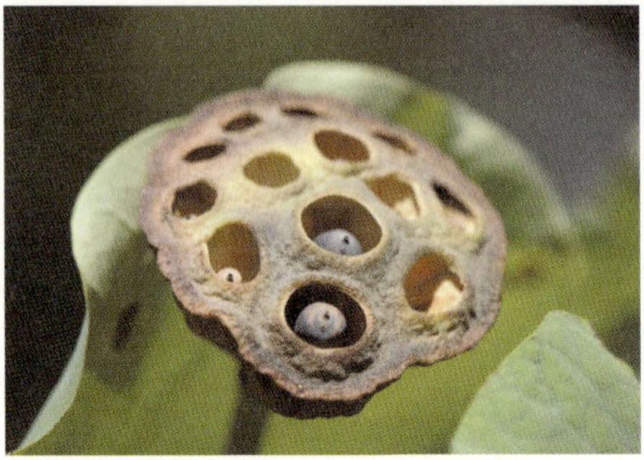

사진 71 연밥송이 (한약재명: 연자육, 약용부위: 성숙한 종자)

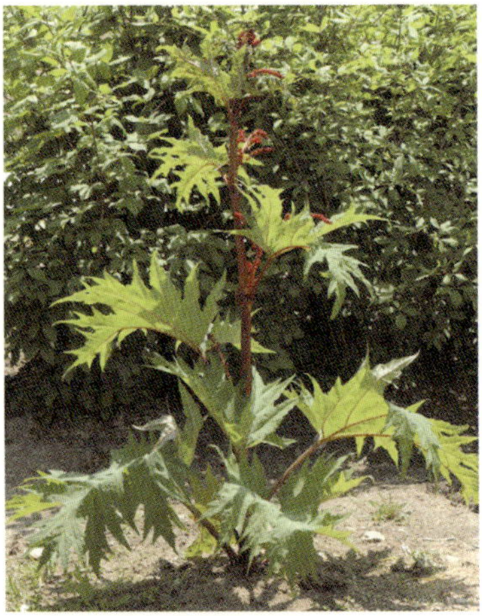

사진 72 대황 (한약재명: 대황, 약용부위: 뿌리줄기)

조인 · 용안육 · 백자인 · 황금 · 나복자 각 3.75g, 감국 1.125g)[235]은 심화心火가 성하여 입안이 마르고 갈증이 나며, 가슴이 답답한 증상에 쓰인다.

저당탕抵當湯[236]은 등에(蝱, 맹충) · 거머리 · 도인 각 10매, 대황 12g

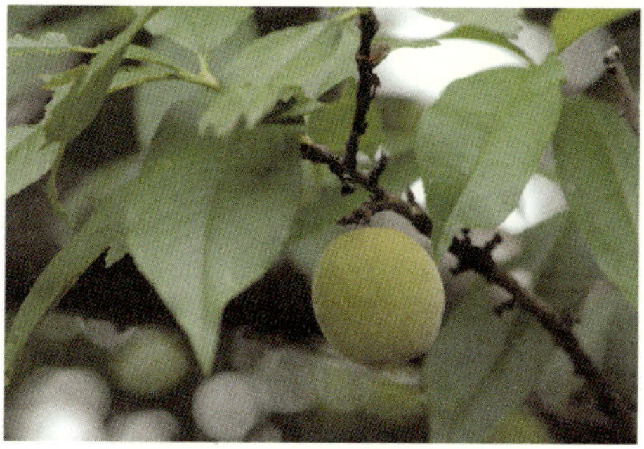

사진73 복숭아(한약재명: 도인, 약용부위: 성숙한 종자)

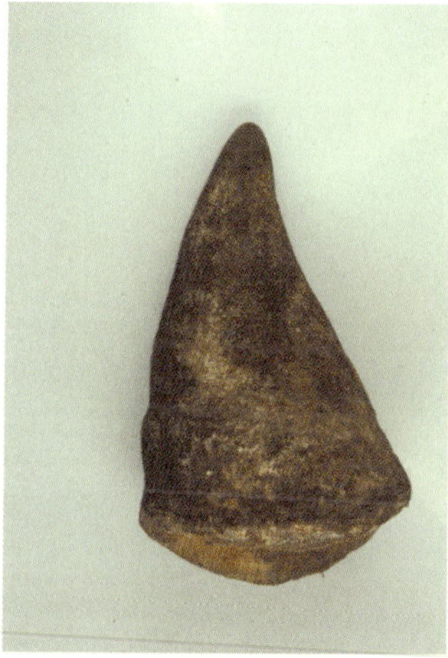

사진74 코뿔소의 뿔(한약재명: 서각, 약용부위: 뿔)

(병이 극심하고, 사람이 건장하면 20g)을 물에 달여 따뜻하게 복용한다.

서각지황탕(서각 · 목단피 각 4g, 백작약 10g, 생지황 12g, 당귀 6g)[237]은 상한병의 땀과 사하瀉下해도 풀리지 않고, 경락에 울체하고 혹은 구토가 그치지 않고, 남은 혈이 정체停滯하여 어혈이 되어 맥이 미약한 증상을 치료한다.

이상의 논문들에서는 사상체질에 따른 적합한 해당 처방 약물의 투약, 즉 맞춤의학에 의한 급성기 중풍환자들의 호전 현상을 말초혈액 중 세포활성물질들의 변화를 관찰함으로써 이들을 중풍의 중요한 바이오마커로 활용할 수 있는 가능성을 처음으로 제시했다.

또한 이 논문들을 바탕으로, 이를테면 열다한소탕이 태음인에게 적합한 처방인 근거를 알아보기 위해 인간 뇌 성상세포에서 세포활성물질의 생성 조절효과[238]와 입원한 중풍환자 말초혈액에서 분리한 단핵구에서 단삼과 계혈 등이 주요 한약재인 단천환가감[239], 기국지황환가미[240], 열다한소탕[241], 도홍사물탕[242], 양격산화탕[243] 그리고 주요 한약재가 곽

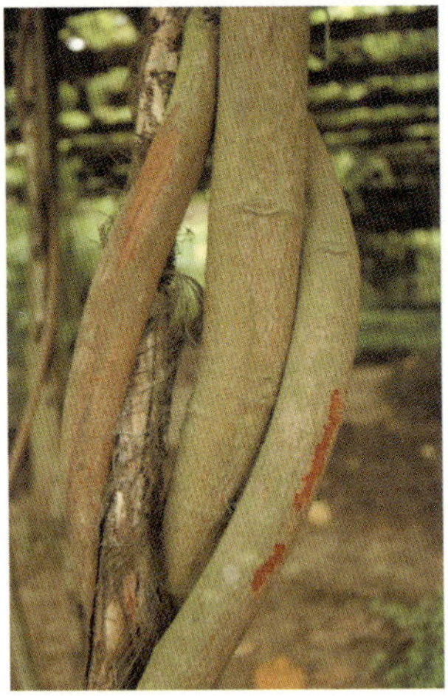

사진 75 밀화두 (한약재명: 계혈등, 약용부위: 덩굴줄기)

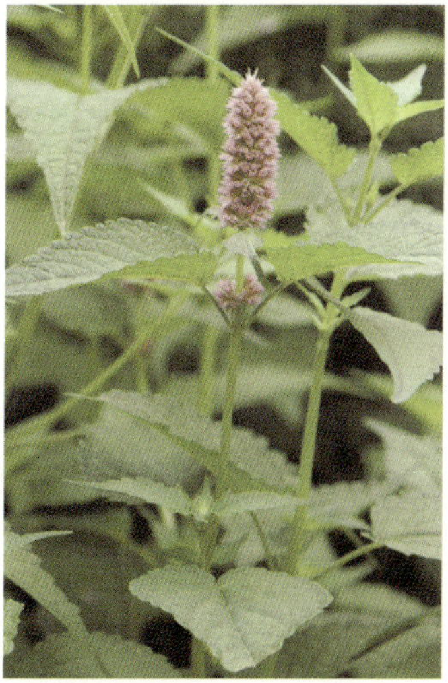

▌사진76▌ 배초향 (한약재명: 곽향, 약용부위: 지상부 전초)

향인 성향정기산[244]의 효과도 확인했다. 경이로움 그득.

3. 이기적 유전자(selfish gene)

나는 아버지를 닮아서 인지 술은 즐겨하는 편인데, 커피는 한 잔만 마셔도 가슴이 두근거림을 느끼면서 불안해지고, 밤에는 잠을 이루지 못한다. 또한 손이 차가워 악수할 땐 조심스러워지곤 한다. 발은 시림을 느낄 정도로 차갑다. 따뜻할 때인데, 발이 시리다며 버선을 신으시던 어머니의 모습이 이해된다. 외형적으로나 질병으로 나타나는 체질 이외의 대단히 섬세한 영역에 까지 유전자가 관여되어 있음은 자명하다.

중풍은 말할 것도 없고 비만·알레르기·고혈압 등 만성 질환과 유전자의 차이 또는 개체들이 적응하면서 살고 있는 환경의 차이에 의해 나타나는 유전자 다형성(多形性, polymorphism)의 상관성에 대한 연구는 각 질병의 예방과 치료를 위해 대단히 중요하다. 특히 사상체질이나 홍채체질 분류에 따른 질병과 유전자의 다형성의 상관성을 명확하게 확립하면 관련 유전자 분석을 통해 향후 중풍에 걸릴 위험성을 정확도 높게 예측할 수 있다. 뿐만 아니라 개인별 유전적 특성에 따라 약의 용량을 다르게 결정하여 치료 효율을 현저히 높일 수 있고, 부작용은 줄일 수 있다. 유전적으로 중풍 소인이 있는 사람은 현재로서는 음식물이나 생활습관 등 외부 환경 요인을 특별히 주의하며 생활해야 할 것이다.

임상적으로 유전적 중풍 소인은 직접적 중풍 발병 요인이 되기 때문에 그 원인 유전자를 전반적으로 탐색하는 프로젝트를 수행하여 다음과 같은 소중한 결과들을 얻을 수 있었다. 즉 한국인 중풍 환자에서 ACE 유전자의 다형성[245], 한국인 허혈성 뇌혈관질환의 유전적 감수성[246], 중풍과 인터루킨-1알파 유전자 다형성과의 상관성[247], 중풍에서 인터루킨-1 유전자군의 다형성[248], 사상체질별 중풍 환자에서 ACE 유전자의 다형성[249], 중풍에서 종양괴사인자 알파와 베타 유전자의 다형성[250], 한국인 중풍 환자에서 ACE, 안지오텐시노전, 아포리포프로테인 유전자들의 다형성[251], 중풍과 종양괴사인자 알파 유전자 다형성의 상관성[252], 고혈압에서 홍채체질과 아포리포프로테인 E 유전자 다형성과의 연관성[253], 홍채체질과 ACE 유전자 다형성[254], 중풍에서 염증성 세포활성물질 유전자의 다형성[255], 한국인 중풍 환자에서 전통적 분류에 따른 후보 유전자들[256], 중풍에서 종양괴사인자 알파 유전자 다형성과 사상체질의 상관성[257], 글루타치온 S-트랜스퍼레이스 유전자 다형성과 허혈성 뇌혈관질환[258], 중풍 위험성을 예견할 수 있는 CYP1A1과 GSTM1/T1 유전자의 변이[259], 중풍 환자에서 란테스와 인터루킨-4 유전자의 다형성[260] 등의 논문을 발표했다.

각 임상 교실에서 채취한 혈액 검체 등을 제공받아 유전자 분석실험은 이 분야의 전문가인 우리 교실 엄재영 교수 주도로 완성했다.

인삼[261], 반하[262], 황기[263] 등은 산지에 따라 품질과 가격 차이가 많다. 특히 중국산이 문제가 되며, 더욱이 액제液劑나 산제散劑 등으로 변형될 경우에는 그 구분이 거의 불가능하여 산지에 따른 유전자 수준에서 구

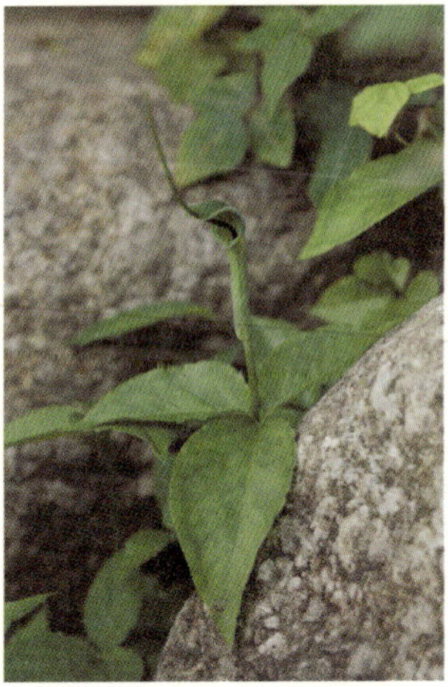

사진 77 끼무릇(한약재명: 반하, 약용부위: 덩이줄기)

분 방법을 확립할 필요가 있다. 문제가 심각할 수 있는 산지별 인삼의 감별 방법[261]은 국내 특허도 등록했다.

4. 치 매

'치매(痴呆, dementia)'라는 용어는 그리스어 'demens'에서 유래하며, 원래의 뜻은 '미친 듯이 행동하다'는 'mad'이다. 또한 '디(de)'의 '제거한다', '멘스(mens)'의 '정신', '티아(tia)'의 '병'이 결합되었다. 문자 그대로 "정신이 없어진 것"이라는 의미를 갖고 있다. 치매는 정상적인 지적 능력을 유지하던 사람이 다양한 원인으로 뇌 기능이 손상되면서 기억력, 언어 능력, 판단력, 사고력 등의 지적 기능이 지속적이고 전반적으로 저하되어 일상생활에 지장이 초래되는 상태를 말한다. 병의 진행은 개인과 환경에 따라 각기 다르며, 뇌 기능 부전은 결국 성격과 행동이 달라지고, 치매환자 스스로 자신을 돌볼 수 없는 지경에 이른다.

1906년, 정신과 의사인 Alois Alzheimer는 51세 된 부인이 남편에 대한 질투로 시작하여 점점 증상이 나빠진 뒤 55세에 사망한 경우를 다루었는데, 환자가 사망한 후 뇌를 해부한 결과 신경세포의 수가 현저하게 감소됐으며 '노인반점'이 대뇌피질에 다수 발견되어 보고했다. 이 퇴행성 뇌 질환이 최초로 보고된 '알츠하이머성 치매(Alzheimer's disease)'이다. 알츠하이머형型의 노년치매(senile dementia of the Alzheimer type)는 그 원인에서 치료까지 모두 확실히 밝혀지지 않았다. 이 병은 흔히 우리가 말하는 '망령忘

靈'이라고 생각하면 쉽다. 이 알츠하이머성 치매를 일반적인 치매라고 해도 틀린 말이 아닌데, 주로 뇌의 왼쪽 부분이 모두 마비되어 발생하는 뇌출혈(腦出血, cerebral hemorrhage)[41]과 뇌경색(腦梗塞, cerebral infarction)[42]을 일으키면 서서히 주위의 신경세포들이 죽어가서 결국 치매의 증상을 보이는 혈관성 치매가 있다. 혈관성 치매는 나이와 함께 편식, 스트레스, 운동 부족 등이 원인이 되어 혈액순환에 장애가 생겨 발병한다. 그러나 혈관성 치매의 경우는 순환계질환을 예방하면 발병을 막을 수 있다.

병의 증상은 처음에는 잦은 건망증에서 시작하다가 심해지면 사물의 이름은 물론 자신의 일이나 과거의 기억, 가족 등도 기억하지 못한다. 화를 잘 내고 수치심도 모르게 되고, 실금失禁하는 것을 볼 수 있고, 하루 종일 멍한 상태가 된다. 결국 식물인간의 상태가 되어 먹지도 못하는 상태에 이르러 스스로 죽어간다.

치매는 연령이 증가할수록 남자노인보다 여자노인이 유병률이 높다. 동양에서는 혈관성 치매가, 서양에서는 알츠하이머형 노년 치매가 많다. 그러나 동서양을 막론하고 남자는 혈관성 치매에, 여자는 알츠하이머형 치매에 잘 걸리는 것으로 알려졌다. 이외에도 뇌종양, 파킨스씨병, 알코올이나 약물중독 등이 발전됐을 때 나타나는 치매, 치료 가능한 전환성 치매, 정신질환 같은 의사치매, 그리고 기타 요인들에 의한 치매들이 있다.

한의학에서는 치매를 '매병呆病'이라고 한다. '매呆'자는 성인이 기저귀를

41) 뇌혈관벽의 구조가 파괴되어 뇌 속에 출혈함.
42) 뇌혈관 폐색에 의해 혈류가 차단되어 뇌 조직에 괴사가 일어남.

찬 모습을 나타낸 상형문자이다. 대체적으로 풍風·담痰·경驚·기혈어氣血瘀와 선천적 소인素因 등을 원인으로 생각하며, 간肝·비脾·신腎의 삼장三臟과 제일 밀접한 관계가 있다. 또한 이 병이 생기는 중요한 원인으로 칠정七情의 실조失調를 들 수 있다.

치매라는 병명이 정식으로 쓰인 시기는 명나라 때 『경악전서景岳全書』의 '잡병모雜病謨'에서 '치痴'라는 표현으로 처음 사용하였으며, 청대에 이르러 현대의학에서 말하는 치매의 개념과 유사한 뜻으로 '매병'에 대해 상세하게 서술하였다. 치료는 허증과 실증으로 나눠 치료하는데, 간이나 심·비·신의 허약으로 많이 오고, 실증은 담이나 어혈로 오는 경우가 많아 적절히 가감하여 처방하는 약물치료를 중심으로 한다. 이침耳鍼·두침頭鍼·체침體鍼 등의 침 치료, 부항 치료, 기공 치료 등도 활용한다.

5. 창조적 잠재능력

오사카대학교 의과대학 병리학교실에 막 부임한 노무라 조교수는 방사선 동위원소를 이용하지 않고 단일세포 내 특정 유전자의 발현을 정교하게 검출할 수 있는 기법인 정위치 교잡법[43]을 일본 전역의 연구자들에게 지도·보급하는 일로 매우 바빴다. 기존에는 방사성 동위원소가 부착된 탐침

43) in situ hybridization: 조직과 세포 내의 특정 mRNA 발현을 조직의 변형 없이 관찰할 수 있는 방법으로 염색체나 배양된 세포, 그리고 냉동조직 절편이나 파라핀 절편 등에서 모두 활용할 수 있는 첨단 기술이다.

자인 프로브(probe)를 주로 이용하였으나 취급할 때 주의하여야 하고, 폐기물의 처리와 반감기 등의 문제가 있는데 비오틴(biotin), 형광물질, 디곡시제닌(digoxigennin) 등의 비방사성 물질을 이용한 프로브를 이용해 더욱 안전하고 쉽게 단일세포 내의 mRNA를 관찰할 수 있는 방법으로 그 감도도 좋아 인기가 있었다. 주로 강연으로 대신했지만, 실험을 직접 지도받기 위해 찾아온 연구자들만 해도 합하면 족히 수백 명은 됐다.

일주일에 두 번(월·목요일)은 교실원 모두가 오전 8시부터 쥐 사육실을 청소하는데, 적절한 변이 쥐를 만들기 위한 교배는 주임교수가 직접 맡으셨다. 주임교수는 언제나 제일 먼저 출근하여 대단한 관심과 집념으로 쥐를 관리했다. 언젠가 회식자리에서 누군가가 '키타무라 교수님의 유일한 취미는 쥐 교배'라고 하여 함께 크게 웃은 적이 있다.

사육실을 완벽하게 정리한 후 곧바로 세미나를 했다. 일상적으로 9시 출근하여 밤 11시 정도까지 실험했다. 국내에 있을 때 그런 대로 잘 배웠다고 생각한 기본적인 유전자 조작실험부터 심지어 일정한 부피의 액체를 정밀하게 측정하는 피펫 사용법부터 다시 학습했다. 미세한 양을 섬세하게 조작할 수 있을 때까지 익히는 것도 중요했지만, 0.5 μl의 양 정도는 눈대중으로 감을 익힐 때까지 교육받은 것은 값비싼 시약을 절약하는 효과와 함께 분명한 자료를 얻는 데 커다란 도움이 됐다고 생각한다.

쥐의 뇌에서 *c-kit* 수용체 유전자의 입체적 발현 양상 분석 논문[264]은 방사선 동위원소를 사용한 실험이었지만, 노무라 조교수한테 정위치 교잡법을 배우면서 수행한 첫 실험으로, 그 방법은 물론 교잡법 등에 관한 분자생물학적 원리를 이해하는 데 도움이 되었고, 특히 뇌의 해부병리학적 지식을 습득한 계기가 됐다.

이 논문은 *c-kit* 수용체와 그 리간드인 *sl* 인자(stem cell factor, 줄기세포 인자) 유전자를 클로닝(cloning)[44]해서, 생쥐 소뇌에서 발현하는 세포를 관찰함으로써 *c-kit* 수용체와 그 리간드 유전자의 기능을 예상할 수 있는 매우 의미 있는 연구 결과라고 생각한다. *c-kit*는 소뇌 피질의 분자층과 과립층 세포에서, *sl* 인자는 푸르키녜세포(Purkinje's cell)에서 발현됐다.

이 연구를 수행하면서 입학 동기인 모리와 친밀해졌다. 현재 오사카대학교 의과대학 병리학교실 조교수인 모리는 교토대학교 약학대학을 졸업하고, 오사카대학교 의과대학에 입학한 수재로 학부생 때부터 틈틈이 실험실 생활을 하면서 우수 논문을 발표했다. 이 실례에서 아이디어를 얻어 대학원생이 아닌 학부학생들과 함께 실험논문을 작성할 계획을 추진하였다.

발달단계에 있는 생쥐 소뇌에서 *c-kit*와 그 리간드인 *sl* 인자 발현 신경규명 논문[265]에는 방사선 동위원소를 이용하지 않은 정위치 교잡기술이 상세하게 기술되어 있다. 그는 선도적으로 이 기술을 병리학 분야에 접목하여 정상급 학술지에 여러 편의 논문을 게재하는 성과를 거두어, 형태관찰 수준의 연구를 해 오던 고전적 병리학자들로부터 많은 찬사를 받았다.

---

44) 클론을 만드는 일. 특정 유전자(DNA)를 '벡터(vecter)'라는 DNA에 삽입 · 연결하여 '재조합 DNA'를 만드는 공정.

6. 국경 넘은 우정

뇌 실험을 하면서 일본 후코카대학교 화학과 출신인 오노우에와 특별히 친한 사이가 됐다. 나는 대학원 학생이고, 오노우에는 조교 신분이었지만 오랜 친구처럼 각별한 애정으로 친근하게 나를 대해줬다. 특히 유창한 영어실력으로 내가 잘 못 알아듣는 일본어를 이해하기 쉽게 설명해 주곤 했다. 화학과 출신답게 실험방법에 대한 상세한 화학적 원리들도 잘 설명해 줘 큰 도움이 되었다. 자연스레 사적으로도 가까워져 싸고 맛있는 음식점도 여러 번 같이 갔다. 일본 서민들이 모여 사는 쥬소라는 곳에 가서 부위별로 판매하는 야키니쿠(구워 먹는 쇠고기)를 싼값으로 배부르게 먹었고, 캠퍼스에서 제법 떨어진 시장 골목까지 같이 함께 가서 메밀국수, 우동, 장어덮밥 등도 실컷 먹었다.

유난히 기가 넘쳤던 대학 구내식당 주인아줌마가 "오늘도 김씨는 카레라이스네요" 할 정도로 처음엔 내 입에 맞는 카레라이스만 주로 먹고 살았는데, 일본 특유의 퓨전 음식이라고 할 수 있는 야키소바, 카레우동, 장어덮밥 등이 가장 먹고 싶은 음식이 된 것은 오노우에 덕분이다. 독특한 향신료를 가미한 볶긴 국수라 할 수 있는 야키소바는 가족들도 좋아하게 돼서 귀국 때 상자로 사와 먹은 적이 있고, 카레우동은 내가 제일 좋아하는 일본 음식이 돼서 일본에 갈 때면 일부러 맛있게 하는 곳을 찾아가서 먹기도 하며, 장어덮밥은 요즘 국내에서도 먹을 수 있어 옛날 생각하면서 한번 씩 사먹는다.

오노우에는 당시는 노총각 신세로 먹고 사는 게 불규칙할 때였는데, 우리 집에 자주 놀러오는 등 나하고 가까이 지내면서 김치나 불고기 같은 한국음식을 아주 좋아하게 됐다. 가끔씩 테니스도 치고, 당구도 치고, 여름철에는 불꽃놀이도 하는 등 셋이서 함께 한 시간이 많았다. 실험 결과가 좋을 때면 낡아빠진 고물차를 타고 고베까지 바람을 쐬러 가곤 했다. 유학생 신분이었지만 내 나이나 처지를 고려해서 기분을 전환시켜 준 것이다. 그들은 우리 가족을 위한 일에도 발벗고 나서 주었다. 오사카 항에서 이삿짐을 옮기는 일부터 전셋집을 구하는 일까지, 심지어 아이들 학교나 보육원 보내는 일까지도 도움을 받았다. 고마움 그득.

이렇게 셋이서 절친하게 잘 지내다가 오노우에가 미국 반더빌트대학교에 박사 후 연구원(post-doc.)을 나가 조금 마음이 허허로워 있을 때, 마침 히라타라는 미모의 여성이 우리와 뜻이 맞아 새로운 즐거움 속에서 일을 할 수 있었다. 히라타는 뇌신경생물학을 전공한 여성과학자로 뇌 해마나 신경절의 세포를 배양하여 신경세포체에서 뻗어나는 방향으로 자극을 전하는 신경돌기(neurite)에 미치는 영향 등을 관찰하였다. 무엇이든 배우고 싶은 열정으로 충만했던 나는 그녀로부터 뇌신경세포의 분리 배양법을 배웠다. 나는 뇌신경세포의 증식 등에 영향을 주는 약물을 탐색하는 연구를 의욕적으로 추진해 보았으나, 지도교수한테 보고할 정도의 뚜렷한 예비 결과가 관찰되지 않아 중단할 수밖에 없었다. 그 때 조금만 더 집중적으로 일을 했더라면 5~6년 후에 『네이처』 등 저명 학술지에 발표된 뇌 세포도 증식할 수 있다는 혁명적 논문을 내가 먼저 발표할 수도 있었을 텐데 하고 아쉬워해 본 적이 있다.

그녀는 연구력도 뛰어났지만 성품이 활달하여 실험실 구성원들의 사랑을 받았던 것 같다. 와인이나 맥주도 아주 좋아해 여러 번 함께 마신 적이 있다. 그녀가 술을 즐기게 된 연유는 학생시절 와인 홍보하는 아르바이트를 하면서부터라고 했는데, 집안 일을 할 때마다 거의 매일 일본 술인 사케 등을 마시고 기분이 좋은 상태에서 요리도 하고 설거지도 한다고 했다. 그녀는 딸아이 하나만 키웠는데, 비좁은 우리 집에 놀러 와서 식구들과 함께 흥겨운 시간을 갖기도 했다. 그녀의 경쾌하고 상큼한 목소리와 가지런한 하얀 이를 드러내고 맑게 웃는 모습을 상상하니 기분이 좋아진다.

얼마 전 키타무라 교수 정년퇴임식 때 그녀와 재회했는데, 정장을 차려입은 때문인지 더욱 세련되고 아름답게 보였다. 그리고 이 논문 공저자로 교포 2세인 정영수 선생이 들어 있는데, 임상의사인데도 개업을 하지 않고 연구에 매진했다. 정 선생 집에 초대되어 한식과 일식으로 후한 대접을 받은 적이 있다. 정 선생의 아내는 일본인이었는데, 안방에 들어설 때 입구에서 단아한 모습으로 무릎을 꿇고 나한테 정중하게 인사하는 모습이 인상적이었다. 우아함 그득.

7. 미네르바의 부엉이

뇌에서 방사선 동위원소를 이용하지 않고 PKCδ 유전자의 발현 신경세포를 발견한 논문[266]의 게재 승인을 통보받은 날, 하마터면 나는 죽을 뻔했다. 나의 애마인 오토바이를 힘차게 몰다가 캠퍼스 도로변 울타리에 처박힌 것이다. 나의 첫 번째 주 저자 논문으로 너무 기분이 좋아 최대 속도로 달린 결과였다. 몸이 오토바이 뒤로 빠져 가벼운 상처만 입었을 뿐 별다른 이상은 없어 천만 다행이었다. 재일동포가 운영하는 가게에서 폐기 처분하려고 창고에 보관하던 것을 우리나라 돈으로 육만 원에 구입해서 출・퇴근 때에는 물론 스트레스 해소용으로 유용하게 활용했던 소형 오토바이였다.

운 좋게도 분명하고 뚜렷한 결과가 다른 입학 동기들보다 빨리 도출되어 기분좋게 이룩한 성과였다. 감도를 마음대로 조정해 가면서 동료들한테 보여줄 수 있어 기뻤다. 이 논문 자료들은 매우 뚜렷해서 다른 많은 실험들의 표준이 되기도 했다. PKC 유전자 발현 조절 연구는 그 동안의 교실 주제와는 다소 거리가 있었지만 PKC 유전자가 여러 세포 내에서 중요한 역할을 하기 때문에 나중엔 교실에서도 비만세포 내에서 이 유전자의 역할 연구에 관심을 가지는 계기가 되었다. 이 논문은 PKC 아형亞型 유전자 10여 종 모두를 내가 직접 클로닝하고, 전 조직에서 그 발현 양상을 검토하는 등, 상당히 많은 양을 실험하여 얻은 첫 번째 결과로 나의 의학박사 주 학위논문이기도 하다. 일본에 도착한 첫날부터 피펫을 잡기 시작하여 수개월 동안 그야말로 실험에만 몰두해서 얻은 매우 소중한 성과였다.

노무라 조교수의 집에서 일주일 정도 신세진 후, 오사카대학교 기숙사에서 2개월, 오사카시립 기숙사에서 약 3개월을 거쳐 시내 중심가 아비꼬역 옆의 맨션에서 혼자서 어렵게 살 때였다. 기숙사에서 생활할 때는 가끔씩

밀려오는 외로움, 특히 아이들을 보고 싶은 마음 때문에 힘들었는데, 가족이 온 후에는 생활비 때문에 매우 힘들었다. 어쩔 수 없이 아내가 아르바이트 전선에 뛰어들 수밖에 없었다. 아내는 교포의 소개로 출판사에 출근하면서 주재원 자녀들의 영어 과외를 겸하였다. 첫째와 둘째는 초등학교에 보내고, 막내는 보육원에 맡기고는 아침부터 밤늦도록 거의 종일 일했다. 아내의 힘겨운 모습을 보면서 내가 선택한 길에 대해 고민하지 않을 수 없었는데, 때마침 게재된 이 논문이 큰 힘이 되었다. 사랑스러움 그득.

한편, 국내 은사는 미국에서 공부하고 있는 자신의 후배를 후임으로 할 것임을 암시하는 절망적인 통보를 주셨다. 은사만을 믿고 청춘을 바친 똑똑한 후배도 있고, 평소 자신이 몸담고 있는 대학 출신자들을 미덥지 않게 생각하는바 기대하지도 않았지만 섭섭함 그득했다. 설상가상으로 오사카 대학교 본부에서는 규정이 바뀌었다며 그 동안 면제되었던 등록금 약 18만 엔을 시일 내에 납부하라는 통지까지 보내왔다. 소외감 그득.

어려움은 겹쳐 오는 것인가. 이 때 노무라 조교수와도 미묘한 불협화음이 생겼다. 사소한 일일 수 있는데, DNA 전기영동 후 아가로스 겔을 사진 찍고는 깜박 지정된 쓰레기통에 버리지 않고 방치해 두었는데, 그는 대단히 과민한 모습으로 내 실험대 위에 그걸 탁 던지면서 "이런 식으로 일할 거면 한국으로 돌아가라."고 소리치고는 실험실을 나가 버리는 것이었다. 그리고 그 다음 날엔 내가 그 동안 사용한 시약 값을 모두 정리해서 제출하라는 것이다. 아마도 의욕만 앞세워 실험실의 불문율을 무시하고 이것저것 많은 실험을 정신없이 해 대는 나의 모습에 불쾌감을 느꼈던 것 같다.

이런 상황이 3~4개월 동안 지속되어 책상을 어떻게 뒤집어 엎어놓고 실험실을 떠날 것인지 심각하게 고민하기도 했다. 조심스레 협상도 몇 번 시도해 보았지만 나름대로 고집불통이었던 그는 그 때마다 냉정한 모습으로 안면을 바꿔 접근할 수가 없었다.

허나 다른 교실원들과는 전혀 문제없는 사이었고, 오히려 그런 걸 눈치채고 있었던 오노우에, 히로타 등은 나를 위로하기도 하고, 화해 자리도 주선하는 등 노력하였다. 그리고 실제 속마음은 연구의 짜릿한 맛을 이제 막 알았는데 그만둘 마음은 전혀 없었던 것 같고, 여러 정황으로 다시 돌아가는 것은 생각할 수도 없었기에 매우 조심스레 실험실 생활은 열심히 하였다.

그리고 비용을 고려할 수밖에 없었기 때문에 학교에서 멀리 떨어진 한 달에 삼만 엔 정도 하는 시영아파트로 옮기기로 계획하고, 나의 밤 시간을 이용한 아르바이트 자리도 알아보았다. 다행히 맨션 바로 옆에 있는 '프렌드'라는 페밀리 레스토랑에서 밤 10시부터 새벽 2시까지 주방 일을 할 수 있었다. 시간당 팔백 엔으로 시급도 괜찮은 편이었고, 무엇보다 집에서 가까워 좋았다. 그런데 새벽 2시까지였지만 주방 일이어서 새벽 4시는 돼야 완전히 마무리하고 집에 올 수 있었다.

집에 돌아오면 아이들은 물론 곤하게 잠들어 있고, 지쳐 쓰러져 자는 아내를 보면서 혹시 잠이 깰까봐 조용히 씻고 살며시 잠자리에 들곤 했다. 자연히 무리한 일과로 아침 출근하는 지하철에서 잠들어 두 번씩 왔다 갔다 한 적이 여러 번이었고, 출근해서도 도서관, 강의실 등에 숨어서 졸 수 밖에 없었다. 그리고 목욕비를 아끼기 위해 학교 건물 지하에 있는 포르말린 냄새가 진동하는 병리 해부학 샤워실을 주로 이용했다.

아내는 아이들 셋과 함께 일본에 입국한 첫 날 공항에서 택시 타고 시내 간선도로를 달릴 때는 기분이 좋았다고 말한 적이 있다. 아내자랑 하면 팔불출이라고들 하지만, 일본에 있었던 2년여 동안 미용실 한 번 가지 못한 아내에게 미안하고 고맙다는 말 외에 내가 무슨 할 말이 있겠는가? 기쁨과 고통은 함께 오는 것인가? 연구하는 즐거움과 현실의 어려움이 공존한 시기였다. 당시 초등학교 4학년이었던 큰 아이가 어느 결 시집을 간다.

〈음전한 큰 아이〉

주걱에 붙은 밥 온 볼에 발라 가며 뜯어 먹었던 아이
휴일이면 배 위에 올려놓고 놀았던 아이
손톱에 면상 긁혀도 앙증스러웠던 아이
유치원 앞에서 안심하라는 표정으로 방긋 웃어주던 아이
울지 않기로 약속하고 공기놀이하곤 꺼이꺼이 울던 아이
손 등이 노랗도록 귤을 좋아하던 아이
이승환 콘서트에 함께 간 아이
대학합격자 발표 후 껴안고 함께 뛰었던 아이
태생적으로 마음 아픈 사람을 헤아릴 줄 아는 아이
스러져 자다가도 새벽녘 살포시 현관을 빠져 나가는 아이
시집갈 날 잡아놓곤 더아니 사뿐한 모습의 아이

어미 맘 아랑곳없이 혼례날 맬 아빠 넥타이 고르는 아이
웨딩 사진에 흐뭇해하는 자뻑 아이
더도 덜도 말고 이대로만 같았으면 하는 아이
무엇보다 학문의 끈을 놓지 않았으면 하는 아이

이 논문을 완성해 가면서 그 동안 전혀 알지 못했던 뇌신경의 분포와 기능, 발달과정 등에 대한 전반적인 지식을 습득할 수 있었고, 'PKC 델타'라고 하는 유전자가 뇌의 시상, 뇌교 그리고 소뇌에서 생후 2주째부터 발현하는 감각기능과 관련이 있는 분자임을 세계 최초로 발표한 것이다. 특히 PKC 델타는 청각과 직접 관련 있는 코클레아(cochlear) 세포에서 강하게 발현하여 그 기능을 알아보기 위해 많은 토론을 하면서 여러 실험 디자인을 구상하고 실험을 시도하였던 추억이 생각난다. 추억이 많아야 진정한 장수라는데. 설레임 그득.

8. 쇠뿔은 단김에 빼야

나리과에 속하는 여러해살이풀인 '천문동天門冬'은 '하늘의 문을 열어 주는 겨울 약초'라는 의미로 작명됐다. 천문동의 잎과 줄기는 아스파라거스를 닮았고, 뿌리에는 작은 고구마처럼 생긴 덩이뿌리가 여러 개 달려 있는데, 이 덩이뿌리가 병들지 않게 하는 약으로 알려졌다. "천문동 1,200 g과 숙지황 600 g을 분말로 한 후 꿀로 반죽하여 달걀노른자 크기로 알약을 만든다.

이것을 한 번에 3개씩 하루 3번 따뜻한 술에 풀어서 먹는다."고 조선 세종 때 펴낸 『향약집성방鄕藥集成方』에 기술되어 있다.

천문동 뿌리는 끈적끈적한 점액질이 많아 잘 마르지 않고, 가루로 만들기가 어렵다. 가루로 만들려면 쪄서 말리기를 서너 번 반복한 다음에 가루를 내야 한다. 여러 가지 풍습風濕으로 갑자기 몸 한쪽에 감각이 없는 것을 치료하며, 골수를 보충해 준다. 또한 폐를 튼튼하게 하며, 한열寒熱을 없앤다. 그리고 신기身氣를 통하게 하며, 갈증을 멈추게 한다. 천문동은 맛이 달면서도 잘 씹어 보면 쓴맛이 나는데, 폐를 튼튼하게 하고 기력을 높이는 작용을 한다. 천문동은 우리나라 남부 지방의 바닷가와 섬 지방에 자란다. 중국산 천문동은 우리나라에서 난 것보다 더 굵고 빛깔이 희며, 찰기가 적으며 약효가 거의 없다.

천문동[267]의 뇌성상세포로부터 종양괴사인자 알파 분비 억제효과 논문은 생쥐 태아의 뇌로부터 성상세포를 일차 배양한 후 천문동 투여에 의해 염증을 일으키는 물질인 종양괴사인자 알파의 분비를 현저히 억제하는 효과가 관찰되어 임상적으로 다양한 원인에 의한 뇌염증 조절에 유용하게 활용될 수 있을 것으로 생각하여 발표했다.

원지는 원지과 세엽원지(*Polygala tenuifolia* Willd)의 뿌리를 건조하여 중심의 목부木部를 제거한 껍질을 약용한다. 햇볕이 잘 드는 곳에서 잘 자란다. 뿌리는 굵고 길며, 끝에서 몇 개의 원줄기가 무더기로 나온다. 원지의 맛은 맵고 쓰며, 성질이 따뜻하다. 원지遠志는 뜻을 오래도록 간직한다는 의미로 작명됐다. 즉 기억력 증강과 건망증 치료에 효과적이어서 붙여진 이름이다. 씹어서 매운 맛이 많이 나는 것이 상품上品이다. 원지를 가까이서 만지기만 해도 약간 매운 느낌이 든다. 원지를 약에 쓸 때는 생강즙에 담근 뒤에 볶아서 쓰면 좋다. 『동의보감』에는 "원지는 지혜를 돕고 귀와 눈을 밝게 하며, 건망증을 없애고 의지를 강하게 한다. 심장을 진정시켜 가슴이 두근거리는 것을 멎게 하고 건망증을 치료하며, 정신을 안정시킬 뿐만 아니라 정신이 흐려지지 않게 한다."라고 쓰여 있다. 임상에서 기억력 증강과 건망증의 치료에 쓰이고, 두뇌활동을 활발히 하여 총명하게 하므로 수험생들에게 도움이 된다.

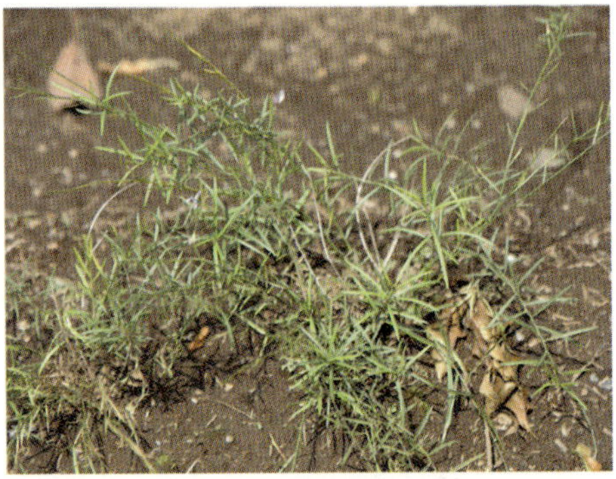

사진 78 원지 (한약재명: 원지, 약용부위: 심을 제거한 뿌리)

이렇게 특히 뇌 건강에 좋은 효과가 예상되는 원지 논문[268]은 현재 전북과학대학 교수로 재직 중인 이은희 박사가 발표했다. 이 박사는 대학원에서 어류 분류학을 전공한 관계로 우리 실험실 일과는 거리가 있었는데, 이 박사의 학문 추구 열정에 감탄하여 한 식구가 됐다. 이 박사는 그 동안 내가 보아 온 누구와도 비교할 수 없는 초인적인 하드워커였지만, 동일 분야에서 일해 오지 않은 이 박사의 합류로 실험실은 적지 않은 소용돌이가 일었다. 가능한 자연스럽게 서로 협력하여 성과를 올릴 수 있도록 유도했지만, 무엇보다도 이 분야의 실험을 전혀 해 본 적이 없는 이 박사가 어린 후배들한테 배워야 하는 입장에 있었기에 말 못할 고충이 많았을 것이다.

이 박사가 교실 일에 적응해 가면서 연구 열기는 하늘을 찔렀는데, 지금까지 실험실 생활 해오면서 이때보다 열심히 일한 적은 없다. 이 박사를 포함한 교실원들은 거의 매일 밤을 새면서 연구에 매진했다. 교실원들은 열정적으로 실험 결과를 얻어내고, 나는 미친 듯이 논문을 썼다. 아니 그게 아니고 미쳤었다. 쇠뿔도 단김에 빼랬다고. 성취감 그득.

그 당시로서는 상상조차 할 수 없었던 365편의 국제논문을 발표할 수 있도록 시동이 걸린 시점이 그 때인 것이 분명하다. 출근과 동시에 생생한 실험 결과를 보고 받고, 교실원들과 함께 어제 한 일을 검토하고 당일에 할 일을 계획하는 등 걸신들린 것처럼 정말 쉼 없이 연구에 정진한 시절이었다.

그러다가 논문 게재 수락 편지를 받는 등의 기쁜 일이 생기면 삼겹살에 소주를 퍼 마셨다. 그즈음 술 좀 먹는다고 했으나, 맛나게 소주 마시는 방법 중 하나인 목젖에 탁 털어 넣는 기법은 이 박사한테 배웠다. 교실원들과 함께 2차로 간 노래방에서 감상했던 풍부하고 감미로운 목소리의 심수봉 노래. 교실원들과 함께 나이트클럽에 간 적이 있다. 얼마나 찐하게 그리고 환장하게 놀았는지 우리를 쳐다보는 사람들의 시선에 놀라 얼른 밖으로 나왔다. 그리움 그득.

9. 진짜배기 우황청심환

'중풍 없-다'는 의미로 이해되기를 바라면서 작명한 '무풍' 논문[269]은 전형적인 학자타입 과학자인 정환석 박사(경희대학교 한의과대학 생리학교실 의과학연구센터 연구교수)가 학위 과정 중에 실험하였다. 경상도 지방에서 전래되는 송엽을 주요 약재로 만든 약술로, 손·발 저림을 예방하기 위해 마시는 점에 착안하여 연구하였다. 동물실험에서 흥미롭게도 몸에 좋은 고비중지단백(high-density lipoprotein) 콜레스테롤은 증가시키고

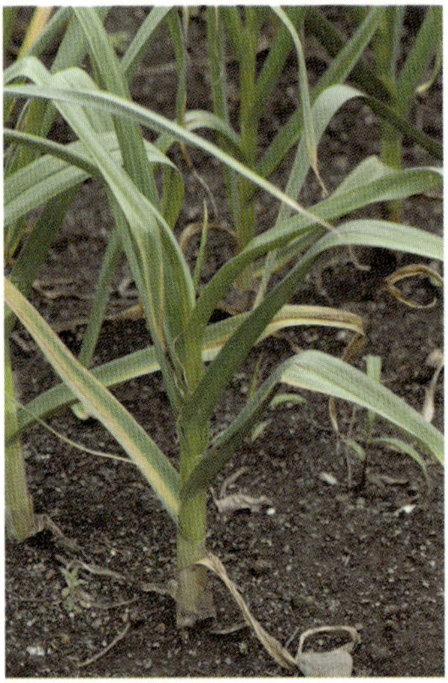

사진79 마늘(한약재명: 대산, 약용부위: 비늘줄기)

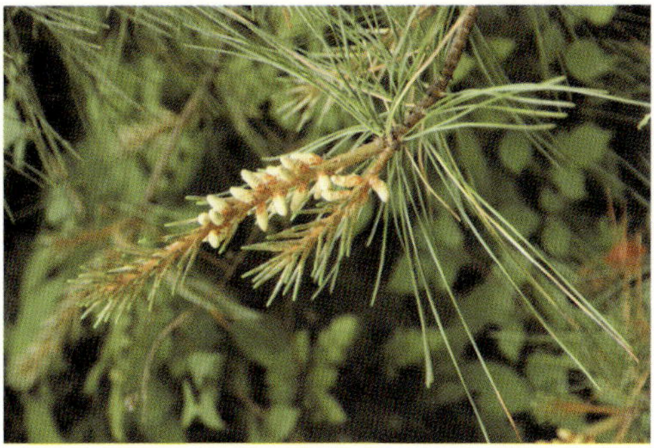

사진 80 솔잎(한약재명: 송엽, 약용부위: 잎)

저비중 지단백(low-density lipoprotein) 콜레스테롤과 체중은 감소시키는 결과를 얻어 발표했다. '무풍'은 중앙대학교 약제학교실 박사모임인 '목원회' 회장 김영일 박사께서 '계영정'이란 이름으로 제품화를 시도했다. 다정다감한 김 박사 덕분으로 김종갑 교수님 모시고 청진동 해장국집에서 소주 한 잔 하는 행복감에 젖어들곤 한다.

지황[270]은 인삼처럼 특정한 적응증을 들 수 없을 만큼 보음補陰의 성약聖藥이다. 그러나 숙지황은 소화가 잘 안 되기 때문에 위가 약한 사람은 삼가야 하는데, 이런 결점을 보완하기 위해 강사반薑砂伴이라 하여 생강즙에 숙지황을 담갔다가 사인砂仁과 버무려서 쓴다.

머리가 맑아지고, 기억력이 좋아지며, 의지가 강건해지는 방제인 총명탕[271]은 석창포가 군약(君藥, 가장 주된 약)으로 원지, 그리고 소나무 뿌리에 기생하는 균핵菌核인 복령의 겉피 복신茯神을 각각 같은 양으로 달여서 하루 세 번 복용한다. 석창포는 면역력을 증강시켜 주는 약초로, 어려서부

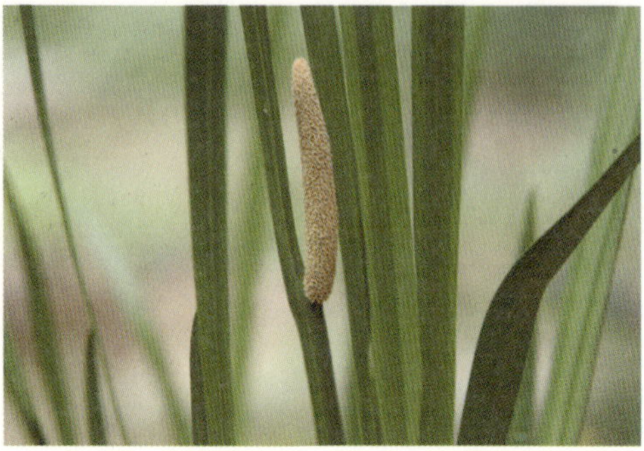

사진 81 석창포 (한약재명: 석창포, 약용부위: 뿌리줄기)

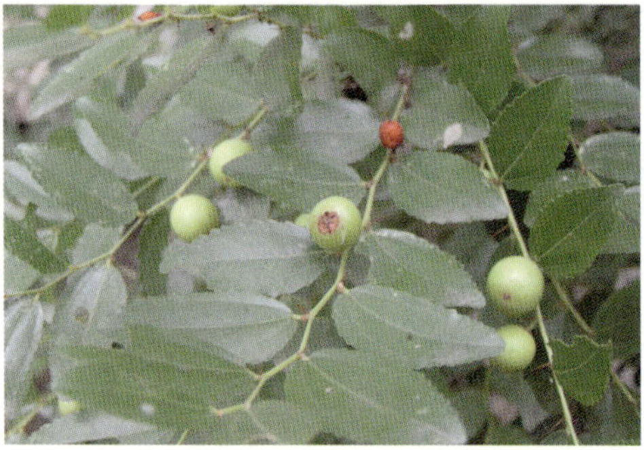

사진 82 묏대추 (한약재명: 산조인, 약용부위: 성숙한 종자)

터 석창포를 계속 먹으면 잔병을 앓지 않는 것으로 알려졌다. 석창포는 간기肝氣가 허약해서 눈이 침침해지는 증상에도 효험이 있다.

중추신경계질환에 응용되는 포공영蒲公英[272], 성향정기산가포공영星香正氣散加蒲公英[273], 세심탕洗心湯[274], 칠복음七福飮[275]에 의한 쥐 뇌 성상세포에서 뇌 염증과 관련한 종양괴사인자 알파 생성 억제효과 관찰 논문은 임상교실과 공동으로 연구한 결과물이다. 일반적으로 중풍 초기와 혈관성 치매에 사용되는 성향정기산(곽향 6g, 소엽・남성・목향・백지・대복피・백복령・후박・백출・진피・반하 각 4g, 길경・감초 각 2.5g, 대추 2개, 생강 3조각)은 담의 제거와 기의 순환에 초점을 맞춰, 갑작스럽게 의식을 잃고 쓰러지거나 마비가 나타날 때 활용된다. 세심탕은 담을 제거하고 막힌 뇌를 뚫어주고[化痰利竅], 습濕을 제거해 비위의 소화기능을 돕는[健脾除濕] 처방이다. 칠복음은 머리가 어지럽고, 귀에 소리가날 때 신腎을 보補해서 뇌수와 정精을 채우고 신神을 자양하는 처방이다.

진짜 사향이 함유된 우황청심환은 특히 혈관성 치매에 매우 유용하게 활용된다. 사향은 야간에 먹이를 찾아다니고 있는 발정기의 수컷 사향노루를 포획하여 생식선 낭을 잘라 건조시켜 사용한다. 사향 성분을 합성하는 등의 방법으로 만든 유사 사향으로 제조한 우황청심환은 임상적으로 그 효과가 많이 떨어진다고 한다. 신비로움 그득. 그러나 진짜배기 우황청심환을 시중에서 쉽게 구할 수 없으니 문제이다. 경희의료원 한방병원은 진품을 소장하고 있다고 한다.

백강잠白殭蠶에 의한 뇌 성상세포 세포독성 억제효과와 해마 신경세포 보호효과 관찰 논문[276, 277]도 타 내학 연구팀괴 함께 발표했다. 백강잠은 누에나방(Bombyx mori) 유충인 누에가 흰가루병에 걸려 죽은 것을 말린 것으로, 폐경・비경・간경에 작용하여 경풍・경간・중풍에 의한 언어장애・반신불수 등에 내복한다. 양잠養蠶 중에 자연적으로 발생하나, 누에에 병원균을 이식시켜 인공으로 배양하여 얻은 것을 사용했다.

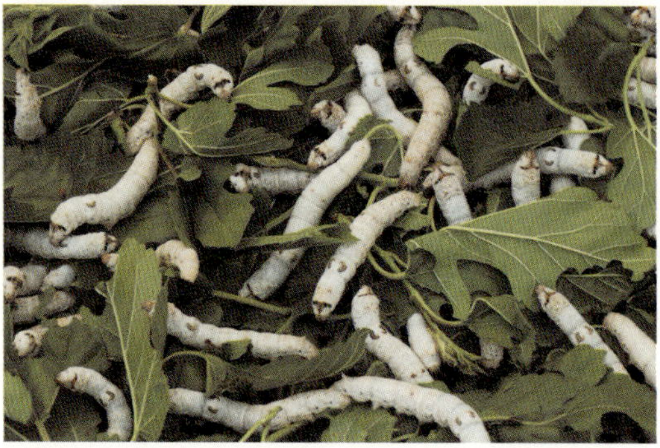

사진 83 백강병균에 감염되어 죽은 누에 (한약재명: 백강잠, 약용부위: 충체 蟲體)

성장발달 단계별에 따른 mST3GalV mRNA의 발현 논문[278]은 방사선 동위원소를 이용하지 않은 정위치 교잡법으로 수행됐다.

다엽의 주요 폴리페놀 성분인 epigallocatechin-3-gallate를 이용하여 알츠하이머성 치매를 조절할 수 있는 약리 기전도 상세하게 규명하여 발표했다[279].

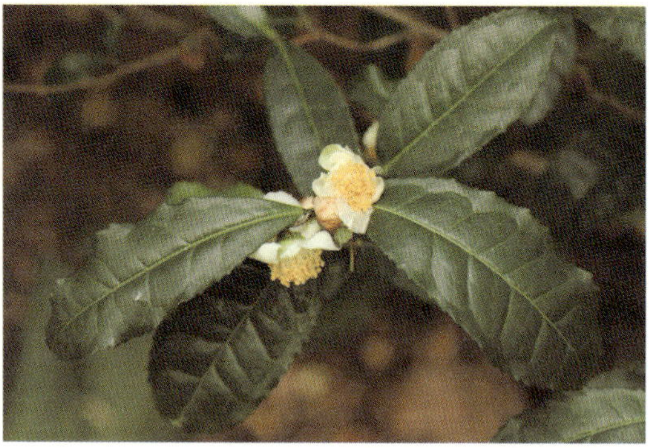

사진 84 녹차나무 (한약재명: 다엽, 약용부위: 싹 또는 잎)

10. 갈림길의 나침반

한국생명공학연구원 내 여러 동료 연구실원들과 협력하여 한국인 특유의 당뇨병 이해에 도움이 될 수 있는 한국인 인슐린 유전자 염기서열을 알아내고, 인종 간 차이 등을 비교 분석하여 나의 약학박사 학위논문을 완성했다. 하지만 단백질을 만드는 암호영역 염기서열의 경우 이미 보고된 백인이나 코카시안 등의 염기서열과 별반 차이가 없었고, 특정한 기능을 갖지 않는 비 암호영역에서만 특이적인 차이점이 발견되어 학문적 영향력이 크지 않아 국제 학술지에는 발표하지 못했다.

새로운 프로젝트를 찾고 있던 어느 날, 저녁 식사 후 우연히 홍릉에 있었던 연구소 앞 잔디밭에 앉아서 김철호 박사와 나의 진로 문제를 상의할 수 있게 됐다. 동경대학교에서 박사학위를 받은 김 박사는 당 생물학(glycobiology) 분야에서 탁월한 연구 업적을 발표하는 대단히 유능한 신진 과학자로서 선임연구원 신분으로 근무하고 있을 때였다.

몇 년 동안 소위 '연구 세계'에서 나름대로는 젊음을 불태우는데, 처음 계획한 연구목표를 달성하기 어려울 것 같다고 했더니, 김 박사는 곧바로 좋은 아이디어가 있다며 일본 오사카대학교 의과대학 병리학교실에 발령받아 키타무라 교수와 일하게 될 노무라 조교수와 함께 실험할 수 있는 기회를 만들어 보겠다고 했다. 노무라 조교수는 김 박사의 동경대학교 대학원 선배이다.

34세가 넘은 주제에 유학까지는 생각지도 못했는데, 김 박사는 주저할 겨를도 없이 나의 은사를 만나 흔쾌하게 허락도 받아냈다. 은사님께서는 일본으로 떠나기 전에 김 박사와 나를 대전에 있는 레스토랑에 초청해 열심히 하고 있으면 좋은 일도 있을 것이라고 격려해 주셨다. 동국대학교 한의과대학 교수를 거쳐 현재는 성균관대학교 생명공학과에 재직 중인 김 박사는 내가 지속적으로 학문의 즐거움을 만끽할 수 있게 해 준 고마운 은인이다. 자연스럽게 많은 의견을 나눴던 (주)바이오니아 대표이사인 박한오 박사와의 사업계획은 무산됐다. 함께 했더라면 부자일 텐데.

노무라 조교수는 일본 입국 때부터 직접 공항으로 마중을 나와 오사카대학교 기숙사에 들어가기 전까지 자신의 집에서 생활할 수 있도록 배려했다. 그는 학교에서 승용차로 두 시간 정도 걸리는 변두리에 있는 서민 임대아파트에 살았는데, 말로만 듣던 검소하기 그지없는 일본 집의 실상을 보았다. 노무라 조교수 부인은 자신이 할 수 있는 한 정성을 다해 주었다. 나를 위한 특별요리는 물론 이부자리도 새로 구입한 것 같았고, 추워하는 나를 위해 난로도 준비해 주었다. 아침에는 적당한 온도의 목욕물을 준비해 주었으며, 출근 전에는 신발을 깨끗이 닦아 현관에 가지런히 놓아 두었다. 세밀한 부분까지 매우 섬세하게 신경을 써 주는 것에 대해 부담스러움을 표현했더니, 오히려 자기 마음에서 우러나오는 자연스런 행위이니 괘념치 말라고 하였다. 가족이 온 후에도 아이들이 일본에 적응하는 데 필요한 교재나 장난감 등을 매우 세밀하게 챙겨 주고 알려 주어 얼마나 고마웠는지 모른다. 정말 다정다감하고 따뜻한 인품을 지닌 여성이었는데, 자전거로 쇼핑 가다가 그만 유명을 달리하셨다. 고인의 모습이 자꾸만 눈에 밟힌다.

11. 후지산 산행

오사카대학교 의과대학 박사과정 입학 동기 중에서 모리는 실험능력이 뛰어나고 매우 신사적이면서 범사에 모범적인 반면, 고베대학교 의과대학 출신인 이토와 오사카대학교 의과대학 출신으로 임상의인 이소자키는 매우 자유분방했다. 따라서 모리하고는 중요한 실험을 같이 해 나가는 경우가 많았고, 이토와 이소자키와는 가끔씩 일본의 신문화를 접할 수 있는 기회를 만들었다. 이들은 경제적 여유도 있어서 이토는 일본산 고급 스포츠카를, 이소자키는 벤츠를 몰았다. 이소자키 결혼식에 초대되어 참석한 적이 있는데 그 우아함과 화려함이 상상을 초월했고, 무엇보다 1인당 오만 엔(500,000원 상당)씩 하는 프랑스 요리에 기절초풍했다. 잔잔한 성품으로 이토보다 훨씬 키가 큰 미인인 이토 부인하고도 몇 번 만나서 식사도 같이하고, 교토 등지에 놀러간 적이 있다.

대학원 1년차 때, 이들은 자신들이 유학생인 나의 형편을 고려하여 거의 모든 경비를 다 책임지겠노라고 해서 후지산에 놀러간 적이 있다. 2박3일 예정으로 유쾌한 여행을 시작했다. 그 동안 교토와 고베 이상은 가보지 못했는데, 먼 거리를 좋은 사람들과 함께 가니 즐거움 그득했다. 서툴기 짝이 없는 일본어에 영어를 섞은 언어에 의한 소통이었지만 표현하고 싶은 농담은 다하면서 드라이브를 즐겼다.

후지산에 도착하기 전에 일본의 알프스라는 산을 경유經由하여 후지산 근처에 예약한 산장에 여장을 풀고 나서 아름다음 그득한 산중 호숫가에 있는 그림 같은 레스토랑에서 감미로움 그득한 식사를 했다. 식사와 함께 와인도 몇 잔 마셨는데, 유학생 신세에 이런 황홀한 순간을 맞는 것이 꿈만 같았다. 산장 지하에 있는 가라오케 무대에서 노래 한 곡씩을 부르는데, 모두 수준급의 노래 실력이었다. 대학 구내식당에서 저녁식사 후에 실험실 동료들의 권유로 조용필의 '돌아와요 부산항에'를 부른 적이 있었는데, 이들의 노래 실력을 보니 잘못 한 것 같았다. 특히 이토는 여러 노래들을 가수처럼 참 잘도 불렀다. 유쾌한 시간을 보내고 각자의 방으로 들어가 잤다. 기분 좋게 피곤한 몸이어서 곧바로 깊은 잠에 빠져들었다.

드디어 고대하던 후지산을 등정하는 날이 밝았다. 후지산의 약 1,000 m 고지까지 차로 올라가니 한여름인데도 시원했으나 비구름이 잔뜩 끼어 있어 산행을 감행할 수 있을지 염려가 됐다. 나로서는 언제 또 다시 이런 기회가 올지 모르는데 비를 맞으면서라도 꼭 올라가고 싶었다. 친구들은 망설였지만 내가 비옷을 준비해서라도 가는 데까지 가 보자고 강력하게 제안하여 등정을 시작했다. 다행이 한참을 오르다 보니 등산하기 좋은 날씨로 변해갔다. 그런데 이들은 도대체 산을 못 탔다. 평상시 등산은 물론 다른 운동도 잘 하지 않거니와 많은 일본인들이 대체적으로 하체가 부실하다는 말을 들은 적이 있었는데, 그렇게 약한 줄은 몰랐다. 나 역시 등산을 잘 하는 편이 아니어서 천천히 오르는데도 이들은 땀을 뻘뻘 흘리면서 "김씨, 윳그리, 윳그리(천천히, 천천히)." 하면서 나한테 "솔저"(군인)라고 해댔다.

그 후부터 나의 애칭은 '솔저'였고, 실험실에서 조금 늦게까지 실험하고 있으면 "솔저! 그만 퇴근하자고" 하고, 지금도 전화 통화할 때면 "하이, 쯔

요이(강한) 솔저!"하면서 농담하곤 한다. 이들과 함께 힘겹게 정상 부근까지 올라갔으나, 갑작스럽게 강한 비구름이 몰려와 화구는 보지 못하고 내려 올 수밖에 없었다. 1980년 3월에 ROTC 동기생들과 제주도 한라산에 제대 휴가를 갔을 때와 거의 유사한 상황의 재연이었다. 안타까운 마음으로 산을 내려올 수밖에 없었는데, 화산을 느끼기 위해 화산재에 푸욱 푸욱 빠지는 길을 선택하여 내려오는데 처음엔 재미있었으나 나중엔 무릎관절이 아파 고생했다. 뒤풀이는 징기스칸 요리로 했다. 주임교수가 미국학회에 참석한 틈을 타서 8월 초순 뜨거운 여름에 단행한 후지산 산행은 잊지 못하는 추억이다.

12. '거위의 꿈'

기초 순수 연구에 매진하는 연구자들은 특정 약물의 효과나 그 기전 연구에는 그다지 관심이 없는 것으로 안다. 일본에 있을 때 주임교수께도 한약의 약리 효과를 입증하는 연구를 수행해 보고 싶다고 제안하였으나, 한국에 돌아가서 해 보는 것이 어떻겠느냐고 분명히 잘랐다.

허나 나의 연구 목표는 순수한 연구 결과를 바탕으로 한 실용적 연구에 관심이 있었는데, 뜻 모르는 비아냥 등등으로 의과대학에서 나의 꿈을 펼치기는 매우 어려웠다. 무엇보다도 그 동안 교실에서 관례적으로 해 온 일들이 많아 독창적으로 연구할 수 있는 여건을 마련하기 어려웠다. 수차에 걸친 여러 방안들을 검토하고 시도해 보기도 했으나, 원만한 해결점을 찾지 못했다. 결국 어려운 점이 있더라도 각자의 길을 가는 것이 서로를 위해 바람직하겠다는 결론을 내렸다.

국내 유명 의과대학 전임교수로 근무하던 중 일본 연구소에 연구년을 갔다가 정착한 분의 감명적인 이야기를 들은 적이 있다. 다름 아닌 한 배를 탄 사람들이 이룩한 성과물을 분명하게 공유하는 시스템이다. 허울이 아닌 실천적 가족정신이 핵심인 것이다.

전임발령 후 나는 아내를 설득하여 학교에 같이 출근했다. 아내는 교육청에 복직을 신청해야 할 상황인데 미련 없이 퇴직하고 논문 작성에 필요한 기본기를 닦았다. 그리고 틈나는 대로 1998년에야 출간된 『면역과 알레르기』라는 책의 원고를 정리했고, 그림은 메킨토시로 아르바이트 학생을 시켜 그려가기 시작했다. 지금이야 교실원들이 스스로 논문을 작성하여 투고하지만, 2004년까지는 대부분을 아내가 맡아 처리했다. 부덕婦德의 힘으로 교실이 성장했다.

점심은 실험실에서 직접 만들어 먹었는데, 어쩌다 반찬으로 굴비를 구워 먹을 때는 처음에는 살코기만 먹다가 결국 뼈는 물론 껍질과 머리까지 통째로 먹었다. 저녁은 학교 앞에 있는 '통닭집'으로 통한 조그만 식당에 가서 함께 먹곤 했다.

그리고 일본에서 유학할 때와 달리 술을 마시는 경우가 많았다. 우리는 가끔씩 술도 잘 먹어야 연구도 잘 할 수 있다는 말도 안 되는 논리를 만들어가며 유쾌하게 마셨다. 작가나 예술가들처럼 무의식의 영감을 얻을 수 있는 것도 아니었고, 단지 허심탄회한 결속을 다지면서 잡념을 없애는 효과는 있었는지 모른다. 과학 논문 역시 하나의 예술 작품이란 생각이 들 때가 있기에 예술가처럼 술을 빌려 무의식의 아이디어를 떠올릴 수 있는 축복이 내려졌으면 좋겠다.

술 때문에 일어난 부끄러운 일로 의과대학 송년회 사건이 있다. '북경'이라는 중국집에 학장과 함께 조금 일찍 도착한 나는 중국술인 '죽엽청주'를 빈속에 마시기 시작했다. 몇 순배 돌아 얼큰해진 나는 아예 술병을 들고 차례차례 한 잔씩 권하고 마시기를 계속해 갔다. 아마도 7~8명과 잔을 교환한 후 나는 의식을 잃은 것(black out) 같다. 술을 많이 마셔 왔지만, 완전히 몇 시간 동안 기억을 못한 것은 이 때가 처음이다. 그 날 나는 큰 실수를 하고 말았다. 무의식 상태에서 평소 존경하던 동료 교수와 시비를 붙고, 밤늦게 은사한테 전화를 하는 등 난동을 피웠다고 했다. 왜 그랬을까? 부끄러움 그득.

처음 1년여는 월급은 받았지만 혼자 쓰기도 모자랐다. 실험에 필요한 것도 이것저것 사고, 교실원들과 밥 먹고 술 마시고 하다 보니 그렇게 됐다. 마치 종근당 다닐 때 월급 없어지듯 했다. 우리나라 경제가 급격하게 좋아지던 시절로 야근하고 철야해서 말단 사원이었지만 매달 부장급의 월급을 받았는데, 회사 근처에 있는 삼겹살집, 호프집, 슈퍼 등에 진 외상값 갚고 나면 얼마 지나지 않아 또 다시 외상을 해야 했다. 하긴 군대에서도 마찬가지였다. 월급으로는 부족해서 퇴직금 받아서 부대 후문에 있는 가게의 남은 외상값을 정리하고 왔으니까.

대부분 마찬가지이지만 전임강사 발령받고 나서 대학에서 지원되는 연구실, 책상, 의자, 소파, 캐비닛 같은 사무용 집기 외에 다른 것은 전혀 없었다. 선배들은 연구실을 배정 받은 것으로 만족해야 한다고 했다. 의과대학이라서 의학 전공자는 임상수당으로 얼마씩 더 받는다. 많은 의과대학에서 어떤 형태로든 임상수당을 지급하고 있기에 총장 면담을 하는 등의 노력은 해 보았지만 헛수고였다. 지급하지 않는 대학은 군색한 이유를 들어 현재 받고 있는 교수들도 삭감해야 할 형편이라고 하면서 소외시키고 있다. 인색함 그득.

어디서고 연구 자금을 받을 수 있는 데는 없었고, 그렇다고 교수 신분에 만족해하면서 진보적인 학문탐구 없이 새장에 갇힌 새처럼 살아가는 것은 부끄럽게 생각됐다. 능력 있는 자원이 넘쳐 나는 판국에 자리만 보전하는 것보다는 일본에 다시 돌아가든지 차라리 개업하는 편이 낫다고 생각했다.

어쩔 수 없이 아내를 설득, 일본 유학 전 수도권에 분양받은 아파트를 정리하여 연구실 운영을 위한 종자돈으로 활용했다. 약국을 개업할 때에도 임대료나 시설비는 물론 적지 않은 권리금이 들어갔는데, 대학에서 월급 받아가며 인간의 가장 중요한 본능이라고 할 수 있는 새로운 것을 발견하는 일을 하는 데 당연한 투자금이라고 생각했다.

13. '절경을 아는 자는 절벽을 산다'

연구에만 집중하고 싶었지만, 한약분쟁 결과 탄생한 한약학과 자체가 뜨거운 감자이다 보니 웬만한 의지력이 없이 깊은 연구를 수행하기는 대단히 어려운 상황이었다. 학과 신설 초기부터 학생들이 약학과와 통합을 찬성하는 무리와 반대하는 무리로 나뉘어 계속 논쟁하였고, 특히 주위의 약학 전공자들 대부분은 당연히 약학과와 통합하는 방향으로 가야 한다고 하는 등, 학과장인 내가 보았을 때 대학에서 결정할 수 있는 일이 전혀 아닌데도 학과장의 의도에 따라 조정할 수 있는 것처럼 압박해 왔다. 어쩔 수 없이 학생들의 양분된 의견을 모으기 위해 수차례 논의한 끝에 투표를 실시하였다. 투표 결과 한약학과의 정체성을 확립해 나가야 한다는 의견이 우세했다. 그렇지만 커리큘럼 등 미묘하고 복잡한 학과 문제가 불거지곤 하여 혼란이 계속됐다.

결국 부총장을 위원장으로 하고, 내가 간사 그리고 약학과, 한의학과 교수 몇 사람이 참여한 한약학과 발전위원회를 구성하기에 이르렀다. 처음에는 제법 진지하게 모두들 학과의 입장을 떠나 한약학과를 올바로 정착시키도록 노력하겠다는 분위기였으나, 막상 핵심 부분을 결정할 때는 첨예한 입장 차이를 드러냈다. 결국 발전위원회에서도 쟁점사항을 결정해 나갈 수 없도록 되자 위원회는 흐지부지됐다. 한약학과에 발령된 뒤 수개월 동안을 이런 소용돌이에 휘말리어 살다 보니 몸과 마음이 지쳐가기 시작했다.

이 때 나는 아주 중대한 결심을 했다. 한약학과 문제는 내 스스로 해결해 나아갈 수 있는 일이 전혀 아니다. 더 이상 학과의 진로나 정체성 문제로 고민하지 말고, 대학의 가장 중요한 사명이자 기능인 학문 연구에 몰입하자고 다짐했다. 한약학과인 만큼 당연히 한약 연구에 매진해야 하는데, 신설학과라서 대학원생도 없으니 붕붕 떠있는 학부 학생들을 설득할 수밖에 없었다.

다행스럽게도 한약이 좋아서 한약학과에 온 순수한 열정을 가진 학생들이었기 때문인지 대부분 나의 결정에 동참해 줬다. 그러나 나는 그 동안 한약 연구를 제대로 해 본 적이 없었고, 더욱이 한약을 소재로 연구하여 이를 바탕으로 우수한 논문을 쓸 수 있다고 확신하기 어려웠다. 한방은 제대로 적용됐을 때 고식적姑息的이 아닌 완치 효과가 있는 것은 분명하다고 믿었지만, 양방과 비교해 볼 때 그 치료율이 현저히 낮았기에 나의 주된 연구 주제를 한의약으로 바꾸는 것은 큰 모험이 아닐까 하는 고민을 많이 했다.

우선 수많은 봉우리가 있는 거대한 산인 한의학을 혼자서 더듬어 가면서 연구하는 것은 무모하기에 아예 전문적 분야는 각 전공별 한의과대학 교수들의 도움을 철저히 받기로 마음먹었다. 허나 한약 또는 한의학에 대한 관심과 애정은 필요하다고 생각하고 한의학 관련 책자들도 눈여겨보고, 우리 것의 소중함을 느껴보기 위해 농악도 배우기 시작했으며, 중국 베이징도 방문하여 한의약 관련 시장 등도 둘러보았다. 한약학과로 옮긴 뒤부터는 가끔 복용했던 양방 두통약이며 감기약도 한약으로 대치했다.

결국 학생들과 함께 양방의 문제점인 고식적 치료 효과에 비해 더욱 근원적 치료 효과를 기대할 수 있는 한방의 유익함을 입증하는 데 최선의 노력을 다할 것을 다짐했고, 현실적으로 정통성 있는 한의약 연구는 무엇인가에 대해 고뇌하기 시작했다.

대학 소정의 과정을 이수하고 학사학위를 받기 위해서는 선진국의 대학처럼 학위 논문을 제출해야 하는 것이 원칙인 바, 국제학술지에 게재할 수 있는 수준으로 교육시켜 한약학 분야만큼은 독보적인 모습으로 세계에 우뚝 서게 하고도 싶었다.

종근당 근무시절부터 느낀 바지만, 최신 학문을 반영하지 않은 대학의 구태의연한 수박 겉핥기식 실험실습 교육을 근본적으로 검토할 필요가 있다고도 생각했다. 대학 본부에서 제공하는 학부생 실험 실습비 모두를 합해도 단 한 편의 논문도 쓸 수 없는 암울한 현실에서 졸업논문을 대신하여 궁여지책으로 시행하는 졸업고사 제도를 바꿔보고도 싶었다. 즉 현실적으로 학부생이 혼자서 일주일에 4~6시간 배정된 실험실습 시간과 과외 시간을 활용해서 자신의 논문을 모두 작성할 수 없지만, 각 교수의 연구 수행과정에 실제로 참여시켜 함께 논문을 완성하고 졸업시키는 제도는 가능하다고 생각하였다. 대학에서 실험실 공간도 항상 문제가 되는데, 그 효율성을 높이기 위해 모든 실험실을 공동실험실로 운영하여 보기도 했다.

허나 교과서 중심의 이미 알려진 지식 전달식 교육에서 독창적이고 실용적인 연구 중심 교육으로 이끌어 가는 일은 쉽지 않은 도전이다. 대학 본부로부터 어렵게 받아낸 신설학과 실험장비 구입비로 학부학생과 함께 실질적인 실험 수행에 필요한 기본 장비를 구입하려고 하였지만, 존경하는 원로 교수는 광학현미경을 일괄 구입하는 것이 옳다고 몇 번이고 강조하셨다. 공동실험실 운영에 내해서도 동료 교수의 빈발에 부딪혔다. 학생들과 함께 한 논문발표와 제품개발에 대해서도 직·간접적인 비난이 험하고 거셌다. 가깝게 여긴 인접 학과가 두드러졌다.

현실의 한계와 벽을 뛰어넘기가 결코 쉽지 않았다. "절경을 아는 자는 절벽을 산다." 아무나 할 수 없는 기막힌 도전 기회였기에 독야청청 돈키호테식 큰 그림들을 그렸다.

경희대학교에서 '빅5'를 목표로 의욕적으로 추진하는 '창조 21' 프로젝트에도 한의학을 바탕으로 한 학부생 전원 SCI 논문발표 사업을 제안했다 광인狂人 됐다. 최고 수준의 브레인들인데 왜, 왜, 왜. 나만의 지식 전수가 최선일 뿐이고, 청출어람 어불성설이고, 광치생각. 한심함 그득.

14. 불확정성 원리(uncertainty principle)

미국에 체류 중인 류훈 박사는 기氣를 면역학적으로 입증한 최초의 인물이 아닌가 싶다. 대단히 흥미 있는 연구주제이지만 동료 과학자들이 이해할 수 있는 수준이 될 만큼 객관적으로 입증하기가 쉽지는 않을 것으로 생각했으나, 류 박사의 확신과 집념으로 기 훈련에 의한 T림프구 아형 비율의 변화[280], 기 훈련에 의한 세포성 면역반응의 변화 관찰[281], 기 훈련에 의한 스트레스 호르몬의 변화 관찰[282] 등의 논문을 완성 발표하였다. 즉, 기 수련을 받기 전·후의 말초혈액에서 T림프구의 여러 가지 아형들의 비율 변화를 관찰한 결과 의미 있는 결론을 얻은 것이다. 더욱더 많은 실험적 입증이 필요하지만, 기 훈련이 면역세포의 활동성 등에 미세한 영향을 줄 수 있을 것이라는 가설을 뒷받침할 만한 예비 자료를 얻어낸 것이다.

한의학을 '기의학'이라고 하는데, 그 과학적 논란은 여전하다. 본래 기라는 것은 그 존재 자체가 힘은 아니고 오행[목(木)·화(火)·토(土)·금(金)·수(水)]의 기가 상생 조화하여 힘으로 표출이 되는 것을 일컫는다.

우주과학의 근본이며 삼라만상의 생성 원리인데, 인간은 기란 존재를 느끼면서도 기라는 존재의 구성과 그 구성에서 일어나는 변화와 작용을 과학적으로 해명하는 일은 쉽지 않아 보인다.

최고의 고전 의서인『황제내경黃帝內經』엔 68종의 인체의 기가 설명된다. 가장 기본이 되는 영기營氣와 위기衛氣는 낮과 밤을 주기로 인체의 체표와 오장육부를 규칙적으로 순행하며, 생명현상을 유지시키는 원동력으로 보고 있다. 영·위기의 순행은 인체를 순환하며, 에너지를 전달하고 장기를 회복시키는 역할을 한다. 시간의 변화에 따라 인체의 생리병리 현상이 변화할 수 있다는 것을 의미한다.

서양의학의 시조인 히포크라테스(Hippokrates, BC 460?~BC 370?)도 인체의 생리학적 변화를 임상적으로 관찰하여, 이를테면 하루 중에는 아침 시간대에 심장질환의 발병률이 높고, 밤이 되면 호흡기질환과 피부 소양증이 더 심해지기 때문에 이를 구별하여 치료하였다고 한다. 실제로 이른 아침과 겨울에 고혈압이나 중풍 발병률이 높아진다.

한의학은 생명현상을 정精·기氣·신神이 생겨 비로소 인간이 탄생한다고 본다.『동의보감』에서는 "기는 정의 아버지이며, 신의 할아버지"라고 표현한다. 즉 기는 정과 신의 뿌리이다. 정·기·신의 관계에서 기가 정과 신의 원천이며, 기가 몸 안팎을 돌면서 생명을 영위하고 항상성을 유지시키는 근본인 것이다. 기는 대자연으로부터 유래하며, 사람이 숨을 쉬는 것도 질병의 원인이 되는 나쁜 기운인 사기邪氣를 내뱉고 대기의 생기를 호흡하는 것이다. 무병과 장수를 기약할 수 있는 방법을 기 호흡에서 찾을 수 있다. 그렇다면 이런 기의 본원지는 생체 내 어디에 있는가. 기는 부모로부터 물려받는 선천의 기와 후천적으로 공급되는 청기(호흡에 의해 생성) 및 수곡지기(음식에 의해 생성)로 이루어진다. 『동의보감』에는 "기의 본원지가 양쪽 신장 사이에 위치한다."고 되어 있다. 신장 사이에 튼실하게 위치한 기가 정기의 근원이 된다. 매일 생명 활동을 가능케 하는 기는 먹는 음식물의 기운으로부터 발생한다.

음식물로부터 얻은 기 가운데 맑은 것이 영營이 되고, 탁한 것은 위衛가 된다. 영은 음기이며 맥 속에 있고, 위는 양기로 맥 밖에 위치한다. 이렇게 음기인 영과 양기인 위가 서로 관통되어 하나의 고리처럼 끝이 없이 몸 안을 돈다. 몸의 기를 관장하는 기관은 폐이다. 『동의보감』에는 "폐에 기가 지나치게 많으면 기침이 나고 숨이 차며, 부족하면 숨은 잘 쉬나 기운이 적다."고 되어 있다. 마음으로 기의 신묘함을 부리고 기 운용법의 요점을 익힌다면 무병장수할 수 있다. 즉, 기 수련을 통하여 질병을 막고 수명을 연장할 수 있음을 의미한다.

정은 인간의 개체 보존을 위한 생식활동에 관여한다. 기는 정보다 고차적이며 몸의 생리적 운용을 담당한다. 신은 인간의 정신을 담당한다. 신은 물질에 바탕을 둔다. 『동의보감』에는 우리 몸에서 신이 중요한 이유와 심장이 신을 관장하는 주요 장기라 했다. 기쁨 · 성냄 · 근심 · 슬픔 · 놀람 등의 감정 상태가 지나치면 장부를 상하게 하여 질병을 일으킨다. 『동의보감』에는 "제일 좋은 것은 신의 보양이고, 형체 보양은 그 다음이다."라고 표현됐다. 신이 평안해야 장수한다. 신의 근원은 어디인가? 『동의보감』에서는

『황제내경』 설을 좇아, 신은 먹은 음식물에서 생긴다고 했다. 좋은 정신을 갖기 위해서는 양질의 음식물을 섭취해야 할 이유이다.

감정이 우러나는 속 자리인 심장에 신명神明이 깃들어 있다. 신명나는 일을 유쾌하다. 마음의 병이 많으므로 『동의보감』에서는 마음을 편히 가지는 것이 건강한 삶의 요체임을 거듭 강조한다. 서양의학이 몸을 구성하는 각 기관의 고유한 기능과 역할을 중시한다면 한의학은 그것들 간의 상호연관성, 흐름, 균형, 조화에 주목한다.

"사람의 몸은 하나의 작은 우주이다." 이 말은 한의학의 특성을 잘 나타내 준다. 사람의 몸은 우주에 존재하는 모든 것들과 함께 한 고리이면서 동시에 그 자체가 하나의 작은 우주로서 대우주의 운행법칙을 따르고 있다는 말이다.

한의학은 우주 전체와 마찬가지로 사람의 몸도 기의 흐름으로 설명하며, 우주의 기가 그렇듯 인체의 기도 음양오행의 원리를 따른다. 인체의 모든 부분은 그 원리 속에서 각각의 고유한 특성을 나누어 받고, 이 모든 기운들은 서로 돕거나 서로 견제하며 조화로운 균형을 이룬다. 한 곳의 기가 넘치면 다른 한 곳이 반드시 모자라고, 그러한 불균형 상태는 다른 부분으로까지 연쇄적으로 자라게 영향을 주기 때문에 기는 넘쳐도 문제이고, 모자라도 문제이다. 중요한 것은 언제나 몸 전체의 조화와 균형인 것이다. 이것이 깨질 때 병들기 때문이다.

인간이 자연을 인식하는 데는 숙명적인 한계가 있다. 기의 실체를 밝힐 수 있는 실험모델 등을 개발하여 입증하기는 쉽지 않아 보인다. 그럼에도 불구하고 이렇게 중요한 기를 과학적으로 설명할 수 있는 학문이 면역학이 아닌가 한다. 단편적인 예로 음양의 원리와 면역학에서 세포성 면역반응과 체액성 면역반응이나 Th1과 Th2 림프구의 균형상태 등이 적용될 수 있을 것이다. 여기에 여성호르몬과 남성 호르몬의 불균형 등을 포함한 향후 구체적인 연구 결과를 기대한다.

제5부

염증·통증, 전통의약이 제격

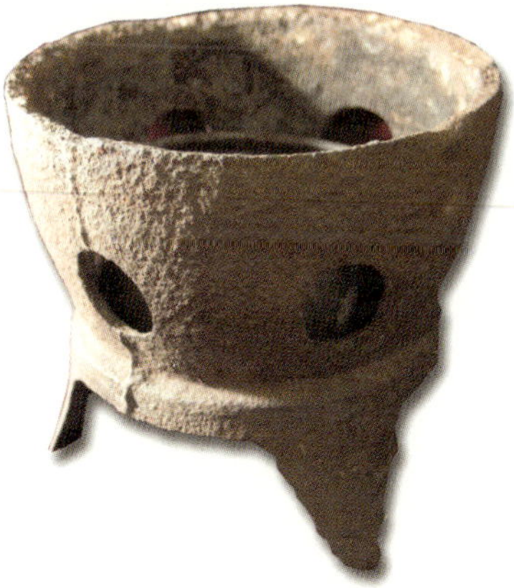

약풍로

제5부 염증·통증, 전통의약이 제격

1. 토종 비염 · 중이염 치료제

'알러지나(가미형개연교탕)'는 한의과대학 소아과학교실과 의과대학 이비인후과학교실에서 임상실험을, 우리 교실에서는 기초실험을 협조적으로 수행하여 개발된 상품명이다. 이비인후과교실에서는 양방으로 치료가 잘 되지 않는 재발성 삼출성 중이염환자들한테 투약한 결과 놀랄만한 치료효과를 관찰[283]하고 동참했으며, 나는 마침 두피 염증으로 오랫동안 대학병원 피부과 등을 전전하면서 고생하던 아내가 이 약물을 복용한 후에 화장이 잘 받는 피부로 변하면서 씻은 듯이 낫자, 역시 한방이 최고라는 생각으로 실험에 빠져 들어갔다. 실험 결과들을 정리해 본 결과 특히 비염 · 축농증 · 중이염 등 질환에는 80% 정도의 탁월한 효과를 나타냈다. 치료 효과는 투약을 중시한 후 1년 동안 재발되지 않은 환자를 세었으며, 아토피 환자에서도 60% 이상의 치료 효과를 나타냈다. 경이로움 그득.

일단 세 사람이 합의한 뒤에 특허를 출원하고 사업화하기 위해 관련 대기업의 개발이사를 만났는데, 대단한 관심을 표명하면서 흔쾌히 검토하겠다고 했다. 반가운 마음에 곧바로 비밀유지계약서를 작성하고, 특허 내용을 설명하는 등 일을 진행시켰다. 개발이사가 참여 교수들과 함께 향후 계획에 대해 개략적 논의까지 했다. 그런데 임상에서 활용되는 처방이 공개됨으로써 일어날 수 있는 몇 가지 문제점들이 염려되어 안타깝게도 대기업에서 개발하는 일은 무산되고 말았다.

그 이후에 다행스럽게 벤처기업인 (주)켐온에 기술을 이전하여 국내 특허는 물론 미국특허도 획득했다. 이런 사실들이 언론에 노출되어 알레르기로 고생하는 환자들의 방문과 문의가 쇄도했다. 허나 식품의약품안전청의 허가 없이는 판매할 수 없기 때문에 기술실시권을 넘겨받은 회사에서 건강식품 형태로 미국시장에 진출하고자 하였다. 그러나 우여곡절 끝에 현재는 또 다른 회사에서 임상실험을 준비하는 것으로 안다.

'알러지나'는 잘 낫지 않는 만성 염증질환을 치료하기 위한 대단히 우수한 한방제제라고 확신하기 때문에 하루빨리 세계인과 함께 할 수 있는 브랜드로 성장했으면 하는 마음 간절하다. 세계 한의약 시장 규모가 150조 원에 육박한다는 이야기를 들은 적이 있는데, 우리나라의 경우 홍삼을 포함한 인삼제품 외에 별다른 세계적 한의약 브랜드가 없어 2% 내외의 시장밖에 점유하지 못한다고 한다. 인삼마저도 서양삼인 화기삼(花旗蔘, 'Panax Quinquefolius L)의 마케팅 전략에 밀리고 있는 듯하다. 허울뿐인 인삼 종주국인 것이다. 뉴질랜드가 제스프리란 통합 브랜드로 키위 시장을 석권하듯, 미국 캔터키 주가 야생삼으로 우리의 산삼 시장을 위협하듯 우리도 우수한 인재 집단에 걸맞은 공익심과 사명감으로 한의학의 보편화(세계화)

를 위해 매진해야 한다고 생각한다. 한의사의 안주는 한의학의 불행이다.

서양 과학을 신봉하는 과학자들은 이해하기 힘들 수도 있겠는데 '알러지나'는 알레르기 염증반응을 억제하기도 하고, 실험조건에 따라 저하된 면역기능을 증진시키기는 효과를 나타내기도 한다[284]. 한국생명공학연구원 김환묵 박사 연구팀에서도 '알러지나'가 지연형 과민반응과 관절염을 조절하는 효과가 있음을 확인하여 국제학술지에 발표했다.

2. 염증, 고통의 뿌리

우리가 일상적으로 흔히 경험하는 감기, 설사, 화상과 같은 증상들은 광범위한 관점에서 볼 때 염증의 범주에 속한다. 감기는 바이러스의 상기도 감염으로, 설사는 바이러스나 세균의 소화관 감염으로, 화상은 고온이라는 물리적 자극에 의해서 일어난다. 염증은 그 자체가 질병이 아니라 외부로부터 받은 여러 자극에 대한 우리 몸의 반응인 것이다.

염증은 폐쇄 혈관계를 가진 척추동물들의 특유한 반응이며, 우리 몸 안에서도 눈의 각막과 같이 혈관이 없는 조직에서는 염증이 일어나지 않는다. 혈관이 있는 곳에서 발생하는 염증 증상은 발적發赤・종창腫脹・발열・동통으로 나타난다. 예컨대 타박상을 생각해 보자. 타박을 입은 곳은 붉어지고 부어오른다. 그리고 그 곳을 손으로 만지면 다른 부분보다 더 따뜻하게 느껴짐과 동시에 통증을 느낄 수 있다. 감기에 걸렸을 때 목의 발적・종창・동통과 온몸으로 나타나는 발열을 경험했을 것이다. 이와 같이 원인은 다르더라도 증상은 아주 비슷하게 나타난다는 것은 우리 몸이 외부에서 받는 자극에 응답하는 방법은 여럿이 아닌 똑같은 염증반응을 이용하고 있다는 것을 의미한다.

염증은 그 자체가 질환은 아니다. 오히려 염증반응에 참가하는 세포에 결함이 있어 염증반응이 정상적으로 일어나지 않으면 병원미생물의 침입을 억제할 수 없어 치명적일 수 있다. 하지만 염증반응으로 인해서 나타나는 증상은 불쾌하고 고통스러우며, 조직을 손상시키는 등 생체에 유해하다. 따라서 염증을 조절하는 항염증약이 많이 시판된다. 유익한 염증반응은 남겨 두면서 유해한 증상만을 없애는 이상적인 항염증제가 개발되면 정말 좋을 것이다.

정상 면역반응은 한 번 걸린 감염증을 다시 걸리지 않게 하는 역할을 하지만, 자신의 세포에 대한 자가 항체가 만들어져 일어나는 류머티스 관절염, 전신성 홍반성 낭창(紅斑性 狼瘡, systemic lupous erythematosus),[45] 경피증(硬皮症, dermatosclerosis),[46] 다발성 신경염, 당뇨병, 악성 빈혈 등 자가면역질환은 현대인의 건강을 위협한다. 윤택하고 평화롭게 살아가는 사회에서 대부분의 염증성 질환은 치료할 수 있으며, 사망의 원인이 되지는 않으나 아직도 병원미생물, 화재, 전쟁 등으로 발생한 염증성 질환이 죽음의 원인이 되는 사례가 있다.

---

45) 선홍색 또는 암자홍색의 작은 반점이 피부에 생기는 교원병(膠原病).
46) 피부가 경화되는 질환. 공피증(鞏皮症)이라고도 함. 교원병(膠原病)의 하나로, 범발성(汎發性) 경피증과 한정성(限定性) 경피증으로 나눔.

염증은 지속되는 시간에 따라 2일 내에 병태病態가 완성되는 경우를 급성 염증이라 하며, 미소혈관의 확장과 혈류 속도가 저하하여 적혈구를 함유한 발적이 일어나는 것이다. 그 다음 혈관의 투과성이 높아져 혈장이 조직으로 이행하여 종창을 일으킨다. 자극이 없는 상태에서는 적혈구와 백혈구가 혈관의 중앙부를 흐르고, 혈관벽에 가까운 부분에는 혈장 성분이 흐르는데, 혈관이 확장하여 혈류 속도가 저하되면 백혈구는 혈관벽에 모여 돌면서 흐르다가 세포막 표면에 발현하는 접착인자의 도움으로 내피세포에 부착한다. 그 후 백혈구는 내피세포의 틈을 빠져나가 조직 속으로 침입하여 세균이나 파괴된 조직에서 분비되는 화학주성인자(化學走性因子, chemotactic factor)[47]에 끌려 유주한다.

급성 염증이 생길 때에 가장 많이 침윤되는 백혈구는 호중구(neutrophil)이다. 하지만 염증이 끝나는 시점에서는 대식세포의 수가 증가하여 죽은 호중구, 세균, 파괴된 조직 등을 탐식하여 깨끗하게 청소한다. 이런 일련의 과정이 정상적으로 이뤄져 생체에 후유증이 남지 않도록 도와주는 물질이 모름지기 가장 좋은 약이 됨은 두말할 필요가 없다. 이 때 조직에 침윤한 호중구와 대식세포는 여러 가지 화합물을 방출하여 동통이나 발열의 직·간접 원인이 된다. 역설적인 생각으로 호중구의 생성이 저하된 상태에서는 조직학적으로 급성 염증이 일어나지 않아 좋을 것 같지만, 병태는 훨씬 심각하고 곰팡이 등 병원미생물이 조직으로 침입하여 위험하다.

염증반응을 진행시키는 동시에 염증 증상을 일으키는 것은 여러 종류의

47) 외부의 자극에 따라 생물의 무의식적인 행동을 일으키는 인자.

화학적 매개물질들(chemotactic mediators)이다. 염증을 일으키는 각 반응에 관여하는 중요한 화학적 매개물질로는 혈관을 확장하는 프로스타글란딘, 혈관투과성을 항진亢進하는 히스타민, 화학주성을 유도하는 인터루킨-8, 발열을 일으키는 인터루킨-1과 TNF-α 등이 있다.

한편, 만성 염증은 광범위한 의미에서 2주일 이상을 지속하는 염증을 말한다. 만성 염증에는 포도상 구균(staphylococcus) 등에 의해 발생되는 화농성 염증이 완전히 치유되지 않아 주위가 결합조직에 쌓인 농양膿瘍이 형성되는 경우처럼 급성 염증이 만성화한 것과 무기물이나 쉽게 죽일 수 없는 기생체로 인해 발생된 염증으로 처음부터 만성 염증으로 시작된 것이 있다. 화농성 염증이 생겼을 때 고름을 완전히 배출시키지 않으면 좀처럼 잘 치료되지 않는 것을 일상에서 경험할 수 있다. 고름을 짜내기 어려운 장기에 화농성 염증이 생기면 외과적 수술을 통해 농을 제거해야 한다. 예컨대 손가락에 박힌 가시는 세포가 분비하는 효소에 의해 소화되지 않는다. 이 때는 가시를 빼는 것이 현명한 것이다. 바깥에서 들어온 이물질이 아닌 자기 조직이라 하더라도 어느 정도 크기의 조직이 괴사에 빠지면 그 부분을 외과적으로 제거할 필요가 있는 것이다.

염증은 어혈瘀血의 한 부류일 수 있고, 생체 내에서 염증반응을 일으키는 주요 원인은 높은 혈당이나 비만이다. 중풍, 심장질환, 당뇨병, 고혈압 등 제반 성인병 원인이 혈관의 염증이라고 해도 과언이 아니다. 위염이 오래 되면 위암으로, 간염이 오래 되면 간암으로 진행될 가능성이 높다는 것은 상식이다. 암 역시 염증이 중요한 원인인 것이다. 항산화제에서 항염 및 항암효과가 입증되는 것은 당연한 이치다.

3. 광고모델

키토산의 항염抗炎 효과 논문들[285, 286]은 키토산에 의한 일산화질소 생성 유도효과 논문[126]과 혈청 결핍에 의한 세포고사 억제효과 논문[160]과는 실험 디자인을 다르게 하여 수행했다. 즉 뇌의 염증질환과 알레르기 염증질환 조절에 효과적일 수 있는 생체 외 실험 결과를 얻었다. 면역력이 떨어진 노인들을 대상으로 한 임상실험에서 키토올리고당의 특이적 면역반응의 변화와 항염효과는 경희대학교 약학대학 정세영 교수와 함께 확인했다[287].

순수 국내 기술로 생산한 고분자이면서도 수용성인 원료인 것에 매료되어 한 동안 키토산 연구에 매진했다. 키토산은 바닷게·새우 등의 갑각류나 풍뎅이 등 곤충류의 껍질이나 세포벽의 보호조직으로부터 키틴(chitin)이라는 물질을 아세틸화하여 얻는다.

특별히 잊지 못하는 즐거운 추억은 공중파 TV의 키토산 광고 모델로 출연한 것으로, 하루 종일 촬영하여 20초짜리 광고를 내 보낸 것이다. 시방방송 특집 프로그램에 몇 번, 해조류인 다시마의 효능을 설명하기 위해 KBS TV에 출연한 적이 있고, (주)휴먼바이오와 함께 개발한 담배 맛을 느끼지 못하게 하여 흡연 욕구를 감소시키는 금연보조제 효능이 MBC TV 9:00 뉴스 등에 보도된 적은 있었지만, 광고(시에프) 모델 출연은 산뜻한 추억이다. 모델료도 제법 받았다.

또한 숙취해소를 위한 키토산 제품으로 유명한 종근당의 '땡큐'를 개발하기 위해 재학생들과 함께 임상실험 등을 했던 추억이 새롭다. 종근당이란 회사 이미지나 제품의 품질이 좋은 점도 있겠으나, 2002년 월드컵 기간 중에 유명 탤런트를 내세워 홍보하는 등의 효과로 인지도가 높은 상품으로 발전했다. 특히 (주)키토153 장태순 사장의 병뚜껑에 상승효과를 발휘하는 알약을 첨가할 수 있게 기획한 아이디어는 참신하다. 유명 언론사 기자 출신인 장 사장은 부드러운 성품임에도 거침없는 도전 정신 소유자이다. 최고의 전문가를 찾아다니며 가장 좋은 키토산을 제조하기 위해 노력하는 장 사장의 모습이 아름답다.

키토산이 저산소 상태 유발에 의한 세포활성물질 생성 억제효과 등에 관한 일[288]도 수행하여 좋은 결과를 얻었다. 인간이 생명을 유지하는 데 적합한 대기 중 산소 농도가 21%인데, 출퇴근 시간의 지하철이나 많은 사람이 모인 폐쇄된 방 내부 등은 저산소 공간이 될 수 있다. 또한 고산지대에서 발생하는 호흡장애나 심장의 혈액순환 장애 등도 저산소 상태에서 일어난다. 저산소증은 처음에는 호흡곤란으로 나타나다가 점차 다른 인체의 장기에서 증상이 나타나기 시작한다. 뇌에 산소가 부족하면 쉽게 피곤하고 졸리며, 집중력이 떨어지고 기억력도 감소하여 결국은 일의 능률도 떨어진다. 산소가 부족하면 혈관에도 영향이 커서, 특히 폐혈관의 수축이 지속되어 폐동맥 고혈압으로 발전하는 수가 많고, 나중에는 심장에 부담을 주어 심부전으로 가기도 한다. 간과 근육에서는 에너지가 생기지 않아 운동 능력이 떨어지고, 체중이 감소하고 호흡근이 약해진다.

혈액에서는 산소를 더 많이 운반하기 위해 헤모글로빈을 증가시키는데, 이는 혈액을 끈적끈적하게 만들어 혈관이 강한 압력을 받게 한다. 즉 정상 산소분압을 유지하기 위한 다양한 세포반응들에는 호흡증가, 혈관확장, 적혈구 생성증가 등이 있으며, 특히 세포 내 저산소 상태를 체내에서 가장 효과적으로 극복하여 세포 내 산소를 전달하는 방법이 혈관신생이다. 간암을 비롯한 초기 고형암固形癌의 성장은 암세포 자신이 분비하는 자가 성장인자에 의존하며, 상당한 크기로 성장한 암 조직 내부는 저산소 상태에 이른다. 이러한 상태에서 자신의 대사과정을 바꾸거나 저산소에 대한 저항성을 획득하지 못한 많은 암세포는 괴사 또는 세포고사로 소멸되기도 한다. 이러한 과정에서 저산소 상태를 극복하기 위하여 암세포들은 혈관 생성인자를 분비하여 주변 혈관조직으로부터 새로운 혈관들을 신생新生시켜 암세포들의 전이에 대한 통로로 이용할 것이다. 즉 암유전자가 활성화하면서 세포분열이 왕성한 전이 암세포가 발생하고, 세포사멸 유전자가 손상되면서 세포의 증식이 지속될 경우 저산소 상태가 초래된다.

저산소에 의한 신호는 저산소 유도인자(hypoxia-inducible factor)를 증가시켜 혈관신생 유전자들의 발현을 증가시킨다. 저산소에 의한 혈관신생 유발현상은 암의 진전뿐 아니라 심근 허혈 등에 의해서도 일어나는 것으로 알려졌다. 또한 발기부전증 환자의 페니스는 거의 만성 저산소 상태인데, 발기 근육을 직접 확장시켜 발기하게 하는 것을 조절하는 데 관여하는 산화질소를 많이 합성할 수 없다. 결국 산화질소의 생산량이 점점 줄어들고,

발기 기둥 내의 속살엔 흉터가 생겨 발기부전의 악순환이 계속되는 것이다.

조산아에서는 대뇌혈류의 자율 조절능력이 미약하여 뇌실 내 출혈이나 대뇌 피질의 손상이 출생 전·후 일어날 수 있으며, 특히 뇌실 주변 부위는 저산소 상태에 매우 민감하여 쉽게 손상 받아 뇌성마비 등을 일으키는 것으로 알려졌다. 저체중아에서 뇌성마비 발생률이 점차 증가하는데, 저체중의 조산을 유발시키는 위험인자 중 하나인 저산소증은 대뇌피질과 소뇌에 걸쳐 전반적인 손상을 초래하여 대부분 강직성 사지마비의 임상 양상을 보이며, 인지기능 장애나 경련 등의 장애를 수반하는 경우가 많다.

그 동안 키토산 관련 국제논문이 4,400여 편이나 발표될 정도로 키토산은 세계 연구자들의 관심을 끈다. 다양한 기능이 인정된 우수한 소재인 만큼 인류 건강을 증진하기 위해 많이 활용됐으면 하는 마음 간절하다. 클로렐라가 일본 시장에서 한때 대단한 어려움을 겪다가 특정 기업이 선도적으로 효능을 강화한 제품을 개발하여 대단한 반향을 일으켰듯이 더욱 진보된 키토산 소재를 개발하고, 상세한 효과 기전 연구를 활성화하는 것 등을 통하여 자연적으로 시장도 반전의 계기가 올 것으로 확신한다.

4. 한국인이 쏘아올린 작은 공

수지침 요법이란 손 부위에서 상응요법과 5지의 진단과 자극 그리고 맥과 치료점에 다양한 자극을 주어 질환을 예방 관리하고, 인체의 기능을 조절하는 방법이다. 우리나라에서 개발됐기 때문에 '고려수지침'이라고 하고,

줄여서 '수지침'이라고 부른다. 손의 상응부위에 가늘고 짧은 침을 1~2mm 자입刺入한다고 해서 수지침이라고 한다. 서압봉, T침, 서암뜸, 서암전자빔, 구암 출혈침, 압박자극 등을 이용하기도 한다.

손은 인체의 축소 반응구역으로서 인체에 이상이 있을 때는 손 부위에 여러 가지 반응이 나타난다. 그 중에서도 제일 많은 반응이 과민 압통 반응이다. 이 반응점을 일명 '상응점'이라 하며, 상응점에 자극을 주어 관리 조절한다. 다섯 손가락을 5장臟에 각각 배당하여 반지나 압박, 마사지 등의 자극으로 기능을 조절한다. 그리고 손에 있는 14개의 기맥과 345개의 중요한 치료점에 자극을 주어 치료하는 기맥요법, 기맥보사법, 오치처방, 팔성혈보사 등이 있다고 한다.

수지침 연구 인연은 고 이종섭 교수 덕분에 맺어졌다. 이 교수 부인은 심한 천식으로 응급실에도 몇 번씩 다녀오시는 등 오랫동안 고생했는데 수지침으로 완벽하게 조절됐고, 그런 유사한 사례가 많이 있으니 그 효능 기전을 연구해 볼 가치가 있다고 강조하면서 미국에 있는 제자를 소개해 줘 연구를 수행하였다.

이 교수는 같은 입장의 동료로서 애환을 같이 경험했을 뿐만 아니라 환경보건대학원 지도교수를 공동으로 맡는 등 대난히 가까이 지내던 사이였었는데, 부인과 함께 새해 해돋이 여행 중 불의의 교통사고로 그만 운명을 달리 하였다. '사람 위에 사람 있느냐?'며 냉담하기만 한 총장을 설득하시던 모습이 눈에 선하다. 삼가 고인의 명복을 다시 한 번 비는 바이다.

천식으로 고생하는 환자를 수지침으로 치료한 뒤 임상적으로 현저히 천식 증상이 좋아진 15명의 여성으로부터 수지침 치료 전후 말초혈액을 채취하여 염증성 세포활성물질 등 천식과 관련 있는 바이오마커들의 수준 변화를 관찰한 결과, 정상인 그룹에 비해 면역증진과 관련이 있는 인터페론감마 등이 현저히 증가하고, 염증을 일으키는 종양괴사인자 알파 등은 현저히 감소했다. 하지만 면역글로불린 E 수준 등은 유의한 변화가 없었다[289]. 논문발표 후, 2001년 봄 서울 소공동 롯데호텔에서 고려수지침학회 주최로 열린 국제심포지엄에서 구두로 발표도 했다.

대법원은 무료수지침 시술행위는 체침의 경우와 현저한 차이가 있고 사회윤리 내지 사회통념에 비추어 용인될 수 있는 정당행위라며 무죄 판결했다. 혹한을 이겨낸 들꽃의 생명력이 더 강하다. 고려수지침학회 유태우 회장의 신념으로 일궈진 수지침이 더욱 발전하기를 기대해 본다.

우석대학교 설립자이신 존경하는 서정상 교수님 생각이 난다. 4학년 유기제약을 강의하셨는데, 칠판에 '사필귀정事必歸正'이라고 쓰시면, 수강생 모두는 교과서를 덮기 시작했다. 어언 삼십 년이 지났건만, 자신이 대법원까지 법정 투쟁하면서 겪었던 기막힌 사연 이야기를 풀어 가실 때의 단연한 모습이 아른아른하다. 전라북도 삼례 소재 우석대학교 정문 앞에는 '事必歸正'이란 교훈비석이 우뚝 서 있다.

현실적으로는 수지침이 한의학의 보완요법으로 훌륭한 역할을 할 것으로 생각한다.

5. 베체트병 · 만성피로 증후군

만성 염증질환인 베체트병의 치료에 감초사심탕[290]과 온청음[291]의 효과 연구는 임상교수의 제안으로 수행됐다. 베체트병은 터키의 피부과 의사인 베체트가 처음 사용했던 병명으로 재발성 구강궤양, 외음부궤양 또는 눈에 염증을 일으켜 시각 장애, 말기에는 신경장애까지 일으키는 희귀성 난치병으로, 실크로드를 따라 터키 · 이란 · 한국 · 일본 등에 많이 발생한다. 중동 국가와 우리나라는 인구 1만 명당 1명꼴로 발병하는 것으로 알려졌다. 반면, 구미지역에서는 10만 명당 5명꼴로 발병하는 것으로 보고됐다.

원인은 확실치 않지만 여러 가지 가설이 제시되며 바이러스 감염, 박테리아 감염, 자가면역 기전, 화학오염, 면역학적 이상과 일부 유전자와 관련성 등이 논의된다. 여러 가지 치료방법이 시도되지만 아직 만족할 만한 치료법이 없는 상태로, 피부나 구강 궤양은 비교적 약한 항염증제인 '콜치신'이나 '징크'로 비교적 좋은 치료효과를 보인다고 한다. 하지만 눈이나 장 등에 궤양증상이 침범했을 경우엔 치료하기 어려워 장기복용에 따른 부작용이 염려되지만 면역억제제를 주로 사용한다고 한다.

한방에서는 '고혹병孤惑病'이라고 하는데, 베체트보다 먼저 중국 한나라 때 장중경이 지은 『금궤요락』에 '고'는 음부에 궤양이 생기는 것이고, '혹'은 후두에 궤양이 생겨서 음식 냄새를 싫어하고 먹지 못하며 눈이 빨개지는 것으로, 입에 궤양이 생겨 목소리가 나오지 않으면 '감초사심탕'으로 치료하고, 음부에 궤양이 생기면 '고삼탕'으로 씻는다고 기록됐다. 감초사심탕은 곧 반하사심탕(半夏瀉心湯: 반하 7.5 g, 황금 · 인삼 · 감초 각 5.62 g, 건강 3.75 g, 황련 1.875 g, 생강 3쪽, 대추 2개)에 다시 감초 4 g, 인삼 6 g을 더한다.

일본에서 많이 사용되는 온청음溫淸飮 역시 증상을 경감시키고, 궤양의 발생률을 억제하는 것으로 알려졌다. 온청음은 피부의 상태가 거칠며 정서가 불안하고 흥분을 잘 하는 경우에 처방되며, 당귀 · 천궁 · 숙지황 · 백작약 등을 약 6 g, 황금 4 g, 황백 · 치자 · 황련 각 3 g으로 구성된다. 캐나다와 필리핀에서 베체트병으로 고통받고 있는 환자들이 인터넷에 공개된 나의 논문을 보고 이 처방 약물을 복용하고 싶다고 하여 동결 건조하여 보내 주기도 했다. 경이로움 그득.

오쿠빈(aucubin)의 항염효과 기전 연구[292]는 호서대학교 정현자 교수의 아이디어로 수행한 연구이다. 숙지황 재료인 지황이 종양괴사인자 알파 등 주요한 염증성 세포활성물질들의 합성과 분비를 조절하는 것으로 관찰됐기에 그 성분인 오쿠빈을 이용한 항염작용 기전을 검토한 것이다. 정 교수는 석사학위를 받은 후 우리 교실에 합류하여 현재까지 약 100편의 논문을 발표했다. 정 교수는 '현자'라는 이름처럼 어질고 총명함이 그득한 여성 과학자로 오늘날의 우리 교실을 있게 한 일등공신이다. 정 교수 부군夫君도 학문의 길을 걷고 있고, 엄마의 보살핌이 필요한 어린 아들 셋을 키우면서도 우수 업적을 쏟아내고 있다. 꿈을 펼칠 수 있는 연구 환경이 하루속히 마련됐으면 좋겠다. 1999년부터의 굳은 인연, 정겨움 그득.

PAR2 효능약의 성상 세포주로부터 종양괴사인자 알파 생성 유도효과 논문[293], 사람 폐 섬유아세포에 대한 니코틴과 담배엑스 유도성 세포독성에서 세진음의 억제효과 논문[294]을 발표했는데, 세진음은 학부생이 '분진을 씻어준다'는 의미의 처방을 구성하고 실험하여 작성한 논문이다. 학생 이름으로 특허를 출원하고, 제약회사 등에 기술 이전을 시도했다.

만성피로 증후군(chronic fatigue syndrome)은 특별한 원인 없이 피로가 6개월 이상 지속되거나 반복되는 경우로, 과로에 의한 것이 아니어서 휴식을 취해도 호전되지 않는다. 우리나라의 유병률은 약 0.3%로 미국이나 영국보다 2~3배 높다. 증상은 보통 피로와 함께 두통이나 근육통, 수면장애, 기억력이나 집중력 장애가 생긴다. 일반적으로 중년의 여성에서 잘 나타나고, 3~6년 걸려 회복하거나 10년 이상 지속하는 경우도 있다. 명확하지는 않으나 스트레스가 있을 때 분비되는 코티졸의 분비 저하가 원인이 아닐까 추측한다. 또한 바이러스에 의한 감염설도 있는데, 이를테면 면역력이 떨어진 경우에 EB 바이러스 등이 감염되면 만성피로 증후군이 나타나는 것으로 추측한다. 약물치료는 대증요법으로 두통이나 근육통을 해소하기 위해 진통제 또는 소염제를 쓸 수 있고, 충분한 심리적 안정을 위해 항우울제를 사용하는 경우도 있다.

보중익기탕補中益氣湯[295]은 체력 증진제로 잘 알려진 처방으로 황기 5.62 g, 인삼 · 백출 · 감초 각 3.75 g, 당귀신 · 진피 각 1.875 g, 승마 · 시호 각 1.12 g으로 구성된다. 귀비탕歸脾湯[296]은 정신 · 신경적 질환에 사용하는 처방으로 허약 체질자가 빈혈 · 심계항진心悸亢進[48] · 불면 · 도한盜

汗[49] · 건망증 · 출혈 등을 나타낼 때에 이용되며, 증혈과 체력을 보강하여 신경증상을 치료하는 데 효과가 있는 처방으로 인삼 · 삽주 · 복령 · 산조인 · 용안육 · 당귀 · 원지 · 황기 · 대추 · 목향 · 감초 · 생강으로 이뤄졌다. 귀비탕은 이용가치가 높은 명방名方이다. 사군자탕四君子湯을 기본으로 보혈 · 지혈약이 가미됐다. 인삼 · 황기 · 삽주 · 복령 · 대추 · 감초는 비를 강하게 한다. 용안육 · 원지 · 산조인은 심을 기르고 신경을 강하게 하며, 진정작용이 있고, 목향은 기분을 상쾌하게 한다. 당귀는 빈혈에 좋으며, 인삼과 함께 증혈작용을 한다.

이 연구들은 한방병원에서 극심한 만성피로 증후군으로 6개월 이상 치료받던 환자 8명을 대상으로 수행됐다. 환자 말초혈액 중 단핵구를 분리하여 지방과 다당류의 복합체인 리포다당체(lipopolysaccharide)로 자극한 후 이 처방에 의한 만성피로 증후군과 관련된 세포활성물질들의 변화를 관찰한 바, 각각 의미 있는 결과가 확인되어 발표했다.

대다수의 현대인들은 피로함을 지니고 살아가고 있는 것 같다. 시간이 허락하는 한 가끔씩 입원했다고 생각하고, 소화 잘 되는 음식을 가볍게 섭취하고, 초저녁부터 잠자리에 드는 것은 어떨까 생각해 본다. 어떤 질병이 든 발병 후의 치료는 간단치가 않다. 누구나 잘 알고 있는 것처럼 예방의학이 중요하다.

---

48) 심장 박동이 빠르고 세지는 것. 흥분, 과로, 심장병 따위로 말미암아 일어나는 증상.
49) 심신이 쇠약하여 잠잘 때 흘리는 식은땀.

6. 우리 품속의 진주

침 시술에 의한 만성 두통환자에서 전염증성 세포활성물질의 조절 효과 논문[297]은 한방병원의 신경과에서 치료받는 환자를 대상으로 실험한 결과이다. 환자들(54세에서 69세 사이의 1명의 남성과 3명의 여성으로 평균 연령은 58세)은 긴장성 만성 두통으로 각각 약 2년, 6년, 10년, 20년 동안 하루 평균 두 번씩 진통제를 복용해 온 사람들로, 일주일에 2번씩 3개월 동안 침 치료를 받고 증상이 호전된 경우인데, 침술의 치료 효과와 전염증성 세포활성물질들의 상관성을 비교 검토한 논문이다. 신비로움 그득.

이 논문은 경희대학교 한의과대학 이혜정 교수의 도움으로 완성할 수 있었다. 이 교수와는 2002년 10월 어느 날 전주에서 처음 만난 그 날부터 의기투합한 학문적・인간적 동지이다. 고풍스런 한정식 집에서 이강민 교수 은사와 함께 마음껏 술잔을 기울이고 나서 몇 개월 동안 전정기관 장애로 의심되는 기립성 어지럼증으로 고생했다. 이강민 교수는 적조현상을 없애기 위해 황토를 퍼붓고 바닷물을 뒤집듯 술도 한 번씩은 그렇게 마셔줘야 한다고 위로했다. 우리 셋은 어쩌다 만나 회포를 풀곤 한다. 수더분한 노래방에서 바지 걷어 올리고 양말 벗고 놀기도 한다. 그런 재미도 한때인지 요즈음에는 웬만해선 양말을 벗지 않는다. 독한 감기치레하고 나면 한동안 잔병이 없듯이 술치레 하고 나면 감기 기운이 말끔해지곤 한다.

새하얀 발등 밑 오징어 먹물 입힌 듯 새까만 발바닥, 아른아른.

'쿨쿨'은 류머티스 관절염에 효과적인 처방을 구성하여 개발한 한방제제로 생체 외 실험으로 그 효과를 확인한 결과, 중요한 염증 유발물질의 생성을 현저히 억제했고, 염증세포들의 유입을 억제하는 화학주성물질의 생성도 억제했다[298]. 고려대학교 내 벤처기업에 기술을 이전하여 글루코사민, 콘드로이친 등과 함께 복합 처방으로 제제화했다.

호장 물 추출물과 그 성분인 라스베라트롤의 간세포주에서 콜레스트릴 에스테르 합성에서 효과[299], 화오탕의 염증반응 억제효과[300]와 내독소에 의한 혈전증 실험모델에서 실소산가미의 효과[301] 논문들은 다른 연구팀과 공동으로 발표한 것으로, 임상에서 활용되는 한약의 효과를 서양과학의 방법으로 입증한 논문들이다.

창이자의 리포다당체 유도성 염증반응 억제효과 논문[302]은 안효진 박사가 완성했다. 경희대학교 연구박사인 안 박사는 일등을 놓치지 않아 학부 수석으로 졸업하였으며, 홍승헌 교수처럼 '21세기를 이끌 우수 인재'로

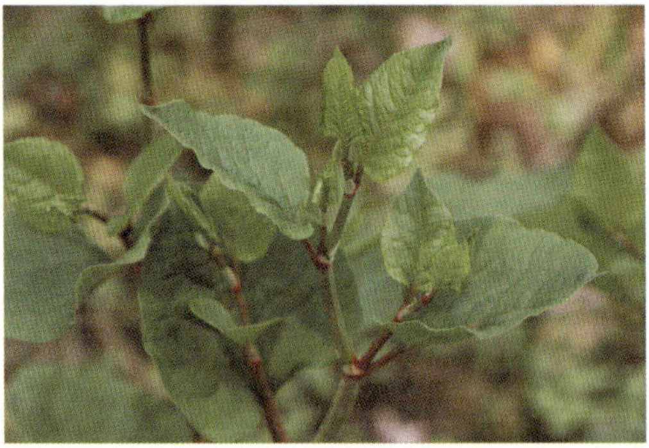

사진 85 호장(한약재명: 호장근, 약용부위: 뿌리)

선정되어 대통령 표창도 받았다. 매년 청와대 특별초청을 받아 연구 성과를 발표하곤 한다. 너울가지 그득. 그 새벽 그 김밥, 어찌 잊으리.

창이자는 도꼬마리의 씨앗이다. 도꼬마리는 엉거시과에 딸린 한해살이 풀이다. 키는 2미터쯤 자라고, 줄기와 잎에 털이 많으며, 여름에 연한 녹색 꽃이 피어 가을에 열매가 익는데, 열매에 가시가 많아 스치기만 해도 옷에 잘 달라붙는다. 가을에 성숙한 과실을 채취하여 햇볕에 말린다. 우리나라 전국 각 지역의 인가 근처와 불모지에 자생한다. 창이자는 흔하게 쓰이는 민간 약초의 하나이며, 한약재의 매운 맛과 따뜻한 성질로 몸 안의 풍과 한을 없애는 한약재이다. 따라서 풍한風寒으로 인한 콧물 · 두통 · 발열 · 기침 등의 증상을 완화시켜 주는 효능이 있다. 창이자 가루 또는 기름을 짜서 콧속에 바르고, 달여서 차처럼 마시면 비염이나 축농증에 효과적이다. 하지만 어린 싹이나 창이자를 과량 복용하면 허약감 · 두통 · 어지럼증 · 식욕부진 · 구토 · 복통 · 설사 · 두드러기 · 불안 · 혼수 · 경련 · 부정맥 등의 증상이 나타나므로 주의해야 한다.

당귀음자(當歸飮子: 당귀 5g, 지황 4g, 작약 · 방풍 · 천궁 · 질리자 각 3g, 하수오 2g, 황기 · 형개 각 1.5g) 가미방의 아토피성 알레르기 반응에서 세포활성물질 생성 조절효과[303]는 나호정 박사가 임상에서 오랫동안 사용해 온 가미당귀음자 처방을 실험적으로 입증한 논문이다. 존스홉킨스 대학교 알레르기 내과학교실에 근무하는 나 박사는 학부생 대표로 나와 함께 당시 교육부 장관을 만나기도 했다. 독실한 그리스도인으로 부모님의 지극정성과 치과의사인 부군의 정기를 받아 더욱더욱 좋은 일을 할 것으로 기대한다.

아토피 피부염은 피부의 만성 재발성 염증성 질환으로 아토피 소인이 있는 사람에게서 많이 발생하며, 심한 소양감을 수반하는 질환이다. 대부분은 영아기와 유아기에 발증發症하고 그 증상은 나이에 따라 변화한다. 피진皮疹[50]의 형태는 습윤성 병변, 건조성 병변 그리고 태선화苔癬化[51] 병변 등 매우 다양하다. 아토피 피부염의 임상 증상은 피부의 즉각형 알레르기 반응과는 다르기 때문에 그 발증에는 오히려 항원에 감작된 T세포에서 염증반응을 일으키는 세포활성물질 등에 의해 일어나는 알레르기 반응의 관여가 중시된다.

그렇지만 항원 특이적 IgE 항체가 검출되는 증례가 많은 점 등에서 즉각형 알레르기 반응이 관여함은 오래 전부터 시사되어 온 주지의 사실이다.

역사적인 시각에서 한의학의 비전을 제시하고 있는 경희대학교 한의과대학 의사학교실의 김남일 교수는 당귀음자에 대한 고증考證을 맡았다.

구미강활탕九味羌活湯의 항염활성 논문[304]은 경희대학교 한의과대학 폐계내과肺系內科 정승기 교수와 함께 발표했다. 다정한 정 교수와는 서울대학교 의과대학 알레르기내과 조상현 교수, 포항공과대학교 생명과학대학 성영철 교수, 서울대학교 약학대학 강창율 교수 등과 함께 결성한 알레르기 연구 모임에서 만난 후부터 가까이 지내고 있다. 구미강활탕은 감기

50) 피부에 나타나는 발진.

51) 피부염이 오래 되어 단단하고 거친 잔주름들이 커져서 더 뚜렷이 나타나는 피부병.

를 치료하기 위한 처방으로 중국 명나라의 의학서인 『의학정전』에 수록되어 있으며, 『동의보감』 '잡병편' 2권에 강활·방풍 각 5.62g, 천궁·백지·창출·황금·생지황 각 4.50g, 세신·감초 각 1.87g, 생강 3쪽과 대추 2개를 달여 복용한다고 되어 있다. 땀을 흘리는 경우에는 창출 대신에 백출과 황기를 넣고, 흉만胸滿[52]에는 생지황을 제거하고 지각과 길경을 첨가하여 응용하고, 천식·여름철 감기·설사·두통 등의 일상적인 질병에 약효가 좋다. 몸살감기에 쓰는 구미강활탕 처방은 특히 여름에서 가을로 접어든 9월경에 그 효용도가 높다.

모든 경계는 상황이 변하는 교차시점에서 확실히 더하다. '생체 리듬' 학설에 의하면 각 리듬의 교차일이 위험하다고 한다. 리듬은 인체 내의 생리적인 현상일 뿐만 아니라 자연계의 리듬인 것이다. 소위 오운육기학五運六氣學이라 하는 자연계 리듬학설은 이미 동양 최고의 의학경전인 『내경』에 상세하게 기록되어 있다. 이 자연계의 리듬이 인체에 미치는 영향을 고려해서, 옛 성인들은 예방의학적 차원의 학문 체계를 남겨 놓은 것이다. 우리 품속의 진주가 값지다. 구미강활탕 처방은 마치 우리가 인생의 경계에 닥치더라도 항상 가져야 될 무상무아無常無我의 깨달음을 일깨워 주는 것 같다. 신비로움 그득.

본 논문에서는 구미강활탕이 감기 직후의 염증반응을 조절하는 유익한 효과를 예상할 수 있는 근거 자료를 명확히 제시했다. 즉 구미강활탕이 복

52) 가슴이 그득한 증상.

강 대식세포로부터 염증과정에서 중요한 세포활성물질들의 분비뿐 아니라 사이클로옥시제네이스-2와 유도성 일산화질소 합성효소의 발현을 억제하는 기전을 규명한 것이다. 따라서 구미강활탕을 상기도 점막에 리노바이러스(rhinovirus)[53] 등이 침투해 생기는 염증 증상을 나타내는 일반적인 감기나 인플루엔자 바이러스에 의해 일어나는 유행성 독감에 유용하게 활용할 수 있을 것으로 생각된다. 만병의 근원이라고 하는 감기를 원만하게 조절하는 데 해열진통 소염제, 항히스타민제, 기관지 확장제, 항생제 등을 활용하는 양방의 요법과는 비교할 수조차 없을 정도로 높은 가치와 안전성이 보장된 한방 처방이 현대인들에게 많이 활용됐으면 좋겠다.

청열사습탕清熱瀉濕湯 논문[305]은 한방병원과 공동으로 연구했다. 청열사습탕(창출 · 황백 각 4g, 소엽 · 적작약 · 모과 · 택사 · 목통 · 방기 · 빈랑 · 지각 · 향부자 · 강활 · 감초 각 3g)은 류머티스 관절염이나 통풍처럼 관절이 빨갛게 붓고 후끈후끈 쑤시며, 겉으로 만져 보면 열감熱感을 느끼는 급성 습열성 관절염에 활용되는 처방이다. 습열성 관절염은 기름진 음식을 많이 먹거나 몸에 습열이 많은 사람에게 잘 이환된다. 청열사습탕의 투여에 의해 활성화한 비만세포로부터 염증성 세포활성물질의 분비와 전사인자의 활성화가 억제됨을 확인했다.

상백피 · 지골피 · 감초로 구성된 사백산瀉白散은 폐실肺室을 다스리는 처방으로, 임상에서 경험한 효과를 실험적으로 입증한 논문으로 알레르기 염증 반응을 조절하는 효능이 있음을 관찰해 발표했다[306].

---

53) 감기를 일으키는 바이러스로 목이나 콧물에서 검출됨.

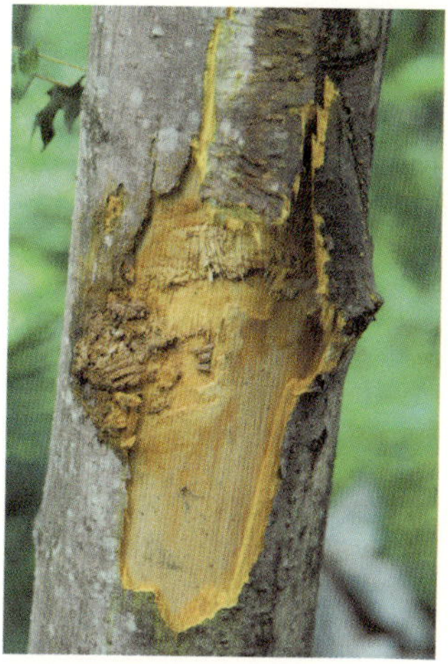

사진 86 황벽(백)나무 (한약재명: 황백, 약용부위: 코르크층을 벗긴 줄기껍질)

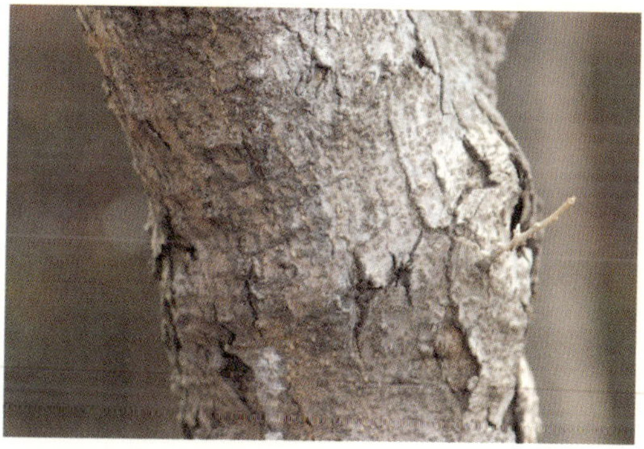

사진 87 뽕나무 (한약재명: 상백피, 약용부위: 뿌리껍질)

이 외에도 경희대학교 생명과학대학 양덕춘 교수 팀이 최초로 연구・개발한 형질전환 산삼이 사람 비만세포에서 염증 유발물질들의 생성과 발현을 억제하는 것[307]과 숙지황을 주재로 한 형방지황탕荊防地黃湯의 항염 기전을 규명했다[308].

7. 폭풍의 바다

청각기 · 평형기가 들어 있는 내이(內耳, inner ear)는 소리를 인지하는 청각기관인 와우기관(달팽이관)과 평형감각기관인 전정기관(세반고리관)으로 구성된다. 소리는 고막을 통하여 발생한 진동파가 내이에 전달되고, 엔도림프라 불리는 액체를 통하여 와우기관의 내막에 있는 수천 개의 작은 청감각 유모세포(cochlear sensory hair cell)를 자극하여 전기신호 발생, 청신경 물질 방출, 청각 신경섬유에 의한 신경물질 감지 및 뇌의 청각피질에 전달되는 일련의 과정을 통하여 듣게 된다. 전정기관은 반규관(semicircular canal)과 이석기관(otolith organ)으로 되어 있고, 회전운동과 직선운동에 관여하며, 감지된 신호는 뇌교와 연수에 위치한 전정신경핵으로 연결된다. 전정기관은 반사적 안구운동에 관여하는 전정안구반사(vestibuloocular reflex)와 반사적인 사지근의 수축작용에 관여하는 전정척수반사(vestibulospinal reflex)를 통하여 신체의 평형유지 및 자세조절에 중요한 역할을 한다.

우리나라의 경우 내이의 기능이상에 의한 난청과 어지럼증으로 고통받고 있는 사람이 15%에 이른다. 청각장애는 가장 흔하여 1-3/1,000명 정도의 비율로 선천성 난청(congenital)이다. 전정기관 장애에 의한 어지럼증으로 고통 받는 사람도 늘어나고 있다.

내이의 유모有毛세포에서 저산소 스트레스에 의한 신생혈관 형성의 주요한 조절인자인 혈관내피 성장인자의 조절 기전[309], 에탄올의 세포활성물질 생성 유도효과[310], 후루나리진(flunarizine)의 항암제인 시스프라틴(cisplatin) 부작용으로 나타나는 청각세포의 사멸을 보호하는 효과[311], 청각세포에서 저산소 상태에 의한 인터루킨-6 생성 기전[312], 청각세포에서 시스프라틴에 의한 세포고사에 있어서 칸나비노이노 수용체 2 아고니스트의 효과 기전[313], 항산화제가 중금속 카드뮴에 의한 청각 손상 보호 기전[314] 등의 연구는 약학대학 재직시절에 유치誘致한 전정와우기관연구센터의 지원으로 수행됐다.

한의과대학 스카우트 제의가 왔을 때 적지 않은 부담감들이 있었는데, 그 중에서도 박래길 교수와 의기투합하여 이룬 이 센터를 놓을 수밖에 없는 안타까움이 컸다. 실험비용을 조달하는 어려움부터 잔류하게 될 팀원들에 대한 걱정 그리고 당면한 연구실 운영 등 걱정이 한두 가지가 아니었다. 그 무엇보다 가장 걱정했던 점은 한약학과 학부학생들의 반응이었는데, 방학 중이었기 때문인지 학생들은 오히려 내가 섭섭한 생각이 들 정도로 냉정한 모습을 보여 참으로 다행스러웠다.

염려했던 원불교 종법사께서도 잠시 침묵하더니 어디에서든 열심히 하라는 격려와 함께 허락해 주셨다. 총장 역시 여러 좋은 대안을 제시해 주셨는데, 안타깝게도 존경하는 안년형 교수와 나를 진심으로 아껴주는 백승화 교수 등과 충분히 협의하여 이미 결정한 상태에서 되돌릴 수가 없는 상황이었다. 생각하기조차 싫은 요란법석 했던 교수 임용문제 등 학과의 난제를 원만하게 해결해 주셨고, 학부생들과 함께 한 성과에 대해 "하버드대학에서도 하지 못한 일을 해냈다."며 감동적인 격려 아끼지 않으셨다. 송구함 그득. 아직도 총장실에서 헤어질 때의 못내 서운한 기색의 모습이 한 번씩 아른거리곤 한다. 고비 때마다 결정적 도움을 주고 있는 의과대학 박래길 교수와 문성록 교수가 고맙다. 감사함 그득.

경희대학교의 구체적인 영입 제안은 약학대학에서 수년 전에 먼저 하였지만, 그 때는 무엇보다 학과에 전임교수가 혼자인 상황이어서 성사되지 않았는데, 총장 '특명'을 받은 이혜정 교수가 제안하여 천안 - 논산고속도로의 정안 IC 근처 협수룩한 식당에서 전북대학교 이강민 교수와 함께 만나 하루 만에 한의과대학으로 이적하기로 결정하고 말았다.

캠퍼스에서도 시내에서도 움직이면 아는 사람을 만날 수 있는 정든 익산을 떠나 낯설기 짝이 없는 곳으로 옮긴 결정적 이유는 새로운 도전의 기쁨을 맛보고 싶었기 때문이었다. 허나 세상은 만만치 않은 것 같다. 홀로 떠 있는 통통배가 풍랑을 만나 곧 표류할 것만 같다.

흰 파도 검은 파도 넘실거리는 폭풍의 바다. 홀로 떠 있는 통통배. 이혜정 교수는 어서 지체 없이 시골 쥐에서 서울 쥐로 변신하라고 했었는데…, 돌이킬 수도 없는 일이지만 그렇게 하고 싶은 마음도 없지 않은가?

2003년 3월, 경희대학교로 옮기고 OPEM도 경희대학교 본부에서 자금을 지원받고, 미국 전통의학저널(American Journal of Chinese Medicine)의 편집위원장인 천수옌 교수가 운영하는 탕 센터(Tang Center)가 협조하여 일단 2006년에는 학술진흥재단 후보학술지로 등재시켰다. 천수옌 교수는 우리 교실을 방문할 때 시카고대학교 노벨상 수상자 이름이 새겨진 커다란 티셔츠를 선물했는데, 논문을 많이 발표하기에 아주 큰 사람인 줄 알고 가장 큰 사이즈로 준비했다고 하여 크게 웃었다. 노벨상 수상자를 가장 많이 배출한 대학교의 탕 센터, 찾아볼 수 없는 우리의 탕센터? 망연함 그득.

내 영혼이 술 도가니에 빠져 있을 때 기氣 수련을 인도하는 등, 크고 작은 이벤트가 있을 때마다 좋은 도움을 주고 있는 이혜정 교수는 과학재단으로부터 한의학 분야 최초의 우수연구센터인 '침구경락과학연구센터'를 유치했다. 이 외에도 고려대학교 생명과학대학 박현진 교수와 함께 유치한 '기능성식품 신소재개발센터', 경희대학교 생명과학대학 양덕춘 교수와 함께 유치한 '고려인삼 명품화사업단' 등이 있다. 새로운 도전을 아니 할 수 없다.

마음이 스산한 가운데 선택의지를 멸하는 경희대학교 한의과대학에 유치한 의학연구센터는 접었다. 서두르지 않아도 되니 참 좋다. 평안함 그득.

8. 학문의 자유

동맥경화 치료에 활용할 수 있는 하오탕의 효과[315]는 동국대학교 한의과대학과 알쯔하이머 모델에서 정신탕의 사람 뇌 성상세포에서 항염효과[316]는 동의대학교 한의과대학과 기억과 해마세포의 증식에서 BR003의 효과[317]는 경희대학교 한의과대학 처방제형학교실과 공동 연구했다.

전통적인 중풍의 발병원인을 중심으로 살펴보았을 때 풍증에 쓰이는 처방인 진간식풍탕鎭肝熄風湯의 베타 아밀로이드와 인터루킨-1베타 유도성 세포활성물질 생성과 사이클로옥시제네이스-2 발현 조절효과[318]를 규명함으로써 이 처방을 치매의 예방 또는 치료제로 활용할 수 있는 가능성도 제시했다. 알레르기를 근본적으로 접근하기 위해서는 진간식풍탕을 연구할 필요가 있다고 역설하는 노교수가 계신다. 신비로움 그득.

습한 곳에서 잘 자라는 소리쟁이는 마디풀과(Polygonaceae) 식물로 잎이나 뿌리를 짓찧어서 종기나 부스럼 난 상처 부위에 붙이면 잘 낫는다. 각별한 정을 베풀어 주시는 경희대학교 동서의학연구소 민병일 교수와 함께 일본에서 NC/Nga 생쥐를 구입하여 아토피 유발물질을 도포塗布하여 일으킨 사람의 아토피 피부염과 유사한 동물모델에서 소리쟁이의 효과를 확인하여 발표했다[319]. 실험은 아토피 치료를 위한 최고급 의료서비스를 제공하고 있는 노아한의원 일산점의 이형석 박사가 수행했다. 이 박사는 한의원 인근에 아토피로 고생하는 어린이를 위한 자연학교도 운영하고 있다. 삼백초와 자작나무에서도 항아토피 효능을 확인했다[320, 321].

동원산업에서 제공한 다시마의 성분인 알긴산을 이용한 알레르기 염증반응 억제효과 기전을 규명한 논문[322]은 특허출원 관계 등으로 실험을 시작한 지 5년여 만에 최종 완성하여 발표하였다. 기업의 생리를 잘 모르고 순박한 마음으로 몇 번씩이나 연구비 관리부서 책임자를 불편하게 했던 일이 생각난다.

관절염 등의 염증질환 조절제로 알려진 SC-236의 염증반응 억제 논문[323]과 그 약리 기전을 규명한 논문[324]은 김수진 박사가 대학원 박사과정 중에 발표했다. 김 박사는 박사과정 때부터 우리 팀에 합류하여, 이 논문 외에도 우수 논문을 많이 발표했다. 생각만 해도 기분이 좋아지는 유쾌하고 상큼함 그득한 여성 과학자이다. 이 논문은 심사위원들의 별다른 지적 없이 대단히 흥미있는 논문으로, 게재 승인을 통보받아 조금 더 유명한 학술지에 제출했더라면 하는 아쉬움을 가져 보기도 했다.

사람 비만세포에서 화학주성인자인 인터루킨-8의 칼슘 유도성 생성 기전을 규명[325]하여 칼슘이 DNA의 유전정보가 mRNA에 전달되는 과정인 전사(轉寫, transcription)에 중요한 역할을 하고 있음을 시사하는 근거를 제시했으며, 금전초金錢草가 염증반응을 억제하는 효과가 있음을 관찰한 논문[326]도 발표했다. 금전초는 '동전초銅錢草'라고도 하며, 약초 모양이 '동전과 매우 비슷하다'고 해서 붙여진 이름이다. 우리나라 전국 각지 산

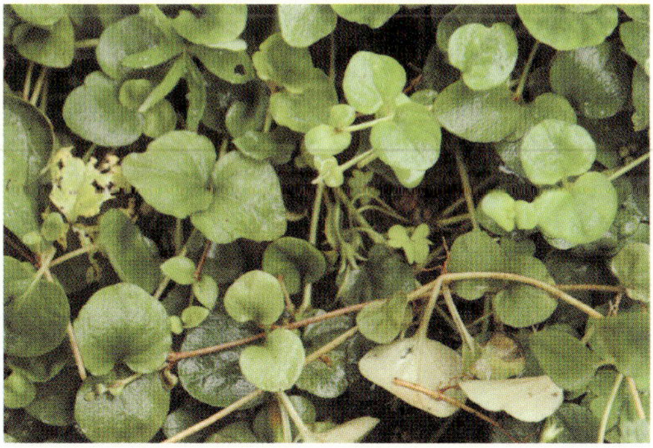

사진 88 긴병꽃풀 (한약재명: 금전초, 약용부위: 전초)

야의 음습한 곳에 자생하며, 봄에 채취한다. 임상적으로 열을 내리고 소변을 시원하게 하는 소염제, 기침을 멈추고 가래를 삭이는 진해·거담제로 활용된다.

이 외에도 경희대학교 한의과대학 예방의학교실 주도로 수행한 건칠 페놀 분획(phenolic-rich fraction)의 항염효과 기전[327]을 비롯한 우리 교실에서 면역증진제로 개발한 허브카인스(Herbkines) 성분 중의 하나인 스코폴레틴(scopoletin), 녹차의 성분인 epigallocatechin-3-gallate에 의한 인간 비만세포로부터 염증성 세포활성물질 억제 기전[328, 329], 귤껍질에 있는 헤스페리딘(hesperidin)의 항염 기전[330], 여정실과 자초의 염증물질 방출 억제효과[331, 332]를 발표했고, 동국대학교 한의과대학팀과 테트로도톡신(tetrodotoxin)[54]을 분비하는 비브리오균주 논문[333]을 공동으로 발표했다.

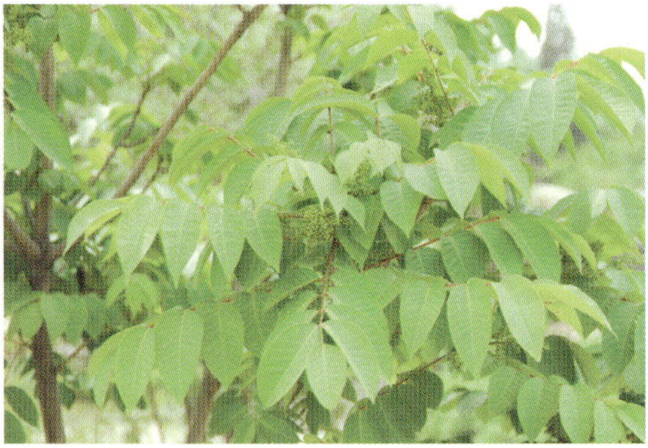

사진 89 옻나무(한약재명: 건칠, 약용부위: 건조한 수지樹脂)

---

54) 복어 알 따위에 들어 있는 독소로, 아주 적은 양을 신경통이나 류머티즘의 치료에 씀.

한의학 발전에 기여할 수 있는 가슴 뛰는 연구라면 어느 누구와도 함께 하고 싶다. 종근당 이종근 회장께서 강조하시곤 했던 '송곳도 끝부터 들어간다.'는 말씀이 옳다. 성찰해야 한다.

9. 내부의 적

정상에서는 나타나지 않는 자기自己 성분에 대한 면역반응이 일어난 결과 다양한 조직 장애와 기능 장애를 가져오는 병의 상태가 자가면역질환이다. 내부의 적이 더욱 무섭듯 자기면역질환은 다스리기가 쉽지 않다. 그 병인은 첫째로 생체 내에 있는 표적 측標的 側의 항원성이 수식修飾되어 면역담당 세포가 표적을 비자기非自己로 인식해 면역반응이 일어나는 경우이다. 어떤 약제를 투여하여 일어나는 자가면역성 용혈성 빈혈이 대표적이다. 즉 약물의 대사산물이 표적인 적혈구에 결합하여 그 결합 산물에 대한 항체가 생성되어, 항체를 결합한 적혈구가 대식세포에 의해 탐식되어 용혈이 일어나는 것이다. 이와 같은 경우는 약물을 투여하지 않으면 자연 치유된다. 둘째로 면역담당세포 측免疫擔當細胞 側이 수식되어 자기의 항원을 비자기로 인식하여 면역반응이 일어나는 경우로 난치성 자가면역질환의 대부분을 차지한다.

현재 자가면역질환의 치료제로는 스테로이드 호르몬제, 항염증제, 면역억제제, 대사길항제代謝拮抗劑[55] 등이 이용되는데, 근본 치료제는 되지 못하고 장기 투여할 때 약물의 부작용이 걱정된다. 최근 면역담당 세포를 완전

55) 정상 생리기능 수행에 필요한 물질의 작용을 방해하는 약물.

히 바꿔버리는 골수이식이 유효함이 입증됐다.

또한 자가면역질환은 말초末梢에서 면역관용免疫寬容[56]이 적절히 유지되지 못해서 또는 그 기전이 흐트러져 일어나는 것으로 알려졌다. 항원-특이 면역관용은 우리 몸속에서 끊임없이 지속되는 면역반응으로, 면역반응에서 생체 내에 존재하는 자가항원自家抗原과 외부에서 들어온 외부항원外部抗原을 구별할 수 있는 능력이 없어질 때, 병원체에 대처할 수 있는 능력이 떨어지거나 자가면역질환으로 고생하게 된다. 면역관용 기전은 복잡한데, 이를테면 말초에서 T세포의 면역관용은 항원제시 세포 또는 조절 T세포 등에 의해서 특정 자가항원에 대한 수용체를 가진 T세포를 제거하여 자가항원에 대한 완전한 면역관용을 유도할 수 있는 클로날 제거(clonal deletion)나 항원 인식 과정 중 공동 자극 신호(co-stimulatory signal)를 제대로 전달받지 못한 T세포는 세포 증식이나 인터루킨-2 등의 생성에 문제가 있어 다시 같은 항원에 노출됐을 때 면역반응을 할 수 없는 무기력한 상태에 빠지는 T세포 무반응(anergy), 그리고 Fas 수용체[57]-Fas 리간드의 상호작용에 의한 T세포의 고사인 활성화 유도성 세포 죽음(activation-induced cell death)에 의해 일어나는 것으로 알려졌다.

중추신경계의 염증은 다른 조직과는 달리 그 영향이 온몸에 나타나며, 중증으로 되어 가는 특징이 있다. 제주대학교 신태균 교수 주도로 실험적

---

56) 동물이나 사람에게 같은 종류의 조직을 이식하였을 때 이를 거부반응 없이 받아들이는 것. 또는 면역반응을 일으키는 물질에 생체가 반응하지 않는 일. 출생 전·후에 노출된 항원에 대하여 이러한 상태가 일어나기 쉬움.

57) 세포고사를 일으키는 세포표면 단백질.

자가면역 뇌염질환 모델에서 엔도셀린-1의 증가[334], 자가면역성 뇌염에서 항상성 및 유도성 일산화질소 합성효소의 발현 증가[335], 유도성 일산화질소 합성효소의 발현 감소에 의한 아미노구아니딘(aminoguanidine)58) 유도성 자가면역성 뇌염의 개선[336], 소디움살리실레이트에 의한 자가면역성 뇌염 개선과 유도성 일산화질소 합성효소 및 사이클로옥시제네이스 억제와의 상관성[337], 실험적 자가면역 신경염 발병 기전[338], 페니돈(phenidone)59)의 실험적 자가면역성 뇌염 모델에서 쥐의 마비증상 개선효과[339]에 관한 논문들을 발표했다. 또한 실험적 자가면역 심근염(心筋炎, myocarditis)60)에서 오스테오폰틴의 발현 증가[340], 대뇌피질 손상에 의한 전구세포들의 일반적 단백질 마커인 네스틴(nestin)과 간엽세포(mesenchymal cell)에서 발견되는 중간세사인 비멘틴(vimentin) 발현 변화 양상 논문[341] 등도 공동 발표했다.

학문적으로 신 교수는 실험적 자가면역 뇌염질환 연구에 관한 한 세계 최고 수준의 연구 성과를 꾸준히 발표하는 국내 독보적인 학자라고 생각한다. 일본에서 어렵게 구한 PKC 항체를 이용하여 소와 돼지의 정소精巢에서 이들 단백질의 조직분포를 명쾌하게 밝힌 논문도 공동으로 발표하여 매우

---

58) 선택적 일산화질소 합성효소 활성 억제제.

59) 사이클로옥시제네이스와 라이폭시제네이스 억제제.

60) 심장 근육의 염증으로 주로 류머티즘열 · 폐렴 · 장티푸스 · 패혈증(敗血症) · 수막염 등의 경과 중 또는 회복기에 일어난다. 빈맥(頻脈) · 부정맥이 있고, 호흡촉진이나 호흡교란이 생긴다. 중증인 경우에는 심부전을 일으키거나 심근경색을 일으켜서 사망하는 일도 있음. 만성의 경우는 주로 간질결합조직(間質結合組織)의 만성증식의 형을 취하여 심장비대를 일으키기 쉬움.

기뻤다. 신 교수의 도움으로 자가면역성 뇌염 모델에서 일산화질소 합성효소의 발현량의 변화도 모두 관찰해 발표했다.

디하이드로에피안드로스테론(dehydroepiandrosterone, DHEA)이 항원 특이적 면역억제반응을 회복시킨다는 논문[342]은 지금은 보편화된 Th1, Th2 이론에 근거한 스테로이드 호르몬인 DHEA의 투여효과를 생체 내·외 실험으로 확인하였다. 부신 호르몬인 DHEA는 조직의 발달과 유지에 직접적으로 관여한다. DHEA는 25세쯤부터 감소하기 시작하여 노인이 되면 매우 낮은 수준에 이른다. 노인에서 DHEA의 감소는 암세포 등을 찾아내어 공격하는 NK세포(natural killer cell: 자연 살해세포)의 활동력을 떨어지게 한다. 스트레스를 받을 때 스트레스 호르몬인 코티솔(cortisol)[61]이 분비되며, 이 때 코티솔 함량이 너무 많아지면 인체 면역기능이 떨어지는데, DHEA는 이를 극복할 수 있게 하는 효과도 있다.

항산화제인 카탈레이스(catalase)가 일소화질소의 합성을 억제하여 심장근세포를 보호한다는 논문[343]은 다른 대학 연구실과 공동으로 발표했다. 항산화제는 세포를 손상시키는 과산화수소(hydrogen peroxide: H_2O_2), 초과산화 이온(superoxide ion: O_2-), 수산화 라디칼(hydroxyl radical: ·OH) 등 변형된 모든 종류의 산소, 즉 유리기(free radical)로부터 세포를 보호하는 물질이다. 카탈레이스는 과산화수소를 물 분자와 산소 분자로 분해시키

61) 당질 코티코이드로 당 대사에 관계하는 것 외에 단백질의 합성을 억제하고 분해를 촉진시킴. 염증 억제작용이 있으나 너무 많은 양이 투여되면 뼈 조직이 물러지고 골격근의 위축, 림프조직의 위축 등이 일어남.

는 효소로 유리기의 발생을 사전에 방지하는 물질이고, 잘 알려진 비타민 C나 비타민 E 같은 항산화제는 이미 만들어진 유리기를 포착하여 제거하는 역할을 한다. 거의 모든 한약재는 항산화 활성을 지니고 있다. 다시 말해 한약은 각각 기본적인 약성을 가지고 있다는 의미이다.

10. 특수 쥐의 공수

대표적인 자가면역질환 모델인 실험적 알레르기 뇌염(experimental allergic encephalomyelitis, EAE) 모델을 정립하기 위해 그 동안 보고된 내용들을 참고하여 자체적인 노력을 많이 했으나, 실패를 거듭하던 차에 마침 일본 도쿄의 신경과학연구소 교환교수로 근무하던 제주대학교 신태균 교수와 연락이 됐다. 신 교수의 연구책임자인 마츠모토 박사는 내가 정위치 교잡법을 전수하는 조건으로 EAE 모델에 관한 모든 것을 알려 주기로 합의하고 약 2주 계획으로 출장을 갔다. 연구소 근처 조그마한 단칸방에서 대단히 검소하게 생활하던 신 교수한테 신세지면서 다행히 함께 수행한 정위치 교잡법 결과가 잘 나와 약속한 나의 임무는 성공적으로 완수했다. 물론 EAE 모델에 대한 학습도 충분히 하고, 시약들도 제공받아서 기술적인 문제들은 모두 터득했는데, 문제는 EAE를 잘 일으키는 계열(strain)인 루이스(Lewis) 쥐를 국내에서는 구할 수 없었다.

신 교수와 상의하여 루이스 쥐는 특별한 병원체가 없는 상태이기 때문에 어렵더라도 국내에 가져가서 번식시킬 계획을 세웠다. 신 교수의 도움으로 생후 3주쯤 된 조그마한 쥐 4마리(수컷 1마리, 암컷 3마리)를 정교하게 만든 종이 상자에 넣고 비닐 쇼핑백에 넣어 손으로 들고 공항에 들어섰다. 검사대를 통과할 때는 양복 안주머니에 넣고 문제없이 통과했다. 기내에서는 화장실에 가서 다시 종이 상자에 옮긴 후 좌석 밑에 놓아두고서 쥐가 숨이 막혀 죽지 않을까, 아니면 혹시 소리는 내지 않을까 노심초사하면서 비행을 마쳤다. 다시 우리나라 입국 검사대를 통과하기 위해 화장실에 가서 양복 안주머니에 2마리씩 나눠 넣었다. 무사히 통과한 후에 다시 종이 상자에 옮기기 위해서 곧바로 화장실에 갔다. 그런데 4마리 중 3마리가 실신 상태로 거의 죽어 있었다. 허탈함 그득.

안타까움 그득했지만 1마리 남은 것도 다행으로 생각하고 익산 실험실에서 안정시킨 후에 EAE가 일어남을 확인하여, 결국 루이스 쥐만 있으면 EAE를 유발할 수 있다는 것으로 만족할 수밖에 없었다. 최선의 투자를 했음에도 그 이후로도 여러 여건이 따라주지 못해 계속 연결되는 실험을 하지 못해 신 교수의 도움 없이 독자적으로는 아직까지 관련 논문을 한 편도 쓰지 못했다. 훔친 맛만 본 셈이다.

신 교수와는 이런저런 인연으로 학문적 · 인간적 동지로 지낸다. 신 교수의 강점인 면역조직학 실험은 거의 모두를 의뢰하여 결과를 얻었다. 신 교수는 내가 의뢰한 실험에서 순수한 학문적 열정으로 매우 분명한 실험 결과를 도출해 줘서 대단히 큰 도움이 된 것이 사실이다. 더욱이 내가 힘든 상황일 때는 따뜻한 마음을 표현해 줘서 그 고마움을 가슴 속 깊이 간직하고 있다. 수시로 보내준 싱싱한 제주 감귤을 교실원들과 함께 맛있게 나눠 먹었으며, 오리지널 제주 은갈치를 구워먹고 지져먹고… 잊을 수 없다. OPEM의 편집위원으로서도 누구보다 적극적인 관심과 애정으로 보살펴 준다. 자신이 심사할 수 없는 분야는 다른 교수한테 부탁하여 마무리하고, 또 그 사람을 심사위원으로 위촉도 하고 회원으로 가입도 시켜 주는 등 나한테 특별한 신세라도 져서 그러는 것처럼 잘 해 주고 있다. 감사함 그득.

11. 소소소(小少笑)

기록에 남은 가장 뚱뚱한 사람은 미국인 존 브라워 민노치(Jon Brower Minnoch, 1941~1983)로 체중이 635kg나 나갔었다고 한다. 민노치 살덩어리의 지방 함량은 약 80%이었다. 비만은 체내에 지방이 과다하게 축적된 상태를 말한다. 일반적으로 표준 체중의 10%를 넘으면 과체중, 20% 이상이면 비만일 수 있고, 체질량지수(body mass index, BMI)가 30이면 비만이고, 25 이상이면 과체중이다. BMI는 체중(kg)을 신장(meter)의 제곱으로 나눈 값이다. 민노치가 42세 때 체중이 362kg 이었는데, 그의 BMI 수치는 믿기 힘든 105.3을 기록했다.

비만은 서구화에 의해 우리 몸 고유의 섬세한 균형이 무너진 결과이다. 현대인의 풍요와 나태도 문제이지만, 서구 자본주의 상품의 유입에 의한 전통적 생활양식의 파괴가 지구를 무겁게 한 근본 원인이다. 패스트푸드는 당분 함량이 지나치게 높아 급작스럽게 인슐린 분비를 촉진시켜 결국 비만을 유도하는 시발 음식이 된다.

기본적인 비만 치료법은 식이요법과 지방량을 감소시켜 주는 운동요법일 것이다. 병적 비만의 경우 수행하는 위장 바이패스(bypass) 수술(음식 섭취를 줄이기 위해 시행되는 위 절제・접합 수술), 고기와 약간의 과일만 먹고 술은 마음대로 먹는 '밴팅(banting)요법', 뚱뚱한 개인의 행동을 개조하는 행동조절요법 등이나 부작용이 있는 식욕억제제・이뇨제・설사제 같은 약물요법은 어쩔 수 없을 때 신중하게 활용돼야 할 것이다.

한번 무너진 몸의 균형이 단시간에 회복될 리 만무하다. 전통적인 우리 음식위주의 식이요법과 운동요법을 기본으로 하고, 필요할 때 약물요법을 시행하는 것이 바람직하다고 생각한다. '패스트푸드 식민지'에서 벗어나야 한다. 인내와 결심만이 비만을 해결할 수 있는 유일한 길이라고 생각한다.

우리는 천연소재를 활용한 비만 조절제인 '센스라인다이어트'의 콜레스테롤 및 체중 조절효과[344], 효소제품인 '새생명다이어트'에 의한 체중 감소효과[345], '도시인 파트너'[346], '소이프로'[347]와 녹차씨유에 의한 체중 감소 및 지방세포 분화 조절효과[348] 등의 논문을 발표했다. '센스라인다이어트'는 충청남도 소재 기업에서 개발한 제품이고, '새생명다이어트'는 원불교 재단에서 운영하는 '푸른생명'이라는 회사에서 개발한 발효제품이다. '새생명다이어트' 실험은 현재 우리 실험실의 보배인 김나형 박사가 주도했다. 김 박사는 경희대학교에서 식품영양학을 전공했지만, 원불교 최고 어른의 특별 지시로 나의 제자가 됐다. 종법사님은 나의 학문적 성과가 있을 때마다 이건직 교무와 함께 불러서 격려하시곤 했다. '도시인파트너'는 충남에 있는 장군죽염 이민구 전무 사촌의 아이디어로 헛개나무를 주요 한 약재로 개발한 비만 조절용 제품이다. '소이프로'는 두두원발효(주) 윤기천 사장의 집심執心으로, 녹차씨유는 한국메디 임헌선 사장의 분투노력으로 발굴된 소재이다.

그 이후로 수백만 년의 진화 과정을 거쳐 다져진 우리 민족 특유의 육체적·정신적 균형을 회복시킬 수 있는 새로운 개념의 제품을 개발하기 위해 노력한 결과, 효과적으로 비만을 조절할 수 있는 '소소소小少笑'라는 한방 처방을 완성하였다.

'소소소'는 고지방식이高脂肪食餌에 의한 체중 증가와 저밀도 콜레스테롤 수준을 현저히 감소시켰다. 그러나 정상 체중 이하로는 감소시키지 않았다. 안전성이 높아 식품으로 사용이 가능한 순수 한약재로만 구성되어 건강식품 소재로 활용할 수 있다. 구성 한약재를 알코올로 발효시켰을 때 더욱 효과적이어서 약술로 먼저 개발했는데, 건강을 생각한 음주문화 정착에도 기여할 수 있을 것으로 생각된다. 한두 잔의 술은 현대인의 건강 유지에 좋은 영향을 줄 것이다. 약리학적으로 술 한두 잔에 들어있는 열량보다 술에 의한 탄수화물 대사 효과가 적지 않기 때문에 약술 속의 알코올 함량에 민감할 필요가 없다. 의학계에서도 과음은 뼈에 좋지 않으나, 적당한 음주(여성은 일주일에 14단위, 남성은 일주일에 21단위)는 뼈에 좋을 수 있음을 인정한다. 1단위의 알코올은 맥주나 포도주 한 잔 또는 소주 한 잔에 해당한다.

'소소소'는 2004년 6월 2일자 동아일보 등 언론에 '비만억제 술'로 소개됐다. 현재 충남 논산에 있는 '가야곡왕주'에서 제조하여 시판하고 있다. '소소소'란 '부드럽게 부는 모양'이란 뜻의 순 우리말이다. '소소소'를 마시고 난 후에 허기를 느끼는 것은 '소소소'에 의해 몸속의 탄수화물이 분해되어 일어나는 증상이다. 이 때 몸속에서 원하는 부족해진 탄수화물 보충 대신 천연 비타민을 함유한 신선한 채소를 섭취하면 금상첨화이다.

'소소소'를 섭취하면 지방이 적어지고[小], 젊어지고[少], 스트레스가 없어지는[笑] 효과가 있음을 실험적으로 입증해 간다. '소소소'는 국내 및 미국에서 효능 특허를 획득했으며, 서울경제신문 "2004 고객감동 TOP 브랜드 대상"도 받았다.

밥이 보약이다. 서양식, 특히 패스트푸드를 무조건 끊고, 균형 잡힌 한국 전통식을 하는 것이다. 그것도 가능한 적게[小], 맛을 음미하면서 부드럽게[少], 그리고 반주飯酒로 '소소소'도 한두 잔 하면서 즐겁게[笑] 먹으면 자연스럽게 비만은 완전 해결될 것이다. 보장한다.

12. 비만, 미약한 염증

비만을 '미약한 만성적 염증 상태'라고 정의한다(Obesity is characterized by a state of chronic low-grade inflammation). 즉 생물학적으로 비만은 대식세포와 같은 염증세포의 침윤이나 염증성 세포활성물질 생성과 같은 염증질환과 관련이 있는 것이다. 더욱이 비만은 각자 타고난 체질과 밀접히 관련되어 있다. 한의과대학 임상교실과 함께 비만한 한국인에서 종양괴사인자 유전자좌[349], 한국인 비만 여성에서 ACE 유전자[350], 비만과 인터루킨-1 수용체 길항제拮抗劑[62] 유전자[351], 여성의 체질량지수와 인터루킨-1베타 유전자[352], 한국인 비만 여성에서 종양괴사인자 알파 유전자와 허리/엉덩이 비율[353], 비만 여성에서 인터루킨-1 수용체 유전자와 전통적 분류 간의 상관성[354], 종양괴사인자 및 인터루킨-1 유전자 다형성 빈도[355, 356], 인터루킨-1베타 유전자와 사상체질 관련성[357], 태음인 비만 환자에서 인터루킨-1알파 다형성[358], 비만 여성에서 체질에 따른 인터루킨-1베타 유전자 다형성[359] 등의 의미 있는 결론이 도출된 결과물을 발표했다.

특히 여성의 체질량지수와 인터루킨-1베타 유전자 관련성 논문과 한국인에서 인터루킨-1 유전자 다형성 빈도를 조사한 논문은 클리니칼 케미스트리(Clinical Chemistry)라고 하는 세계적 학술지에 단박에 실렸다. 임상 환자를 대상으로 한 연구로 대통령 한방주치의이신 경희대학교 한의과대학 한방재활의학과 신현대 교수와 경희대학교 동서신의학병원 한방비만체형클리닉 송미연 교수와 함께 발표했다.

한약학과 재직 시절에 가장 고통스러웠던 기억은 졸업생이 배출되는데, 한약사 면허로는 업권業權 유지조차 힘든 대단히 어려운 현실을 예고하여, 학생들이 수업을 거부해 가며 정부 과천 청사 앞에서 연일 자퇴 투쟁을 감행했던 일이다. 한약학과 교수들과 함께 관계자들을 만나고 기자회견을 하는 등의 용기 있는 행동을 시도해 보았지만, 전혀 도와줄 수가 없었다. 유난히 뜨거웠던 그 해 8월. 그보다 더욱 뜨거웠던 학생들의 열기, 아직도 생동

62) 수용체에 결합하여 수용체를 경유한 효과를 감소시키는 작용을 나타내는 약.

생동하다.

나는 한약학과 최초의 교수이자 학과장으로서 학생들을 위해 무언가 조그마한 역할이라도 해야 될 것 같아, 한의약 연구결과를 국제학술지에 게재하고 한방학술지를 창간하는 것을 포함한 지적재산권 확보, 세계적 한의약브랜드 개발, 벤처설립, 모델 한약국 개설 등 프로젝트들을 펼쳤다.

앞에서도 언급했지만, 정치·사회적 문제는 혼자서 해결할 수 있는 성격이 아니다. 법고창신法古創新 정신으로 한의학의 학문적 발전을 위한 일, 명실상부한 한의학 국제학술지를 육성하는 일, 세계적 한의약 브랜드를 개발하는 일은 지속해야 한다. 나와 동갑인 토크쇼의 여왕 오프라 윈프리는 "남들의 호감을 얻으려 애쓰지 말라"고 충고했다. 비아냥거리는 사람들을 향해서는 "그래서 어쨌다고…"를 외쳐댔다. 그리고 "포기하지 말라"고도 했다. 악담은 영혼 성장인자이다.

13. 함께 비를 맞는 것

자색을 띠는 고 순도 죽염인 자죽염[360]을 실험동물에 농도별로 피내皮內 주사한 후 비만세포 탈과립제인 컴파운드 48/80을 주사하여 귓바퀴 부종 반응을 유도하고, 부종 조절 정도를 측정하였다. 자죽염은 이개耳介 부종 반응을 현저하게 억제했다. 또한 실험동물에 수동적으로 안티(anti)-IgE 항체를 주입한 후 해당 항원의 야기에 의한 비만세포로부터 히스타민과 같은 화학적 매개물질의 방출을 유도하여 혈관벽의 투과성 증가 등에 따른 국소 피부 알레르기 반응을 일으켜 자죽염의 효과를 확인한 결과 농도 의존적인 억제율을 나타냈다.

생체 외 실험으로 비만세포로부터 히스타민 방출 억제효과를 분석한 실험에서도 자죽염은 농도 의존적 효과를 나타낸 반면에 대조군으로 사용한 염화나트륨(NaCl) 처리군에서는 같은 농도에서 유의한 효과가 관찰되지 않았다. 이런 결과는 자죽염이 자극물질들에 의해 불안정해진 비만세포막을 보호하는 약리 기전으로 여러 알레르기 반응을 억제하는 것을 의미한다. 이상의 실험 결과로 볼 때 죽염竹鹽, 특히 우수한 품질의 자죽염은 염화나트륨과 차별되는 생리활성을 나타내는 것이 분명해 보인다.

죽염 연구는 2000년 10월경 SBS TV에서 방영되는 '죽염의 신비'에 관한 특집 다큐멘터리를 우연히 본 것이 계기가 되어 수행하기 시작했다. 한방으로서 죽염을 연구할 가치가 있겠다고 생각했다. 곧바로 몇몇 죽염 제조회사에 전화했는데 시큰둥한 반응들을 보였다. 반면에 전라북도 고창에 있는 삼보죽염에서는 대단히 반가운 목소리로 연구실에 찾아오겠다고 했다. 나와 태성식품의 김인석 사장은 그런 인연으로 만나 죽염 연구와 산업을 활성화하기 위해 참으로 많은 고민을 같이 했다. 우여와 곡절을 겪으면서 자죽염의 표준화, 품질향상, 기능성 연구 등을 위해 경방원죽염의 최동순 사장과 의기투합함으로써 인산가, 개암식품, 영평식품, 삼정식품을 참여시킨 자죽염연구회도 결성했다. 기업체 대표자님들께 감사한 마음 그득하다.

특히 김 사장의 말로 표현할 수 없는 인간적인 신뢰감은 어려움에 처할수록 깊어만 갔다. 억지로 웃게 만드는 것보다 실컷 우는 것이 건강에 좋음을 실감했다. 혼자 우는 것보다 함께 울 때 느끼는 카타르시스가 엄청남을 체험했다. 김 사장은 "돕는다는 것은 우산을 들어주는 것이 아니라 함께 비를 맞는 것이다."라는 말을 실행에 옮기는 위대한 인간이다.

'파워덴탈'[361]은 자죽염을 주요 약재로 만든 잇몸질환 치료제로 우리 실험실에서는 항염효과를, 치과대학 실험실에서는 충치 원인균 사멸효과를 확인하여 특허도 받고 까다로운 식품의약품안전청 허가도 받았다. '이조타 파워덴탈'은 치약 대용 또는 치약과 함께 쓸 수 있는 대단히 유익한 제품이다. (주)그린피어 기규경 사장은 유명한 출판사를 경영하는 등 성공적인 인생을 살아온 분으로 처음 만난 날부터 친형제처럼 지낸다.

14. 과학은 영혼에서

무 추출물의 장 운동성 자극 효과[362]는 다른 연구팀과 공동 발표한 논문이다. 무청 100 g당 칼슘 229 mg, 비타민 A 8710 I.U, C 60 mg, B_1 0.06 mg, B_2 0.3 mg가 함유되어 있다. 달착지근한 맛은 포도당과 설탕 때문이고, 매운맛은 유화화합물 때문인데, 날 무를 먹고 트림을 하면 그것이 휘발되어 거슬리는 냄새를 낸다. 생리적으로 중요한 전분 분해효소인 아밀레이스(디아스타제), 요소를 분해해서 암모니아를 만드는 효소, 해로운 과산화수소를 물과 산소로 분해하는 카타레이스 등이 있다. 과식했을 때 무즙을 내 먹으면 소화가 잘 될 뿐 아니라, 산도를 중화시켜 주기도 한다. 헛배가 불러올 때는 따뜻하게 하여 먹는다.

포공영과 패장敗醬의 급성 췌장염 억제 효과 논문[363, 364]은 서상완 박사가 학위 과정 중 급성 췌장염 실험모델을 직접 정립했다. 교실에서 이미 확립된 실험기술을 배워 가면서 자신의 연구 세계를 열어 가는 것이 일반적인 예인데, 독창적으로 실험할 수 있는 능력을 터득했다.

췌장은 위장 뒤쪽에 있는 길이 20 cm 정도의 장기로서, 우측은 십이지장에 둘러싸여 있으며, 좌측은 비장과 접한다. 췌장의 주된 역할은 소화액 분비와 혈당을 조절하는 인슐린 분비이다. 간에서 만들어진 담즙과 췌장에서 만들어진 췌액은 함께 십이지장 속으로 흘러간다. 췌장에서 만들어지는 호르몬으로는 혈당을 낮추는 인슐린 외에 혈당을 높이는 글루카곤(glucagon)[63]이 있다. 췌장염은 췌장에 염증을 수반하는 질환으로 급성췌장염은 다양한 기전에 의해 활성화한 췌장소화효소 때문에 췌장 조직이 자기 소화되는 급성염증이다. 특히 췌장 결석 · 담석증 등이 있는 경우에 합병되는 경우가 많다.

급성췌장염을 일으키는 결정적 원인은 담석과 술로, 상복부와 배꼽 주위의 복통이 주 증상으로, 그 통증은 등 쪽, 가슴, 아랫배 쪽으로 이어지는데, 가만히 누워 있으면 더 심해지고, 쭈그리고 앉아 있으면 통증이 줄어드는 특징이 있다. 구토 · 미열 · 빈맥 등의 증세도 있고, 심하면 저혈압 쇼크에 빠지기도 한다. 심각한 급성췌장염은 합병증을 일으키고, 심한 경우에는 생명을 잃을 수 있다.

패장은 '마타리'라고 하는 여러해살이풀의 뿌리로 꽃은 황색으로 7~8월

---

63) 췌장의 랑게르한스섬에서 분비되는 호르몬이지만, 인슐린과는 반대로 혈당량 상승작용을 가지며, 탄수화물 대사에 중요한 역할을 함.

에 피며, 열매는 타원형이다. 전국의 양지바른 산기슭이나 풀밭에 자란다. 봄철에 어린순을 따서 모아 나물 무침을 해서 먹거나 쌀과 섞어서 나물밥을 지어먹는다. 전초는 '황화패장黃花敗醬'이라고 하며, 혈액을 맑게 하고, 뭉친 어혈을 분해시키는 청혈 · 배농파어排膿破瘀의 효능이 있고, 충수염 · 하리 · 산후어체복통産後瘀滯腹通을 치료한다. 말린 뿌리에서 나는 냄새가 간장 썩은 냄새와 비슷하다고 해서 패장이라는 별명이 붙었다. 포공영과 패장 추출물을 다양한 원인에 의한 급성 췌장염 치료에 활용할 수 있을 것으로 생각한다.

전기 침 자극에 의한 췌장염 억제 효과도 관찰하여 침술에 의한 췌장염 치료 가능성을 제시했다[365].

아무리 기발한 아이디어라도 가슴에서 멈추면 안 된다. 소소한 아이디어라도 실행에 옮겨보는 것이 중요하다. '천하의 큰일은 반드시 작은 일로 만들어진다.'

현실적으로 뚜렷한 한의학적 연구 성과를 얻는 일은 쉽지 않아 보인다. 창조적 상상력은 순진무구한 질문에서 나오고, 질문하지 않으면 호기심이 죽고, 호기심이 죽으면 창의력이 실종된다고 한다. 상호이해(mutual understanding)에 의한 주체적主體的 비전 창출이 무엇보다 중요하다고 생각한다. 보는 눈에 격이 생겨야 한다. 끊임없는 방황과 고뇌 그리고 심오한 사색이 필요하다. 기막힌 물음이 좋은 답을 이끈다(A fantastic beginning makes a good ending). 논리는 항상 도전을 받는다. 도전 속에서 새롭고 더 명확한 논리가 탄생한다. 나의 눈에 보이는 한의학, 그저 사랑하고 싶다.

쉰 김치에 찬 밥

산속 못지않게 간친한 저잣거리
아랑곳없이 자작하고픈 서울막걸리
빗속 걷는 맛. 심장이 잠든다
빗속 사이클링. 더운 눈물 맛
밍밍한 서울 청국장 그늘 없는 판소리 가락
미숙탱자에 흔들린 영혼 없는 창조 작업
바람 속 먼지 날려가고 싶지만
억울할 일 없다
열렬할수록 과실은 많아지고
살짝이 미치니 간드러진다
지금 이 순간 고질 허물이나 벗으면서
눈먼 문둥이로 므흣하여라

북한산 · 수락산 · 불암산 · 아차산 · 용마산 · 청계산 · 관악산 · 의릉 · 천장산 · 배봉산 · 인왕산 · 서울숲 · 한국예술종합학교 · 삼육대학교 · 서울시립대학교 · 고려대학교 · 서울랜드 · 어린이대공원…, 삼동원 · 퇴촌 · 다산유적지 · 아침고요 · 예봉산 · 운악산 · 계룡산 · 광덕산 · 소요산 · 치악산 · 소백산 · 강촌 · 청평사 · 고대산 · 마니산 · 주왕산 · 동강 · 중랑천 · 양재역

7번 출구, 수서역, 압구정사주카페…, 높은뜻숭의교회 · 삼일교회, 연화사, 연극 · 영화관람, 웃음스쿨 · 기수련 · 스포츠댄스, 좌산종법사 · 농타원 · 효산…, 수원여자대학 이영근학장의 절벽 위에 핀 해국 사진 · 폭포소리, 동호인과 함께한 군자산 · 대둔산 · 용봉산 · 조무락골 · 내변산 · 계양산 · 천태산…, 남산, 대학로, 청계천, 동대문시장, 청량리시장…, 갑석, 병완, 인태, 현순, 문호, 생기, 영철, 덕기, 광영, 강진, 은기, 형남, 기문, 강영, 현수, 주원, 종만, 재춘, 상일, 일촌아우…, 여생 선배와의 담론, 방문 · 전화 · 메일 ……, 시금털털 서울막걸리.

불가사의 미숙탱자 외골수 이십 여 년.

내 삶의 이유였던 연구, 우수수… 연구는 파괴과정… 삼키지 못할 것 물어뜯은 형상. 뱉을 수도 없고, 쓰고 잃은 것은 쓰지 않은 것보다는 나은가?

보잘 것 없는 논문. 나르시시즘에 빠져 굼벵이처럼 꼼지락 꼼지락. SCI 국제논문 365편. 외부 제하고, 인건비 차치하고 천만 원씩만 계산해도 삼십여 억 원. 빌어먹을 미국 시약에, 미국 판권 학술지에. 강도들. 사자 토끼몰이 모른 못난이 바보 천치. 연약해진 유전자, 고질병 미동, 달밤에 체조, 광대. 얕은 물가 첨벙대며 벙시레 해낙낙. 허무함 그득.

경이로운 순간. 광기어린 도살장, 인간에 숨어있는 악마적 속성. 물어뜯기고 머리채 거머잡히고 무르팍 뭉개지고… 저릿저릿. 막판 귀정歸正. 다행이다. "능개칙유위무과인의能改則猶爲無過人矣". 애통 없다. 망각忘却 없다. 독성 · 효능 간극 꿰뚫어야지. '날아가는 새는 뒤를 돌아보지 않는다.' 초월적 가치들에 쫓기지 않아야지. 기막힌 의문 품고, 살기 위한 사랑 말고 사랑 위해 살아야지. 꽃 진 후 돋아나는 연노랑 새 움, 새뜻함 그득.

한의학은 사명이다. 양보다 질일 것이다. 창의성이 중요하다. 아인슈타인이 초기에 발표한 논문들은 그리 창의적이지 않았다. 창의성은 꾸준한 노력과 자신의 분야에 대한 높은 이해와 숙련을 필요로 한다. 노벨 과학상 수상자들은 보통 과학자들보다 두 배 이상 창의적인 생산을 했다. 결국 질량質量이다. 학부생들한테 창의성 발휘 기회를 주는 것이 옳다. 창의적 인재는 귀하디귀한 보물이다.

한의약의 글로벌화를 위해 불철주야 정진해온 교실원들과 변함없는 사랑을 베풀어주고 있는 분들께 깊은 고마움과 존경의 마음을 보내드린다. 나의 부덕함에 고통을 받은 분들께 진심으로 사죄를 드린다. 미숙한 사람이 탱자 거렸다. 너그러이 혜량하여 주기를 바라는 마음으로 두 손을 모은다.

겸연쩍고 부끄러움 그득하다. 더 이상 감출 것도 꾸밀 것도 없다. 떠밀려온 기박한 신세, 이 글로 살았다. 수없이 망설였다. 이렇게 끼적여 쓴 글이 소중한 인연들의 마음을 다치게 하진 않을까하는 두려움이 앞선다. 혹여 영어 논문에 접속하기 어려운 분들이 반가워한다면 그나마, 다행이다.

발표 논문 목록

[1] Characterization of *Ws* mutant allele of rats: A 12–base deletion in tyrosine kinase domain of *c–kit* gene, Blood 78, 1991: pp. 1942–1946.

[2] Absence of immature mast cells in the skin of *Ws/Ws* rats with a small deletion at tyrosine kinase domain of the *c–kit* gene, American Journal of Pathology 142, 1993: pp. 1001–1007.

[3] Involvement of transcription factor encoded by the mouse mi locus (MITF) in expression of p75 receptor of nerve growth factor in cultured mast cells of mice, Blood 90, 1997: pp. 2601–2608.

[4] Expression of mast–cell–specific proteases in tissues of mice studied by *in situ* hybridization, American Journal of Pathology 150, 1997: pp. 1373–1382.

[5] Abnormal expression of mouse mast cell protease 5 gene in cultured mast cells derived from mutant *mi/mi* mice, Blood 90, 1997: pp. 3057–3066.

[6] Alteration of protease expression phenotype of mouse peritoneal mast cells by changing the microenvironment as demonstrated by *in situ* hybridization histochemistry, American Journal of Pathology 153, 1998: pp. 931–936.

[7] Different effect of various mutant MITF encoded by *mi*, mi^{or}, *or* mi^{wh} allele on phenotype of murine mast cells, Blood 93, 1999:

pp. 4179–4186.
[8] Deficient transcription of mouse mast cell protease 4 gene in mutant mice of *mi/mi* genotype, Blood 93, 1999: pp. 1942–1950.
[9] Regulation of proliferation of mouse bone marrow–derived mast cells by activated fibroblasts, Archives of Pharmacal Research 19, 1996: pp. 368–373.
[10] Nitric oxide released from Swiss 3T3 fibroblasts acts as a cytostatic agent for cultured mast cells, Pharmacology 55, 1997: pp. 285–291.
[11] Inhibition of histamine synthesis and release by glycyrrhetinic acid in mast cells cocultured with Swiss 3T3 fibroblasts, International Archives of Allergy and Immunology, 110, 1996: pp. 272–277.
[12] Effect of glycyrrhetinic acid on histamine synthesis and release, Archives Pharmacal Research, 19, 1996: pp. 36–40.
[13] Morphologic alterations in rat peritoneal mast cells by stem cell factor, Immunology 94, 1998: pp. 242–246.
[14] Inhibition of stem cell factor– and nerve growth factor–induced morphological change by wortmannin in mast cells, Archives of Pharmacal Research 22, 1999: pp. 108–112.
[15] Antianaphylactic activity of *Poncirus trifoliata* fruit extract, Journal of Ethnopharmacology 54, 1996: pp. 77–84.
[16] Effect of *Poncirus trifoliata* on type I hypersensitivity reaction, The American Journal of Chinese Medicine 25, 1997: pp. 51–56.
[17] Inhibition of immunoglobulin E production by *Poncirus trifoliata* fruit extract, Journal of Ethnopharmacology 66, 1999: pp. 283–288.

[18] Effect of Poncirus fructus on stem cell factor–induced mast cell migration, Pharmacological Research 48, 2003: pp. 267–271.

[19] Effect of the aqueous extract of *Aquilaria agallocha* stems on the immediate hypersensitivity reactions, Journal of Ethnopharmacology 58, 1997: pp. 31–38.

[20] Antianaphylactic properties of eugenol, Pharmacological Research 36, 1997: pp. 475–486.

[21] Suppression of L–histidine decarboxylase mRNA expression by methyleugenol, Biochemical and Biophysical Research Communication 232, 1997: pp. 188–191.

[22] Effect of *Syzygium aromaticum* extract on immediate hypersensitivity in rats, Journal of Ethnopharmacology 60, 1998: pp. 125–131.

[23] *Spirulina platensis* inhibits anaphylactic reaction, Life Sciences 51, 1997: pp. 1237–1244.

[24] Inhibitory effect of mast cell–mediated immediate type allergic reactions in rats by Spirulina, Biochemical Pharmacology 55, 1998: pp. 1071–1076.

[25] Effect of cytochalasin D on systemic and local anaphylaxis in a murine model, Pharmacological Research 36, 1997: pp. 141–146.

[26] Effect of *Siegesbeckia pubescens* on immediate hypersensitivity reaction, American Journal of Chinese Medicine 25, 1997: pp. 163–167.

[27] Inhibitory effects of Korean folk medicine 'Hi–Chum' on histamine release from mast cells in vivo and in vitro, Journal of Ethnopharmacology 57, 1997: pp. 73–79.

[28] Suppression of anaphylactic reaction in murine by *Siegesbeckia pubescens*, Archives Pharmacal Research 20, 1997: pp. 122–127.

[29] Inhibitory effect of immunoglobulin E production by Jin–deuk–chal(*Siegesbeckia orientalis*), Immunopharmacology and Immuno-toxicology 23, 2001: pp. 555–563.

[30] Inhibitory effect on immunoglobulin E production in vivo and in vitro by *Siegesbeckia glabrescens*, Phytotherapy Research 15, 2001: pp. 572–576.

[31] Abolition of anaphylactic shock by *Solanum lyratum* Thunb, International Journal of Immunopharmacology 19, 1997: pp. 729–734.

[32] *Solanum lyratum* inhibits anaphylactic reaction & suppresses the expression of L–histidine decarboxylase mRNA, Immunopharma-cology and Immunotoxicology 20, 1998: pp. 135–146.

[33] Action of *Ulmi radicis* cortex extract on systemic and local anaphylaxis in rats, General Pharmacology 31, 1998: pp. 483–488.

[34] Sopoongsan inhibits mast cell–mediated anaphylactic reactions and inflammatory cytokine secretion, International Archives of Allergy and Immunology 139, 2005: pp. 31–37.

[35] Suppression of immunoglobulin E–mediated anaphylactic reaction by Hwanglyun–Haedok–Tang water extract, Journal of Ethno-pharmacology 61, 1998: pp. 127–134.

[36] Inhibition of immediate typer allergic reactions by the aqueous extract of Kum–Hwang–San, International Journal of Immuno-pharmacology, 20, 1998: pp. 285–294.

[37] Effect of Kumhwang-San on anaphylactic reaction in a murine model, Immunopharmacology and Immunotoxicology 21, 1999: pp. 163-174.

[38] Effect of Korean folk medicine 'Chung-Dae-San' on mast cell-dependent anaphylactic reaction, Journal of Ethnopharmacology 64, 1999: pp. 45-52.

[39] Effect of *Rehmannia glutinosa* on immediate type allergic reaction, International Journal of Immunopharmacology, 20, 1998: pp. 231-240.

[40] Inhibitory effect of anaphylactic reaction of Sosiho-Tang, Immunopharmacology and Immunotoxicology, 20, 1998: pp. 567-578.

[41] Inhibitory effect of mast cell-mediated immediate-type allergic reactions by *Cichorium intybus*, Pharmacological Research 40, 1999: pp. 61-65.

[42] Inhibition of immediate-type allergic reaction by *Rosa davurica* PALL. in a murine, Journal of Ethnopharmacology 67, 1999: pp. 53-60.

[43] Action of Sosiho-Tang on systemic and local anaphylaxis by anal administration, Immunopharmacology and Immunotoxicology 21, 1999: pp. 635-643.

[44] *Magnoliae flos* inhibits mast cell-dependent immediate-type allergic reactions, Pharmacological Research 39, 1999: pp. 107-111.

[45] Shini-San inhibits mast cell-dependent immediate-type allergic reactions, American Journal of Chinese Medicine 27, 1999: pp. 377-386.

[46] Novel findings in inhibition of mast cell–dependent immediate–type cutaneous reactions by Gahmi–Shini–San, Clinica Chimica Acta 309, 2001: pp. 85–90.

[47] Effect of *Schizonepeta tenuifolia* extract on mast cell–mediated immediate–type hypersensitivity in rats, Immunopharmacology and Immunotoxicology 21, 1999: pp. 705–715.

[48] The stem of *Sinomenium acutum* inhibits mast cell–mediated anaphylactic reactions and tumor necrosis factor–α production from rat peritoneal mast cells, Journal of Ethnopharmacology 70, 2000: pp. 135–141.

[49] Effect of *Vitex rotundifolia* on immediate–type allergic reaction, Journal of Ethnopharmacology 72, 2000: pp. 443–450.

[50] Inhibitory effect of anaphylactic shock by caffeine in rats, International Journal of Immunopharmacology 24, 2000: pp. 1–8.

[51] Inhibitory effect of mast cell–mediated immediate–type allergic reactions by sulfapyridine, Immunopharmacology and Immunotoxicology 22, 2000: pp. 253–266.

[52] Suppression of immunoglobulin E–mediated anaphylactic reaction by *Alpinia oxyphylla* in rats, Immunopharmacology and Immunotoxicology 22, 2000: pp. 267–277.

[53] Effect of *Alpinia oxyphylla* fruit extract on compound 48/80–induced anaphylactic reactions, American Journal of Chinese Medicine 29, 2001: pp. 293–302.

[54] Inhibition of mast cell–mediated anaphylaxis by Sochungryoung–Tang, American Journal of Chinese Medicine 28, 2000: pp. 69–

76.
[55] Inhibitory effect of mast cell–mediated immediate–type allergic reactions in rats by *Perilla frutescens*, Immunopharmacology and Immunotoxicology 22, 2000: pp. 489–500.
[56] Inhibition of immediate–type allergic reactions by *Prunella vulgaris* in a murine model, Immunopharmacology and Immunotoxicology 23, 2001: pp. 423–435.
[57] Inhibition of immunologic and nonimmunologic stimulation–mediated anaphylactic reactions by water extract of white eggplant (*Solanum melongena*), Pharmacological Research 43, 2001: pp. 405–409.
[58] Disodium cromoglycate inhibits production of immunoglobulin E, Immunopharmacology and Immunotoxicology 23, 2001: pp. 229–237.
[59] Effect of disodium cromoglycate on mast cell–mediated immediate–type allergic reactions, Life Sciences 74, 2004: pp. 2877–2887.
[60] Effect of Sinpo–tang on the mast cell–mediated anaphylactic reactions, Pharmacological Research 46, 2002: pp. 453–458.
[61] Inhibitory effect of mast cell–mediated acute and chronic allergic reactions by Dodutang, Immunopharmacology and Immunotoxicology 24, 2002: pp. 583–594.
[62] Effect of Boo Yong–Tang on mast cell–mediated allergic reaction, Immunopharmacology and Immunotoxicology 26, 2004: pp. 445–454.
[63] Inhibitory Effect of Yunbutang on mast cell–dependent allergic reactions, Immunopharmacology and Immunotoxicology 26, 2004:

pp. 233–242.

[64] Inhibitory effects of Okbyungpoong–Gamhmi on anaphylactic responses, Journal of Ethnopharmacology 98, 2005: 361–365.

[65] Effect of Gamiseunggal–Tang on immediate type allergic reaction in mice, Indian Journal of Medical Research 125, 2007: pp. 542–549.

[66] Gamijeonssibaekchulsan regulates mast cell–mediated anaphylactic reaction, Acta Biochimica Polonica 54, 2007: pp. 349–355.

[67] Inhibitory effect of Gamibojungikgitang extract on mast cell–mediated allergic reaction in murine model, Journal of Pharmacy and Pharmaceutical Sciences 8, 2005: pp. 94–101.

[68] Effect of Allergina on mast cell–mediated allergic reaction, Immunopharmacology and Immunotoxicology 23, 2001: pp. 627–637.

[69] Use of electroacupuncture at ST36 to inhibit anaphylactic and inflammatory reaction in mice, Neuroimmunomodulation 14, 2007: pp. 24–31.

[70] Inhibitory effect of mast cell–mediated allergic reactions by cell cultured siberian ginseng, Immunopharmacology and Immunotoxicology 23, 2001: pp. 107–117.

[71] Effect of *Acanthopanax senticosus* root inhibits mast cell–dependent anaphylaxis, Clinica Chimica Acta 312, 2001: pp. 163–168.

[72] Effect of *Acanthopanax senticosus* stem on mast cell–dependent anaphylaxis, Journal of Ethnopharmacology 79, 2002: pp. 347–352.

[73] *Ixeris dentata* green sap inhibits both compound 48/80–induced anaphylaxis–like response and IgE–mediated anaphylactic response

in murine model, Biological & Pharmaceutical Bulletin 25, 2002: pp. 5–9.

[74] Tongkyutang inhibits mast cell–dependent allergic reactions and inflammatory cytokines secretion, Clinica Chimica Acta 319, 2002: pp. 35–41.

[75] Inhibition of immediate–type allergic reactions by the aqueous extract of *Salvia plebeia*, Immunopharmacology and Immunotoxicology 24, 2002: pp. 303–314.

[76] Action of *Rubus coreanus* exract on systemic and local anaphylaxis, Phytotherapy Research 16, 2002: pp. 508–513.

[77] Inhibitory effects of *Xanthii fructus* extract on mast cell–mediated allergic reaction in murine model, Journal of Ethnopharmacology 88, 2003: pp. 229–234.

[78] *Forsythia fructus* inhibits the mast cell–mediated allergic inflammatory reactions, Inflammation 27, 2003: pp. 129–135.

[79] Observations of *Forsythia koreana* methanol extract on mast cell–mediated allergic reactions in experimental models, In Vitro–Animal 43, 2007: pp. 215–221.

[80] Paeonol inhibits anaphylactic reaction by regulating histamine and TNF–alpha, International Immunopharmacology 4, 2004: pp. 279–287.

[81] *Isodon japonicus* inhibits mast cell–mediated immediate–type allergic reactions, Immunopharmacology and Immunotoxicology 26, 2004: pp. 273–284.

[82] *Isodon japonicus* decreases immediate–type allergic reaction

and tumor necrosis factor-α production, International Archives of Allergy and Immunology 135, 2004: pp. 17-23.

[83] *Rubus croceacanthus* Leveille inhibits mast cell-mediated anaphylactic-like reaction and tumor necrosis factor-alpha secretion, Biological & Pharmaceutical Bulletin 27, 2004: pp. 1359-1363.

[84] *Sargassum hemiphyllum* inhibits atopic allergic reaction via the regulation of inflammatory mediators, Journal of Pharmacological Sciences 97, 2005: pp. 219-226.

[85] Regulatory effect of atopic allergic reaction by *Carpopeltis affinis*, Journal of Ethnopharmacology 101, 2005: 43-48.

[86] Anti-allergic effects of *Lycopus lucidus* on mast cell-mediated allergy model, Toxicology and Applied Pharmacology 209, 2005: pp. 255-262.

[87] Role of TGF-β1 on the IgE-dependent anaphylaxis reaction, The Journal of Immunology 162, 1999: pp. 4960-4965.

[88] Inhibition of mast cell-dependent anaphylactic reactions by the pigment of *Polygonum tinctorium*; Chung-dae in rats, General Pharmacology 31, 1998: pp. 361-365.

[89] Inhibition of anaphylaxis by sulfasalazine in rats, Pharmacology 56, 1998: pp. 223-229.

[90] Salviae (miltiorrhizae) Radix root extract inhibits immunoglobulin E-mediated allergic reaction, General pharmacology 32, 1999: pp. 603-608.

[91] Effect of *Cryptotympana atrata* extract on compound 48/80-

induced anaphylactic reactions, Journal of Ethnopharmacology 66, 1999: pp. 319–325.)

[92] Specific–inhibition of immunoglobulin E–mediated allergic reaction using antisense FcεRIα oligodeoxynucleotides, Immunology 93, 1998: pp. 589–594.

[93] Inhibition of mast cell–dependent anaphylaxis by succinic acid, Pharmacology & Toxicology 84, 1999: pp. 154–158.

[94] Inhibition of mast cell–dependent anaphylaxis by sodium salicylate, Immunology 96, 1999: pp. 551–556.

[95] The evaluation of the antianaphylactic effect of *Oryza sativa* L. subsp. Hsien ting in rats, Pharmacological Research 40, 1999: pp. 31–36.

[96] The evaluation of antianaphylactic effect of *Oryza sativa* L. in rats, The American Journal of Chinese Medicine 27, 1999: pp. 63–71.

[97] Lavender oil inhibits immediate–type allergic reaction in mice and rats, Journal of Pharmacy and Pharmacology 51, 1999: pp. 221–226.

[98] *Asiasari radix* inhibits immunoglobulin E in vitro and in vivo production on experimental models, Immunopharmacology and Immunotoxicology 21, 1999: pp. 469–481.

[99] Interleukin–3 or immunoglobulin E promotes expression of protein kinase C delta gene in murine mast cells, Pharmacological Research 40, 1999: pp. 147–151.

[100] Promoted expression of mast cell–specific proteases in IgE–

dependent passive cutaneous anaphylaxis responses, Clinica Chimica Acta 314, 2001: 231–236.
[101] Estrogen regulates cytokine release in human mast cells, Immunopharmacology and Immunotoxicology 23, 2001: pp. 495–504.
[102] Expression and function of CD8 alpha/beta chains on rat and human mast cells, Biological & Pharmaceutical Bulletin 27, 2004: pp. 399–403.
[103] Role of Ca^{2+} on TNF–alpha and IL–6 secretion from RBL–2H3 mast cells, Cellular Signalling 14, 2002: pp. 633–639.
[104] Expression of proinflammatory cytokines via HIF–1alpha and NF–kappaB activation on desferrioxamine–stimulated HMC–1 cells, Biochemical and Biophysical Research Communications 306, 2003: pp. 805–811.
[105] Inhibition of the stem cell factor–induced migration of mast cells by dexamethasone, Endocrinology 144, 2003: pp. 4080–4086.
[106] The regulatory effect of SC–236 (4–[5–(4–chlorophenyl)–3–(trifluoromethyl)–1–pyrazol–1–l]benzenesulfonamide) on stem cell factor induced migration of mast cells, Toxicology and Applied Pharmacology 220, 2007: pp. 138–145.
[107] Differential expression of protein kinase C genes in cultured mast cells derived from normal and mast cell–deficient mice, International Archives of Allergy and Immunology 105, 1994: pp. 258–263.
[108] Suppression of nuclear translocation of nuclear factor–kB and nuclear factor of activated T cells by Younggaechulgam–Tang, Immunopharmacology and Immunotoxicology 26, 2004: pp. 545–

558.

[109] The immunosuppressive effect of Gamisanghyulyunbueum through inhibition of mitogen–activated protein kinase and nuclear factor activation in MOLT–4 cells, Biological & Pharmaceutical Bulletin 28, 2005: pp. 1177–1182.

[110] The immunosuppressive effect of Buchang–tang through inhibition of mitogen–activated protein kinase and nuclear factor activation in MOLT–4 cells, Journal of Ethnopharmacology 102, 2005: pp. 95–101.

[111] Role of intracellular calcium as a priming signal for the induction of nitric oxide synthesis in murine peritoneal macrophages, Immunology 86, 1995: pp. 1–7.

[112] Intracellular Ca^{2+} pool depletion is linked to the induction of nitric oxide synthesis in murine peritoneal macrophages, Biochemistry and Molecular Biology International 36, 1995: pp. 949–955.

[113] Synergistic cooperation between thapsigargin and phorbol ester for induction of nitric oxide synthesis in murine peritoneal macrophages, Free Radical Biology and Medicine 20, 1995: pp. 769–776.

[114] Fibronectin activates murine peritoneal macrophages for tumor cell destruction in the presence of IFN–γ, Biochemical and Biophysical Research Communication 206, 1995: pp. 969–974.

[115] Human chorionic gonadotropin induces nitric oxide synthase mRNA in mouse peritoneal macrophage, Biochemical and Biophysical Research Communication 229, 1996: pp. 548–552.

[116] Activation of inducible nitric oxide synthase by human chorio-gonadotropin in RAW 264.7 cells, Biochimica et Biophysica Acta 1359, 1997: pp. 59–64.

[117] Human chorionic gonadotropin induces nitric oxide synthesis by murine microglia, International Journal of Immunopharmacology 22, 2000: pp. 453–461.

[118] Human chorionic gonadotropin induces nitric oxide synthesis by murine microglia, International Journal of Immunopharmacology 22, 2000: pp. 453–461.

[119] Activation of inducible nitric oxide synthase by Yongdam–sagan–tang in mouse peritoneal macrophages, Journal of Ethnopharmacology 60, 1998: pp. 61–69.

[120] The nitric oxide producing properties of *Ulmi radicis* cortex extract, Immunopharmacology and Immunotoxicology 21, 1999: pp. 295–306.

[121] Production of nitric oxide in mouse peritoneal macrophages after priming with interferon– by the stem of *Sinomentum acutum*, Journal of Ethnopharmacology 66, 1999: pp. 311–317.

[122] The nitric oxide–producing properties of *Solanum lyratum*, Journal of Ethnopharmacology 67, 1999: pp. 163–169.

[123] *Taraxacum officinale* restores inhibition of nitric oxide production by cadmium in mouse peritoneal macrophages, Immunopharmacology and Immunotoxicology, 20, 1998: pp. 283–297.

[124] Activation of inducible nitric oxide synthase by *Taraxacum officinale* in mouse, General Pharmacology 32, 1999: pp. 683–688.

[125] The nitric oxide-producing activities of *Scutellaria baicalensis*, Toxicology 135, 1999: pp. 109–115.

[126] Nitric oxide production by high molecular weight water-soluble chitosan via nuclear factor-kB activation, International Journal of Immunopharmacology 22, 2000: pp. 923–933.

[127] Inulin stimulates NO synthesis via activation of PKC-alpha and protein tyrosine kinase, resulting in the activation of NF-kappaB by IFN-gamma-primed RAW 264.7 cells, Journal of Nutritional Biochemistry 14, 2003: pp. 598–605.

[128] Anti-inflammatory activity of *Schizonepeta tenuifolia* through the inhibition of MAPK phosphorylation in mouse peritoneal macrophages, American Journal of Chinese Medicine 36, 2008: pp. 1145–1158.

[129] Inhibition of the induction of the inducible nitric oxide synthase in murine brain microglial cells by sodium salicylate, Immunology 95, 1998: pp. 389–394.

[130] Protein kinase C independent activation of inducible nitric oxide synthase by tumor necrosis factor alpha in TM4 sertoli cells, Immunopharmacology and Immunotoxicology 22, 2000: pp. 49–59.

[131] Inhibitory effect of sodium salicylate on nitric oxide production from TM4 Sertoli cells, International Journal of Immunopharmacology 22, 2000: pp. 685–692.

[132] Water extract isolated from *Chelidonium majus* enhances nitric oxide and tumour necrosis factor-alpha production via nuclear factor-kappaB activation in mouse peritoneal macrophages, Journal of Pharmacy and Pharmacology 56, 2004: pp. 129–134.

[133] Tanshinone IIA from *Salvia miltiorrhiza* inhibits inducible nitric oxide synthase expression and production of TNF–alpha, IL–1beta and IL–6 in activated RAW 264.7 cells, Planta Medica 69, 2003: pp. 1057–1059.

[134] Production of nitric oxide and tumor necrosis factor–alpha by *Smilacis rhizoma* in mouse peritoneal macrophages, Comparative Biochemistry and Physiology 135, 2003: pp. 197–203.

[135] Nitric oxide and tumor necrosis factor–alpha production by *Ixeris dentata* in mouse peritoneal macrophages, Journal of Ethnopharmacology 82, 2002: pp. 217–222.

[136] Induction of nitric oxide synthase by *Oldenlandia diffusa* in mouse peritoneal macrophages, Biological & Pharmaceutical Bulletin 25, 2002: pp. 1142–1146.

[137] Activation of inducible nitric oxide synthase by *Euonymus alatus* in mouse peritoneal macrophages, Clinica Chimica Acta 318, 2002: pp. 113–120.

[138] *Solanum nigrum* produces nitric oxide via nuclear factor–kappaB activation in mouse peritoneal macrophages, European Journal of Cancer Prevention 14, 2005: pp. 345–350.

[139] CancerB increases production of nitric oxide and tumor necrosis factor–alpha in peritoneal macrophages, Clinica Chimica Acta 322, 2002: pp. 149–156.

[140] Kunbi–boshin–hangam–tang stimulates nitric oxide production through activation of nuclear factor–kB, Immunopharmacology and Immunotoxicology 23, 2001: pp. 175–186.

[141] Activation of inducible nitric oxide synthase by Kagamjuaguiem in mouse peritoneal macrophages, Indian Journal of Medical Research 125, 2007: pp. 740–746.

[142] Down–regulation of TGF–β gene expression by antisense oligo-deoxynucleotides increases rIFN–γ induced nitric oxide synthesis in murine peritoneal macrophages, Immunology 85, 1995: pp. 114–119.

[143] Inhibition of wound–induced expression of transforming growth factor–beta 1 mRNA its antisense oligonucleotides, Pharmacological Research 37, 1998: pp. 289–293.

[144] The activation of PI3–K and PKC zetta in PMA–induced differentiation of HL–60 cells, Cancer Letters 171, 2001: pp. 79–85.

[145] Phosphatidylinositol 3–kinase regulates PMA–induced differentiation and superoxide production in HL–60 cells, Immunopharmacology and Immunotoxicology 24, 2002: pp. 211–226.

[146] Phosphatidylinositol 3–kinase regulates proliferation of Raw 264.7 macrophages, Immunopharmacology and Immunotoxicology 23, 2001: pp. 355–365.

[147] Degradation of IkBα in activated RAW264.7 cells is blocked by the phosphatidylinositol 3–kinase inhibitor LY294002, Cell Biology and Toxicology 18, 2002: pp. 121–130.

[148] Inhibitory effect of interleukin–1 alpha–induced apoptosis by *Polygala tenuifolia* in Hep G2 cells, Immunopharmacology and Immunotoxicology 22, 2000: pp. 531–544.

[149] Inhibition of tumor necrosis factor–alpha–induced apoptosis by

Asparagus cochinchinensis in Hep G2 cells, Journal of Ethno-pharmacology 73, 2000: pp. 137–143.

[150] Inhibition of heat shock–induced apoptosis by peppermint oil in astrocytes, Journal of Molecular Neuroscience 17, 2001: pp. 391–396.

[151] Juniper oil inhibits the heat shock–induced apoptosis via preventing the caspase–3 activation in human astrocytes CCF–STTG1 cell, Clinica Chimica Acta 314, 2001: pp. 215–220.

[152] Inhibitory effect of apoptosis in human astrocytes CCF–STTG1 cells by lemon oil, Pharmacological Research 45, 2002: pp. 469–473.

[153] Sodium nitroprusside induces apoptosis of H9C2 cardiac muscle cells in a c–jun n–terminal kinase–dependent manner, International Immunopharmacology 1, 2001: pp. 967–978.

[154] Plantainoside D protects adriamycin–induced apoptosis in H9C2 cardiac muscle cells via the inhibition of ROS generation and NF–kappaB activation, Life Sciences 80, 2007: pp. 314–323.

[155] Diol– and triol–type ginseng saponins potentiate the apoptosis of NIH3T3 cells exposed to methyl methanesulfonate, Toxicology and Applied Pharmacology 181, 2002: pp. 192–202.

[156] *Szygium aromaticum* (L.) Merr. Et Perry (Myrtaceae) flower bud induces apoptosis of p815 mastocytoma cell line, Life Sciences 69, 2001: pp. 553–566.

[157] Magnoliae Flos induces apoptosis of RBL–2H3 cells via mito-chondria and caspase, International Archives of Allergy and

Immunology 131, 2003: pp. 101–110.

[158] Induction of apoptosis by Korean medicine Gagam–whanglyun–haedoktang through activation of caspase–3 in human leukemia cell line, Journal of Phamacological Sciences 97, 2005: pp. 138–145.

[159] Inhibitory effect of *Artemisia capillaris* on ethanol–induced cytokines (TNF–alpha, IL–1alpha) secretion in Hep G2 cells, Immunopharmacology and Immunotoxicology 24, 2002: pp. 441–453.

[160] High molecular weight water–soluble chitosan protects against apoptosis induced by serum starvation in human astrocytes, Journal of Nutrional Biochemistry 13, 2002: pp. 245–249.

[161] *Taraxacum officinale* induces cytotoxicity through TNF–alpha and IL–1alpha secretion in Hep G2 cells, Life Sciences 74, 2004: pp. 1149–1157.

[162] Induction of apoptosis by Paljin–Hangahmdan on human leukemia cells, Journal of Ethnopharmacology 88, 2003: pp. 79–83.

[163] *Poncirus trifoliata* fruit induces apoptosis in human promyelocytic leukemia cells, Clinica Chimica Acta 340, 2004: pp. 179–185.

[164] Trypsin induces tumour necrosis factor–alpha secretion from a human leukemic mast cell line, Cell Biochemistry and Function 21, 2003: pp. 161–167.

[165] Yuk–Hap–Tang induces apoptosis by intervening Mn–SOD in human cervical carcinoma HeLa cells, American Journal of Chinese Medicine 32, 2004: pp. 883–895.

[166] Ge–Jee–Bok–Ryung–Hwan induces apoptosis in human cervical carcinoma HeLa cells–An endoplasmic reticulum stress pathway,

Life Sciences 75, 2004: pp. 2997–3016.

[167] Je–Chun–Jun induced apoptosis of human cervical carcinoma Hela cells, Acta Pharmacologica Sinica 25, 2004: pp. 1372–1379.

[168] Roles of p38 and JNK mitogen–activated protein kinase pathways during cantharidin–induced apoptosis in U937 cells, Biochemical Pharmacology 67, 2004: pp. 1811–1818.

[169] Methylene chloride fraction of *Scutellaria barbata* induces apoptosis in human U937 leukemia cells via the mitochondrial signaling pathway, Clinica Chimica Acta 348, 2004: pp. 41–48.

[170] Heyneanol A induces apoptosis via cytochrome c release and caspase activation in human leukemic U937 cells, Life Sciences 74, 2004: pp. 2313–2326.

[171] MAPK regulation and caspase activation are required in S–52 induced apoptosis in Lewis lung carcinoma cells, Cancer Letters 233, 2006: pp. 57–67.

[172] Differential inhibition of *Scutellaria barbata* D. Don (Lamiaceae) on HCG–promoted proliferation of cultured uterine leiomyomal and myometrial smooth muscle cells, Immunopharmacology and Immunotoxicology 26, 2004: pp. 329–342.

[173] Inhibitory effect of Sihoga–Yonggol–Moryo–Tang on matrix metalloproteinase–2 and –9 activities and invasiveness potential of hepatocellular carcinoma, Pharmacological Research 50, 2004: pp. 279–285.

[174] Shiquandabutangjiaweibang inhibits tumor metastasis and angio-genesis via regulation of topoisomerase–1, Journal of Ethnophar-

macology 98, 2005: pp. 157–162.

[175] *Cambodian Phellinus* linteus inhibits experimental metastasis of melanoma cells in mice via regulation of urokinase type plasminogen activator, Biological & Pharmaceutical Bulletin 28, 2005: pp. 27–31.

[176] Mountain grown ginseng induces apoptosis in HL–60 cells and its mechanism have little relation with TNF–α production, The American Journal of Chinese Medicine 35, 2007: pp. 169–182.

[177] Haeamtang induces apoptosis of colon cancer HT–29 cells through activation of caspase–3, The American Journal of Chinese Medicine 35, 2007: pp. 897–909.

[178] The immune–enhancing effect of the herbal combination Bouum–Myunyuk–Dan, Biological & Pharmaceutical Bulletin 27, 2004: pp. 29–33.

[179] Herbkines increases physical stamina in mice, Biological & Pharmaceutical Bulletin 27, 2004: pp. 117–119.

[180] An herbal formula, Herbkines, enhances cytokines production from immune cells, Journal of Ethnopharmacology 98, 2005: pp. 149–155.

[181] Immune–enhancing effect of the Korean natural medicine WooKiEum, Biological & Pharmaceutical Bulletin 27, 2004: pp. 1521–1526.

[182] Decrease of immobility behavior in forced–swimming test and immune system enhancing effect of traditional medicine Gamisipjundaebo–tang, Pharmacology Biochemistry and Behavior

79, 2004: pp. 253–259.

[183] Gamibojungikki–tang decreases immobility time on the forced swimming test and increases interferon–gamma production from MOLT–4 cells, Journal of Ethnopharmacology 102, 2005: pp. 113–119.

[184] Scrophularia buergeriana regulates cytokine production *in vitro*. Immunopharmacology and Immunotoxicology 27, 2008; pp. 1–13.

[185] Leonurus sibiricus induces nitric oxide and tumor necrosis factor–alpha in mouse peritoneal macrophages. Canadian Journal of Physiology and Pharmacology 86, 2008; pp. 682–690.

[186] Oral administration of hot water extracts of *Chlorella vulgaris* increases physical stamina in mice, Annual Nutrition Metabolism 50, 2006: pp. 380–386.

[187] The effect of *Panax ginseng* on forced immobility time and immune function in mice, Indian Journal of Medical Research 124, 2006: pp. 199–206.

[188] Effect of Pilopool on forced swimming test in mice, International Journal of Neuroscience 118, 2008: pp. 365–374.

[189] Involvement of protein kinase C in the inhibition of nitric oxide production from murine microglial cells by glucocorticoid, Biochemical and Biophysical Research Communications 199, 1994: pp. 633–638.

[190] Nitric oxide inhibits the expression of protein kinase Cδ gene in the murine peritoneal macrophages, Biochemical and Biophysical Research Communications 204, 1994: pp. 105–111.

[191] Synergisitic cooperation between phorbol ester and interferon-gamma for induction of nitric oxide synthesis in murine peritoneal macrophages, The Journal of Immunology 153, 1994: pp. 3684-3690.

[192] Generation of nitric oxide inhibits formation of superoxide in macrophages during activation, Biochemistry and Molecular Biology International 34, 1994: pp. 1-8.

[193] Phorbol ester synergistically increases interferon-γ-induced nitric oxide synthesis in murine microglial cells, Neuroimmunomodulation 1, 1994: pp. 377-382.

[194] Involvement of protein kinase C during taxol-induced activation of murine peritoneal macrophages, Journal of Immunology 154, 1995: pp. 6541-6547.

[195] Expression of osteopontin messenger RNA by macrophages in atherosclerotic plaques, American Journal of Pathology 143, 1993: pp. 1003-1008.

[196] Hypoxia induces apoptosis by caspase activation accompanying cytochrome C release from mitochondria in MC3T3E1 osteoblasts. p38 MAPK is related in hypoxia-induced apoptosis, Immunopharmacology and Immunotoxicology 23, 2001: pp. 133-153.

[197] Effect of ionizing radiation on the differentiation of ROS 17/2.8 osteoblasts through free radicals, Journal of Radiation Research 40, 1999: pp. 323-335.

[198] Upregulation of osteopontin in Schwann cells of the sciatic nerves of Lewis rats with experimental autoimmune neuritis, Neuroscience Letters 372, 2004: pp. 137-141.

[199] Immunohistochemical study of osteopontin in the spinal cords of rats with clip compression injury, Jouranal of Veterinary Medical Science 66, 2004: pp. 1307–1310.

[200] IL–1beta regulates cellular proliferation, prostaglandin E2 synthesis, plasminogen activator activity, osteocalcin production, and bone resorptive activity of the mouse calvarial bone cells, Immunopharmacology and Immunotoxicology 24, 2002: pp. 395–407.

[201] The p38 mitogen–activated protein kinase pathway regulates interleukin–6 synthesis in response to tumor necrosis factor in osteoblasts, Bone 28, 2001: pp. 45–53.

[202] Pyrrolidine dithiocarbamate inhibits serum–induced NF–kB activation and induces apoptosis in ROS 17/2.8 osteoblasts, International Immunopharmacology 1, 2001: pp. 255–263.

[203] Molecular mechanism of staurosporine–induced apoptosis in osteoblasts, Pharmacological Research 42, 2000: pp. 373–381.

[204] Production of hydrogen peroxide by serum and its involvement in cell proliferation in ROS 17/2.8 osteoblasts, Immunopharmacology and Immunotoxicology 22, 2000: pp. 317–337.

[205] Carbon monoxide and nitric oxide protect against tumor necrosis factor–alpha–induced apoptosis in osteoblasts: HO–1 is necessary to mediate the protection, Clinica Chimica Acta 365, 2006: pp. 270–278.

[206] p38 MAPK and NF–kappaB on IL–6 release in human gingival fibroblasts, Immunopharmacology and Immunotoxicology 27, 2005: pp. 631–646.

[207] Dexamethasone suppresses tumor necrosis factor–alpha–induced apoptosis in osteoblasts: possible role for ceramide, Endocrinology 141, 2000: pp. 156–164.

[208] Method for detecting the expression of bone matrix protein by in situ hybridization using decalcified mineralized tissue, Acta Histochemistry and Cytochemistry 26, 1993: pp. 303–309.

[209] Drynariae Rhizoma promotes osteoblast differentiation and mineralization in MC3T3–E1 cells through regulation of bone morphogenetic protein–2, alkaline phosphatase, type I collagen and collagenase–1, Toxicology in Vitro 18, 2004: pp. 829–834.

[210] Effects of Drynariae Rhizoma on the proliferation of human bone cells and the immunomodulatory activity, Pharmacological Research 42, 2000: pp. 373–381.

[211] Inhibition of Drynariae Rhizoma extracts on bone resorption mediated by processing of cathepsin K in cultured mouse osteoclasts, International Immunopharmacology 3, 2003: pp. 1685–1697.

[212] Antiosteoporotic activity of Dae–Bo–Won–Chun in ovariectomized rats, Phytotherpy Research 15, 2000: pp. 53–57.

[213] Effect of Dang–Gui–Ji–Hwang–Yeum on osteoporosis in ovariectomized rats, American Journal of chinese Medicine 32, 2004: pp. 351–360.

[214] Anti–bone resorption activity of deer antler aqua–acupunture, the pilose antler of Cervus Korean TEMMINCK var. mantchuricus Swinhoe (Nokyong) in adjuvant–induced arthritic rats, Journal of

Ethnopharmacology 96, 2005: pp. 497–506.

[215] Shibimijihwang–tang elevates intracellular ATP and choline content in the cerebral cortex of ovariectomized rats, Journal of Ethnopharmacology 72, 2000: pp. 77–85.

[216] Inhibitory effect of a Korean traditional medicine, Honghwain–Jahage (water extracts of Carthamus tinctorius L. seed and Hominis placenta) on interleukin–1–mediated bone resorption, Journal of Ethnopharmacolgy 79, 2002: pp. 143–148.

[217] *Placenta hominis* protects osteoporosis in ovariectomized rats, Immunopharmacology and Immunotoxicology 28, 2006: pp. 165–173.

[218] Daeganghwal–tang inhibits the stem cell factor–induced migration and inflammatory cytokines secretion in mast cells, Journal of Ethnopharmacology 85, 2003: pp. 157–161.

[219] Inhibitory effect of inflammatory cytokines production from activated mast cells by Gamisopoonghwanghyul–tang, Immuno-pharmacology and Immunotoxicology 26, 2004: pp. 587–596.

[220] Madimadi, Korean folk medicine, blocks TNF–alpha, IL–1beta, and IL–8 production by activated human immune cells, Cytokine 25, 2004: pp. 179–186.

[221] OK205 regulates production of inflammatory cytokines in HMC–1 cells, Biological & Pharmaceutical Bulletin 27, 2004: pp. 1871–1874.

[222] Relationship between iris constitution analysis and TNF–alpha gene polymorphism in hypertensives, American Journal of Chinese Medicine 35, 2007: pp. 621–629.

[223] Interleukin-1 beta gene polymorphism related with allergic pathogenesis in iris constitution, Immunopharmacology and Immunotoxicology 26, 2004: pp. 653-661.

[224] Angiotensinogen gene polymorphism predicts hypertension, and iridological constitutional classification enhances the risk for hypertension in Koreans. The International Journal of Neuroscience 118, 2008; pp. 635-645.

[225] Expression of protein kinase C δ gene in germ cells, Journal of Urology 154, 1995: pp. 1237-1240.

[226] Expression and localization of protein kinase C theta isoform in mouse testis, Life Sciences 65, 1999: pp. 805-812.

[227] Expression of protein kinase C genes in normal(+/+) and W mutant alleles mice testis, Immunopharmacology and Immunotoxicology 22, 2000: pp. 91-102.

[228] Differential distribution of ganglioside GM3 in seminiferous tubule and epididymis of adult rats, Archives of Pharmacal Research 24, 2001: pp. 360-366.

[229] Immunohistochemical study of protein kinase C in the testes of cattle and pigs, Journal of Veterinary Medical Science 60, 1998: pp. 631-633.

[230] Anti-inflammatory activity of Korean folk medicine purple bamboo salt, Immunopharmacology and Immunotoxicology, 25, 2003: pp. 377-384.

[231] PKCγ gene expression is delayed in postnatal central nervous system of *mi/mi* mice, Journal of Molecular Neuroscience 4, 1993:

pp. 245–253.

[232] Reduced IL–2 but elevated IL–4, IL–6, and IgE serem levels in patients with cerebral infarction during the acute stage, Journal of Molecular Neuroscience 14, 2000: pp. 191–196.

[233] Regulatory effect of cytokine production in patients with cerebral infarction by Yulda–hanso–tang, Immunopharmacology and Immunotoxicology 22, 2000: pp. 183–193.

[234] Yangkyuk–Sanhwa–Tang induces changes in serum cytokines and improves outcome in focal stroke patients, Vascular Pharmacology 39, 2002: pp. 63–68.

[235] Regulation of Th1/Th2 cytokine production by Chungsim–Yeunja–Tang in patients with cerebral infarction, Immunopharmacology and Immunotoxicology 25, 2003: pp. 29–39.

[236] The effect of Jeo Dang–Tang on cytokines production in the patients with cerebral infarction, Immunopharmacology and Immunotoxicology 25, 2003: pp. 503–512.

[237] Differential regulation by Seogak Jihwang–Tang on cytokines production in peripheral blood mononuclear cells from the cerebral infarction patients presenting with altered consciousness, Journal of Ethnopharmacology 94, 2004: pp. 289–294.

[238] Cytokine production regulation in human astrocytes by a herbal combination (YULDAHANSOTANG), Immunopharmacology and Immunotoxicology 24, 2002: pp. 55–67.

[239] Effect of Danchunwhangagam on LPS or DFX–induced cytokine production in peripheral mononuclear cells of cerebral infarction

patients, Immunopharmacology and Immunotoxicology 27, 2005: pp. 683–696.

[240] The anti–inflammatory effect of Gigukjiwhangwhangami through the inhibition of nuclear factor–kappaB activation in the peripheral blood mononuclear cells of patients with cerebral infarction, Biological & Pharmaceutical Bulletin 29, 2006: pp. 2251–2255.

[241] Yulda–Hanso–Tang attenuates the endotoxin–induced inflammatory cytokine production in peripheral blood mononuclear cells, International Journal of Neuroscience 117, 2007: pp. 1149–1165.

[242] Anti–inflammatory effect of Dohongsamultang through inhibition of nuclear factor–kB activation in peripheral blood mononuclear cells of patients with cerebral infarction, The American Journal of Chinese Medicine 35, 2007: pp. 415–426.

[243] Inhibitory effect of Yangkyuk–Sanhwa–Tang on inflammatory cytokine production in peripheral blood mononuclear cells from the cerebral infarction patients, International Journal of Neuroscience 117, 2007: pp. 525–537.

[244] The effect of Seonghyangjeongkisan (SHJKS) on cytokines production and nuclear factor (NF)–kB activation in the peripheral blood mononuclear cells of patients with cerebral infarction, Immunopharmacology and Immunotoxicology 28, 2006: pp. 557–570.

[245] Polymorphism of the angiotensin–converting enzyme gene in patients with cerebral infarction in Koreans, Journal of Molecular Neuroscience 17, 2001: pp. 279–283.

[246] Genetic susceptibility to ischemic cerebrovascular disease in Koreans, Journal of Molecular Neuroscience 20, 2003: pp. 31–38.

[247] Association of interleukin–1 alpha gene polymorphism with cerebral infarction, Molecular Brain Research 115, 2003: pp. 50–54.

[248] Interleukin–1 gene cluster polymorphisms in cerebral infarction, Cytokine 23, 2003: 41–46.

[249] Angiotensin converting enzyme gene polymorphism and traditional Sasang classification in Koreans with cerebral infarction, Hereditas 138, 2003: pp. 166–171.

[250] TNF–alpha and TNF–beta gene polymorphisms in cerebral infarction, Journal of Molecular Neuroscience 21, 2003: pp. 167–171.

[251] Polymorphism of angiotensin–converting enzyme, angiotensinogen, and apolipoprotein e genes in korean patients with cerebral infarction, Journal of Molecular Neuroscience 21, 2003: pp. 23–28.

[252] Tumor necrosis factor alpha gene polymorphism is associated with cerebral infarction, Brain Research Molecular Brain Research 122, 2004: pp. 99–102.

[253] Association between liris constitution and apolipoprotein E gene polymorphism in hypertensives, Journal of Alternative and Complementary Medicine 10, 2004: pp. 1101–1105.

[254] Approach of molecular genetic understanding of iridology: relationship between iris constitution and angiotensin converting enzyme gene polymorphism, American Journal of Chinese

Medicine 33, 2005: pp. 501–505.

[255] Aspects of gene polymorphisms in cerebral infarction: inflammatory cytokines, Cellular and Molecular Life Sciences 62, 2005: pp. 824–833.

[256] Candidate genes of cerebral infarction and traditional classification in Koreans with cerebral infarction, International Journal of Neuroscience 115, 2005: pp. 743–756.

[257] Association between tumor necrosis factor–alpha gene polymorphism and Sasang constitution in cerebral infarction, American Journal of Chinese Medicine 33, 2005: pp. 547–557.

[258] Glutathione s–transferase gene polymorphism and ischemic cerebrovascular disease, International Journal of Neuroscience 116, 2006: pp. 55–65.

[259] CYP1A1 and GSTM1/T1 genetic variation in predicting risk for cerebral infarction, Journal of Molecular Neuroscience 32, 2007: pp. 155–159.

[260] Polymorphisms of RANTES and IL–4 Genes in Cerebral Infarction, Journal of Molecular Neuroscience 12, 2008.

[261] Molecular authentication of *Panax ginseng* species by RAPD analysis, Biological & Pharmaceutical Bulletin 24, 2001: pp. 872–875.

[262] Determination of the site of origin of *Pinellia ternata* roots based on RAPD analysis and PCR–RFLP, Hereditas 136, 2002: pp. 126–129.

[263] Molecular discrimination of medicinal Astragali Radix by RAPD

analysis, Immunopharmacology and Immunotoxicology 26, 2004: pp. 265–272.

[264] Spatial expression of genes encoding *c–kit* receptors and their ligands in mouse cerebellum as revealed by *in situ* hybridization, Developmental Brain Research 65, 1992: pp. 123–126.

[265] Types of neurons that express mRNA of *c–kit* and its ligand in developing murine, Acta Histochemistry and Cytochemistry 26, 1993: pp. 359–364.

[266] Localization and developmental expression of a novel protein kinase Cδ gene, Developmental Brain Research 70, 1992: pp. 239–244.

[267] Inhibitory effect of *Asparagus cochinchinensis* on tumor necrosis factor–alpha secretion from astrocytes, International Journal of Immunopharmacology 20, 1998: pp. 153–162.

[268] Effect of *Polygala tenuifolia* root extract on the tumor necrosis factor–α secretion from mouse astrocytes, Journal of Ethnopharmacology 61, 1998: pp. 201–208.

[269] MooPoong;Gye Young Jeong increases HDL–cholesterol but decreases LDL cholesterol and body–weight, Immunopharmacology and Immunotoxicology 26, 2004: pp. 225–232.

[270] *Rehmannia glutinosa* inhibits tumor necrosis factor–alpha and interleukin–1 secretion, Pharmacological Research 40, 1999: pp. 171–176.

[271] Inhibition of lipopoluysaccharide plus substance P–induced tumor necrosis factor–alpha production from astrocytes by Chongmyung–

Tang, Journal of Ethnopharmacology 66, 1999: pp. 295–300.

[272] *Taraxacum officinale* inhibits tumor necrosis factor–alpha production from rat astrocytes, Immunopharmacology and Immunotoxicology 22, 2000: pp. 519–530.

[273] SunghyangJungki–San Ga Pogongyoung inhibits IL–1 mediated tumour necrosis facor–alpha secretion in astrocytes, Phytotherapy Research 16, 2002: pp. 248–252.

[274] Inhibition of tumor necrosis factor–alpha from rat astrocytes by Sesim–tang, Phytotherapy Research 16, 2002: pp. 28–32.

[275] Inhibitory effect of tumor necrosis factor–alpha secretion from rat astrocytes by Chilbokeum, Immunopharmacology and Immuno-toxicology 23, 2001: pp. 97–106.

[276] *Bombycis corpus* extract prevents amyloid–beta–induced cytoto-xicity and protects superoxide dismutase activity in cultured rat astrocytes, Pharmacological Research 43, 2001: pp. 11–16.

[277] *Bombycis corpus* extract (BCE) protects hippocampal neurons against excitatory amino acid–induced neurotoxicity, Immuno-pharmacology and Immunotoxicology 25, 2003: pp. 191–201.

[278] Developmental patterns of mST3GalV mRNA expression in the mouse: in situ hybridization using DIG–labeled RNA probes, Archives of Pharmacal Research 23, 2000: pp. 525–530.

[279] Epigallocatechin–3–gallate suppresses NF–kB activation and phosphorylation of p38 MAPK, and JNK in human astrocytoma, U373MG cells, Journal of Nutritional Biochemistry 18, 2007: pp. 587–596.

[280] Effect of Qigong training on proportions of T lymphocyte subsets in human peripheral blood, American Journal of Chinese Medicine 23, 1995: pp. 27–36.

[281] Delayed cutaneous hypersensitivity reactions in Qigong(Chun Do Sun Bup) trainees by multitest cell–mediated immunity, American Journal of Chinese Medicine 23, 1995: pp. 139–144.

[282] Acute effect of qigong training on stress hormonal levels in man, American Journal of Chinese Medicine 24, 1996: pp. 193–198.

[283] Effects of Allergina on the treatment of otitis media with effusions, Inflammation 26, 2002: pp. 89–95.

[284] Immune–enhancement effect of the herbal combination Allergina, Clinica Chimica Acta 337, 2003: pp. 77–84.

[285] Water–soluble chitosan inhibits the production of pro–inflammatory cytokine in human astrocytoma cells activated by amyloid beta peptide and interleukin–1 beta, Neuroscience Letters 321, 2002: pp. 105–109.

[286] Inhibitory effect of water soluble chitosan on TNF–α and IL–8 secretion from HMC–1 cells, Immunopharmacology and Immunotoxicology 26, 2004: pp. 401–409.

[287] Differential effects of chitooligosaccharides on serum cytokine levels in aged subjects, Journal of Medicinal Food 9, 2006: pp. 427–430.

[288] Inhibitory effect of high molecular weight water–soluble chitosan on hypoxia–induced inflammatory cytokine production, Biological & Pharmaceutical Bulletin 26, 2003: pp. 717–721.

[289] Regulatory effect of cytokine production in asthma patients by Soojichim; Koryo hand acupucture therapy, Immunopharmacology and Immunotoxicology 24, 2002: pp. 265–274.

[290] Inhibition of cytokine production by the traditional oriental medicine, Gamcho–Sasim–Tang in mitogen–stimulated peripheral blood mononuclear cells from Adamantiades–Behcet's patients, Journal of Ethnopharmacology 83, 2002: pp. 123–128.

[291] Novel effects of On–Chung–Eum, the traditional plant medicine, on cytokine production in human mononuclear cells from Behcet's, Immunopharmacology and Immunotoxicology, 25, 2003: pp. 65–72.

[292] Inhibition of TNF–alpha and IL–6 production by aucubin through blockade of NF–kappa B activation in RBL–2H3 mast cells, Cytokine 18, 2002: pp. 252–259.

[293] Agonists of proteinase–activated receptor 2 induce TNF–alpha secretion from astrocytoma cells, Cell Biochemistry and Function 20, 2002: pp. 339–345.

[294] Inhibitory effect of Sejin–Eum I/II on nicotine– and cigarette extract–induced cytotoxicity in human lung fibroblast, Journal of Ethnopharmacology 86, 2003: pp. 15–20.

[295] Effect of Bojungikki–tang on lipopolysaccharide–induced cytokine production from peripheral blood mononuclear cells of chronic fatigue syndrome patients, Immunopharmacology and Immunotoxicology 25, 2003: pp. 491–501.

[296] Effect of Kuibitang on lipopolysaccharide–induced cytokine pro-

duction in peripheral blood mononuclear cells of chronic fatigue syndrome patients, Journal of Ethnopharmacology 90, 2004: pp. 253–259.

[297] The effect of acupuncture on proinflammatory cytokine production in patients with chronic headache: a preliminary report, American Journal of Chinese Medicine 31, 2003: pp. 945–954.

[298] The Oriental medicine 'Cool–Cool (Cool–X–A)' inhibits inflammatory cytokine production and migration in mast cells, Biological & Pharmaceutical Bulletin 27, 2004: pp. 34–37.

[299] Inhibitory effects of *Polygonum cuspidatum* water extract (PCWE) and its component resveratrol [correction of rasveratrol] on acyl–coenzyme A–cholesterol acyltransferase activity for cholesteryl ester synthesis in HepG2 cells, Vacular Pharmacology 40, 2004: pp. 279–284.

[300] Effect of a Korean traditional formulation, Hwaotang, on superoxide generation in human neutrophils, platelet aggregation in human blood, and nitric oxide, prostaglandin E2 production and paw oedema induced by carrageenan in mice, Immunopharmacology and Immunotoxicology 26, 2004: pp. 53–73.

[301] Effects of a Korean herbal formulation, Silsosangami, consisting of seven medicinal herbs, and its seven herbs on endotoxin–induced experimental thrombosis in rats, Phytotherapy Research 18, 2004: pp. 224–229.

[302] *Xanthii fructus* inhibits inflammatory responses in LPS–stimulated mouse peritoneal macrophages, Inflammation 28, 2004: pp. 263–

270.

[303] Regulatory effects of cytokine production in atopic allergic reaction by gammi-danguieumja, Inflammation 28, 2004: pp. 291-298.

[304] Anti-inflammatory activity of Gumiganghwaltang through the inhibition of nuclear factor-κB activation in peritoneal macrophages, Biological & Pharmaceutical Bulletin 28, 2005: pp. 233-237.

[305] Cheongyeolsaseuptang inhibits production of TNF-alpha, IL-6 and IL-8 as well as NF-kappaB activation in human mast cells, Journal of Ethnopharmacology 97, 2005: pp. 83-88.

[306] Anti-inflammatory activity of Korean folk medicine 'Sabaeksan', Experimental and Molecular Pathology 78, 2005: pp. 257-262.

[307] Transgenic *Panax ginseng* inhibits the production of TNF-alpha, IL-6, and IL-8 as well as COX-2 expression in human mast cells, The American Journal of Chinese Medicine 35, 2007: pp. 329-339.

[308] LPS-induced inflammatory cytokine production was inhibited by Hyungbangjihwangtang through blockade of NF-kB in peripheral blood mononuclear cells, International Journal of Neuroscience 117, 2007: pp. 1315-1329.

[309] Vascular endothelial growth factor is regulated by hypoxic stress via MAPK and HIF-1alpha in the inner ear, Journal of Neuroimmunology 163, 2005: pp. 84-91.

[310] Ethanol induces the production of cytokines via the Ca^{2+}, MAP kinase, HIF-1alpha, and NF-kappaB pathway, Life Sciences 77,

2005: pp. 2179–2192.

[311] Protective effect of T–type calcium channel blocker flunarizine on cisplatin–induced death of auditory cells, Hearing Research 204, 2005: pp. 127–139.

[312] Hypoxia–induced IL–6 production is associated with activation of MAP kinase, HIF–1, and NF–kappaB on HEI–OC1 cells, Hearing Research 207, 2005: pp. 59–67.

[313] Antiapoptotic mechanism of cannabinoid receptor 2 agonist on cisplatin–induced apoptosis in the HEI–OC1 auditory cell line, Journal of Neuroscience Research 85, 2007: pp. 896–905.

[314] The protective mechanism of antioxidants in cadmium–induced ototoxicity in vitro and in vivo. Environmental Health Perspectives 116, 2008; pp. 854–862.

[315] Effects of traditional herbal medicine, Hwaotang, on atherosclerosis using the spontaneous familial hypercholesterolemia model, Kurosawa and Kusanagi–hypercholesterolemic rabbits and the venous thrombosis rats, Phytotherapy Research 19, 2005: pp. 846–853.

[316] Anti–inflammatory effect of jeongshintang through suppression of p38 activation in human astrocytoma, U373MG cells Experimental Molecular Pathology 81, 2006: pp. 85–91.

[317] The effects of BR003 on memory and cell proliferation in the dentate gyrus of rat hippocampus, Biological & Pharmaceutical Bulletin 29, 2006: pp. 813–816.

[318] Zingansikpoongtang modulates beta–amyloid and IL–1beta–

induced cytokine production and cyclooxygenase-2 expression in human astrocytoma cells U373MG, Journal of Ethnopharmacology 96, 2005: pp. 279–285.

[319] Inhibitory effects of *Rumex japonicus* Houtt. on the development of atopic dermatitis-like skin lesions in NC/Nga mice, British Journal of Dermatology 155, 2006: pp. 33–38.

[320] Inhibitory effects of Saururus chinensis (LOUR.) BAILL on the development of atopic dermatitis-like skin lesions in NC/Nga mice. Biological & Pharmaceutical Bulletin 31, 2008; pp. 51–56.

[321] The bark of Betula platyphylla var. japonica inhibits the development of atopic dermatitis-like skin lesions in NC/Nga mice. Journal of Ethnopharmacology 116, 2008; pp. 270–278.

[322] Alginic acid has anti-anaphylactic effects and inhibits inflammatory cytokine expression via suppression of nuclear factor-kappaB activation, Clinical Experimental Allergy 36, 2006: pp. 785–794.

[323] Cyclooxygenase-2 inhibitor SC-236 suppresses nuclear factor-kappaB activation and phosphorylation of p. 38 mitogen-activated protein kinase, extracellular signal-regulated kinase, and c-Jun N-terminal kinase in human mast cell line cells, Journal of Pharmacology and Experimental Therapeutics 314, 2005: pp. 27–34.

[324] The COX-2 inhibitor SC-236 exerts anti-inflammatory effects by suppressing phosphorylation of ERK in a murine model, Life Sciences 81, 2007: pp. 863–872.

[325] Involvement of mitogen-activated protein kinase and NF-kappaB

activation in Ca^{2+}–induced IL–8 production in human mast cells, Cytokine 32, 2005: pp. 226–233.

[326] *Glechoma hederacea* inhibits inflammatory mediator release in IFN–gamma and LPS–stimulated mouse peritoneal macrophages, Journal of Ethnopharmacology 106, 2006: pp. 418–424.

[327] Phenolic–rich fraction from *Rhus verniciflua* Stokes (RVS) suppress inflammatory response via NF–kappaB and JNK pathway in lipopolysaccharide–induced RAW 264.7 macrophages, Journal of Ethnopharmacology 110, 2007: pp. 490–497.

[328] Use of scopoletin to inhibit the production of inflammatory cytokines through inhibition of the IkappaB/NF–kappaB signal cascade in the human mast cell line HMC–1, European Journal od Pharmacology 555, 2007: pp. 218–225.

[329] Epigallocatechin–3–Gallate inhibits secretion of TNF–alpha, IL–6 and IL–8 through the attenuation of ERK and NF–kappaB in HMC–1 cells, International Archives of Allergy and Immunology 142, 2007: pp. 335–344.

[330] Hesperidin inhibits expression of hypoxia inducible factor–1 alpha and inflammatory cytokine production from mast cells, Molecular and Cellular Biochemistry 305, 2007: pp. 153–161.

[331] Fructus Ligustrum lucidi inhibits inflammatory mediator release through inhibition of nuclear factor–kappaB in mouse peritoneal macrophages. Journal of Pharmacy and Pharmacology 59, 2007; pp. 1279–1285.

[332] Lithospermi radix extract inhibits histamine release and produc-

tion of inflammatory cytokine in mast cells. Bioscience, Biotechnology and Biochemistry 71, 2007; pp. 2886–2892.

[333] A tetrodotoxin–producing Vibrio strain, LM–1, from the Puffer fish *Fugu vermicularis* radiatus, Applied and Environmental Microbiology 66, 2000: pp. 1698–1701.

[334] Increase of endothelin–1 in the spinal cord of lewis rats with experimental autoimmune encephalomyelitis, Neuroimmunology 4, 1996: pp. 68–69.

[335] Enhanced expression of constitutive and inducible forms of nitric oxide synthase in autoimmune encephalomyelitis, Journal of Veterinary Science 1, 2000: pp. 11–17.

[336] Aminoguanidine–induced amelioration of autoimmune encephalomyelitis is mediated by reduced expression of inducible nitric oxide synthase in the spinal, Immunological Investigation 29, 2000: pp. 233–241.

[337] Sodium salicylate–induced amelioration of experimental autoimmune encephalomyelitis in Lewis rats is associated with the suppression of inducible nitric oxide synthase and cyclooxygenases, Neuroscience Letters 356, 2004: pp. 123–126.

[338] Activation of extracellular signal–regulated kinases in the sciatic nerves of rats with experimental autoimmune neuritis, Neuroscience Letters 372, 2004: pp. 57–61.

[339] Phenidone, a dual inhibitor of cyclooxygenases and lipoxygenases, ameliorates rat paralysis in experimental autoimmune encephalomyelitis by suppression, Brain Research 1035, 2005: pp. 206–

210.

[340] Increased expression of osteopontin in the heart tissue of Lewis rats with experimental autoimmune myocarditis, Journal of Veterinary Medical Science 68, 2006: pp. 379–382.

[341] Temporal patterns of the embryonic intermediate filaments nestin and vimentin expression in the cerebral cortex of adult rats after cryoinjury, Brain Research 1028, 2004: pp. 238–242.

[342] Administration of dehydroepiandrosterone reverses the immune suppression induced by high dose antigen in mice, Immunological Investigation 24, 1995: pp. 583–593.

[343] Catalase protects cardiomyocytes via its inhibition of nitric oxide synthesis, Nitric Oxide 14, 2006: pp. 189–99.

[344] Regulatory effect of Sense line diet on cholesterol and body weight in mice fed a high–fat diet, Annals of Nutrition & Metabolism 48, 2004: pp. 398–403.

[345] Reductive effect of body weight in C57BL/6J mice fed a high–fat diet by Saesaengmyung Diet, Candian Journal of Physiology and Pharmacology 83, 2005: pp. 161–165.

[346] Regulatory Effect of Dosiinpartner on High–Fat Diet Induced Obesity in C57BL/6J Mice, Biological & Pharmaceutical Bulletin 27, 2004: pp. 1297–1300.

[347] Lipid profile lowering effect of Soypro fermented with lactic acid bacteria isolated from Kimchi in high–fat diet–induced obese rats, BioFactors, 2008.

[348] Green tea seed oil reduces weight gain in C57BL/6J mice and

influences adipocyte differentiation by suppressing peroxisome proliferator-activated receptor-gamma. European Journal of physiology (Pflugers Arch) 457, 2008: pp. 293-302.

[349] Gene polymorphisms in tumor necrosis factor locus and waist-hip ratio in obese Koreans, Clinica Chimica Acta 338, 2003: pp. 117-122.

[350] Polymorphism of angiotensin-converting enzyme gene and BMI in obese Korean women, Clinica Chimica Acta 328, 2003: pp. 173-178.

[351] Polymorphism of interleukin-1 receptor antagonist gene and obesity, Clinica Chimica Acta 340, 2004: pp. 173-177.

[352] Association of interleukin-1beta gene polymorphism with body mass index in women, Clinical Chemistry 50, 2004: pp. 647-650.

[353] Polymorphism of the tumor necrosis factor alpha gene and waist-hip ratio in obese Korean women, Molecules and Cells 18, 2004: pp. 340-345.

[354] Interleukin-1 receptor antagonist gene polymorphism and traditional classification in obese women, International Joúrnal of Neuroscience 116, 2006: pp. 39-53.

[355] Frequencies of the tumor necrosis factor gene polymorphisms in the Korean population, Hereditas 139, 2003: pp. 184-188.

[356] Frequencies of interleukin 1 gene polymorphisms in Koreans, Clinical Chemistry 49, 2003: pp. 2101-2102.

[357] Interleukin-1 beta gene polymorphism and traditional constitution in obese women, International Journal of Neuroscience, 118,

2008: pp. 793–805.

[358] Interleukin–1alpha polymorphism –889C/T related to obesity in Korean Taeumin women. American Journal of Chinese Medicine 36, 2008; pp. 71–80.

[359] Interleukin–1 beta gene polymorphism and traditional constitution in obese women. International Journal of Neuroscience 118, 2008; pp. 793–805.

[360] Inhibition of mast cell–dependent immediate–type hypersensitivity reactions by purple bamboo salt, Journal of Ethnopharmacology 91, 2004: pp. 153–157.

[361] Effect of Powerdental on caries–inducing properties of *Streptococcus mutans* and TNF–alpha secretion from HMC–1 cells, Journal of Ethnopharmacology 92, 2004: pp. 331–335.

[362] Radish extract stimulates motility of the intestine via the muscarinic receptors, Journal of Pharmacy and Pharmacology 52, 2000: pp. 1031–1036.

[363] *Taraxacum officinale* protects against cholecystokinin–induced acute pancreatitis in rats, World Journal of Gastroenterology 11, 2005: pp. 597–599.

[364] Inhibitory effect of *Patrinia scabiosaefolia* on acute pancreatitis, World Journal of Gastroenterology 12, 2006: pp. 1110–1114.

[365] Electroacupuncture protects against CCK–induced acute pancreatitis in rats, Neuroimmunomodulation 14, 2007: pp. 112–118.

맹 라盲癩

1판 1쇄 인쇄 2009년 1월 10일
1판 1쇄 발행 2009년 1월 20일

지은이 | 김형민
펴낸이 | 천승배
펴낸곳 | 도서출판 유한문화사

등록 | 제 5-31호. 1979. 3. 6.
주소 | 서울시 강서구 가양동 146-63(우 157-801)
전화 | 2668-2055~6 팩스 | 2668-2565

www.yuhansa.com
yuhansa@paran.com

ISBN 978-89-7722-408-7 03510

* 책값은 뒤표지에 있습니다.